Orbis

Birgit Frohn • Heiner Uber • Xokonoschtletl

Medizin der Mutter Erde

Die alten Heilweisen der Indianer

Orbis Verlag

Illustrationen: Elisabeth Jansen
Lektorat: Irmgard Perkounigg
Layout: Ada Forster
Bildredaktion: Helga August

Bildnachweis: Archiv für Kunst und Geschichte 125, 139; –/Forman 20, 95 rechts, 109, 119, 141; Bavaria /Superstock 39; Bilderberg/Frieder Blickle 8 links, 17 rechts, 45, 123; –/Eberhard Grames 25, 29, 42/43, 43 rechts, 107, 127, 131; dpa 27; –/ Koch 103; Michael Friedel 15; Ifa-Bilderteam 16/17, 137, 145; –/Birgit Koch 30/31, 129, 133; –/Kotka 120, Vignette; Jerry Jacka Photography 101; Mosaik Verlag/Ziegler 61 rechts; Horst Munzig 8/9; Okapia/ R. E. Barber 95/95; –/Jeff Foott 105; –/W. D. Schurig 113; Heiner Uber 46, 47 alle, 48/49, 51, 52/53, 57, 97, 98; Wheelwright Museum/C. Bagshaw115, 128; –/Herb Lotz 37, 111, 149

ISBN 3-572-01353-4

www.orbis-verlag.de

Satz: Buchmacher Bär, Freising
Reproduktion: Artilitho, Trento
Druck: Neografia, Martin

Printed in Slovakia

INHALT

Für Rolling Thunder, Lame Deer, Kuauhtemotzin, Yet Si Blue, Basil Johnston, Sun Bear und viele andere Chiefs, Medizinmänner und Medizinfrauen, deren Worte und Gedanken uns bei der Arbeit begleiteten.

ZUR SELBSTBEHANDLUNG MIT INDIANISCHEN HEILVERFAHREN

In diesem Buch wird die Behandlung von Alltagsbeschwerden mit indianischen Heilverfahren vorgestellt. Verlag und Autoren möchten den Leser auffordern, in eigener Verantwortung zu entscheiden, ob und inwieweit die Methoden der indianischen Medizin für ihn eine sinnvolle und hilfreiche Alternative zur herkömmlichen Medizin darstellen. Wichtig ist es den Verfassern, in diesem Zusammenhang vor allem darauf hinzuweisen, daß die hier vorgestellten Heilverfahren keine ärztlich notwendige Behandlung ersetzen können. Anliegen ist vielmehr, einige Therapiemöglichkeiten aus dem jahrhundertealten Erfahrungsschatz indianischer Heiler aufzuzeigen, welche die Methoden unserer Medizin sinnvoll ergänzen und unterstützen können. An einigen Stellen sind im Text Grenzen der Selbstbehandlung und Gegenanzeigen ausgewiesen, die sorgfältig beachtet und eingehalten werden sollten. Sobald Unsicherheiten hinsichtlich Diagnose sowie Schwere und Verlauf einer Erkrankung bestehen, muß unbedingt ein Arzt konsultiert werden. Das gleiche gilt auch für den Fall, daß sich die Beschwerden verschlimmern. In Zweifelsfällen ist es ratsam, den behandelnden Arzt über eine geplante Selbstmedikation mit indianischen Heilmitteln zu unterrichten.

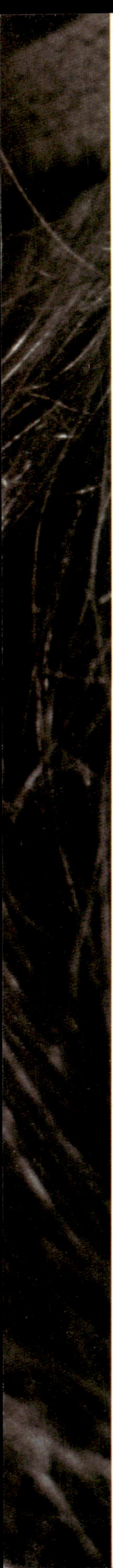

GEDANKEN EINES WILDEN

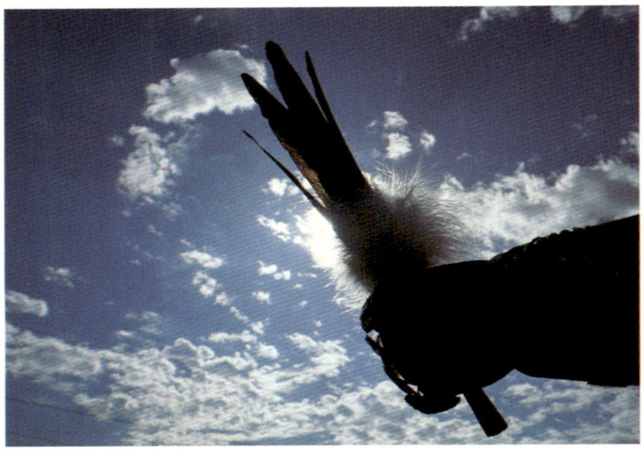

»ICH BIN ÜBERZEUGT, JE HÖHER DIE MENSCHEN ZIVILISIERT SIND, UM SO MEHR TRENNEN SIE SICH VON UNSERER MUTTER ERDE. DOCH SOVIEL WISSEN WIR: WER SICH VON MUTTER ERDE TRENNT, WIRD EINSAM UND KRANK.«

XOKONOSCHTLETL, VOM VOLK DER AZTEKEN

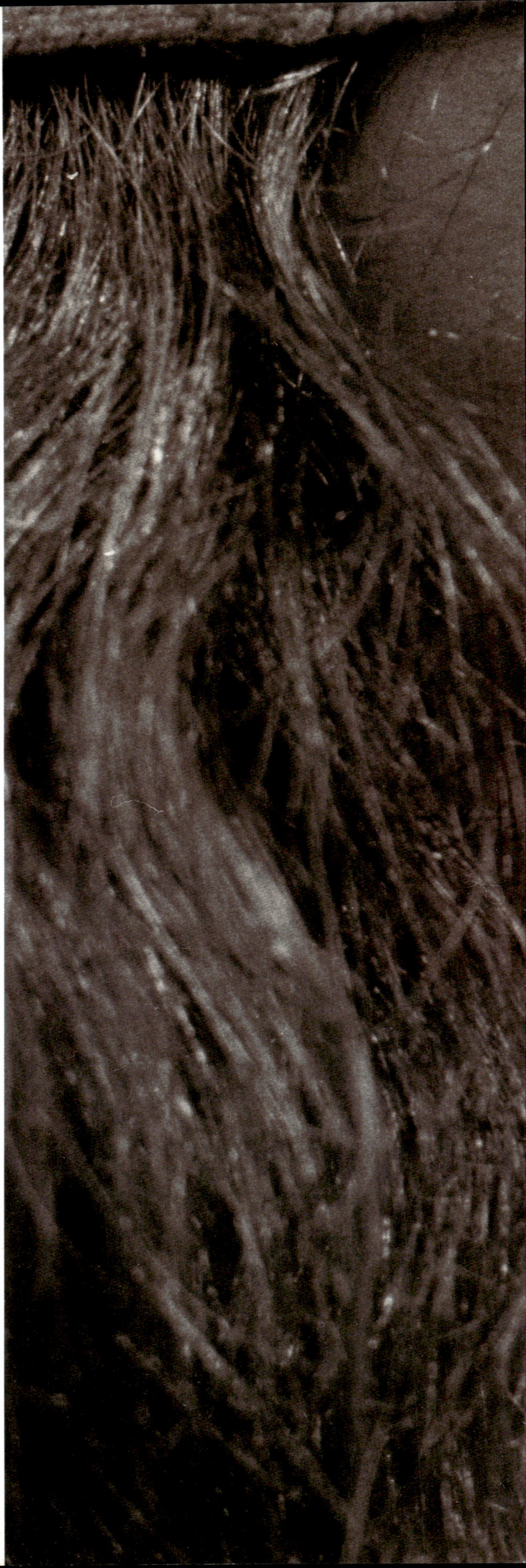

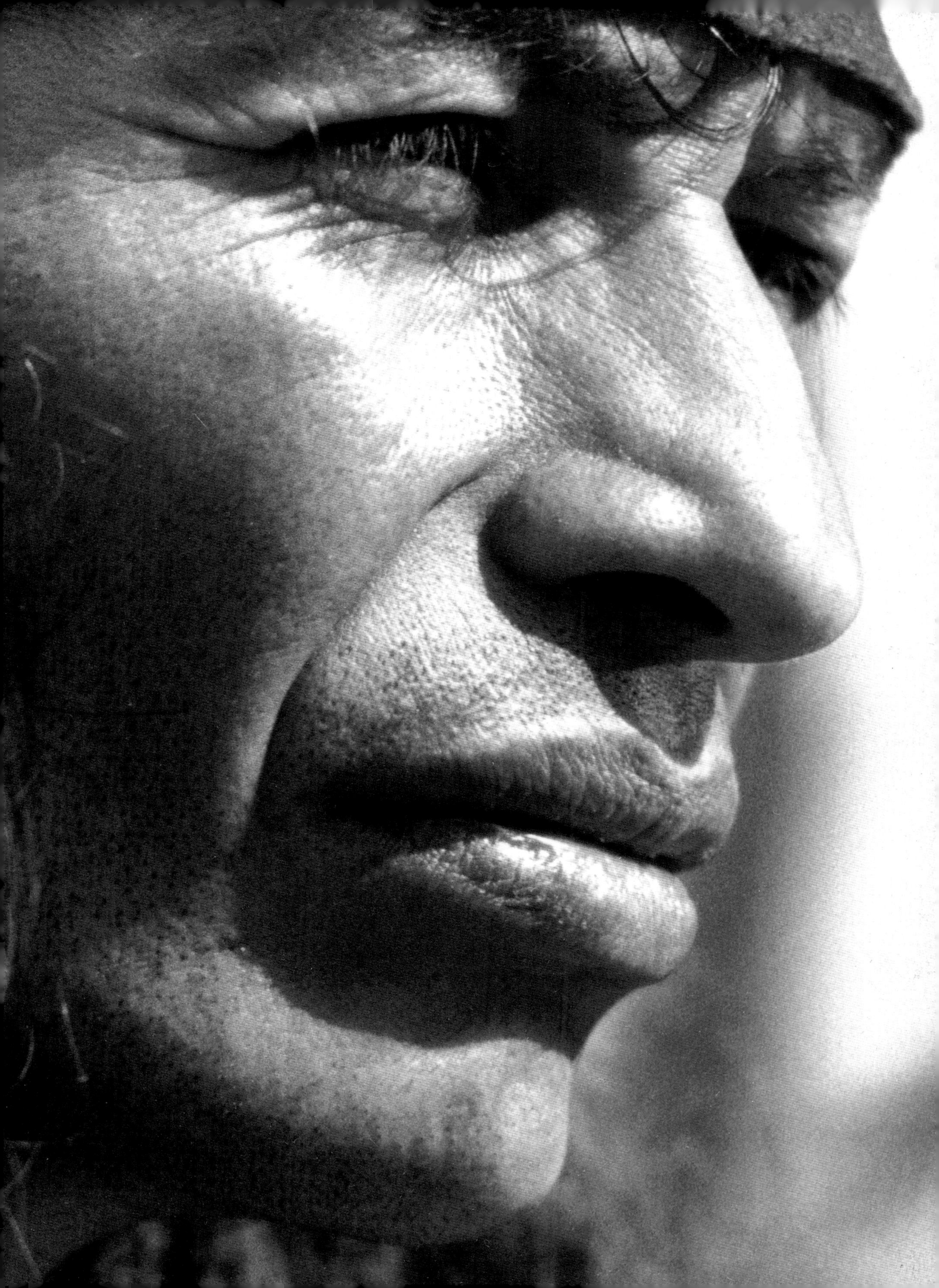

GEDANKEN EINES WILDEN ÜBER DIE MEDIZIN DER ZIVILISIERTEN

Mein Name ist Xokonoschtletl. Wörtlich übersetzt bedeutet er »säuerliche und feurige Kakteenfeige«. Es gibt Menschen, die lachen und sich amüsieren, wenn sie diesen Namen hören, denn sie denken dabei an eine kleine Frucht, die rot ist und sauer schmeckt. Doch zeigt mir dies, daß sie sich nicht der tieferen Bedeutung meines Namens bewußt sind. Die Kakteenfeige wächst in wasserarmen Gegenden. Deshalb braucht die Pflanze kräftige und tief in den Boden hinabreichende Wurzeln, damit sie nach einem Regen das schnell im Sand versickernde Wasser aufsaugen kann. So hat mein Name neben der wörtlichen eine philosophische Bedeutung, denn Xokonoschtletl heißt auch: »Der, der sehr tiefe Wurzeln hat und sich damit ernährt.« Diese tiefen Wurzeln, die mich ernähren, sind die Kultur, das Wissen und die Tradition meines Volkes, der Azteken.

In den letzten Jahren bin ich mehrmals mit einigen meiner Brüder über das große Meer nach Europa gekommen. Wir sind hier, um die Federkrone unseres Herrn Motekuhzoma Xokoyotzin, den die Europäer Montezuma nennen, zurückzufordern. Die spanischen Eroberer haben sie unserem Volk 1521 gestohlen; heute ist sie im Völkerkundemuseum in der Wiener Hofburg ausgestellt. Für euch Europäer mag diese Federkrone sehr »hübsch« und »exotisch« sein, für uns bedeutet sie mehr, viel mehr. Für uns symbolisiert sie das Leben, die Erkenntnisse und die Energie unseres Herrn Motekuhzoma Xokoyotzin. Deshalb gehört sie nach Mexiko, in das Land, aus dem sie stammt. Meine Brüder und ich bemühen uns, diese Federkrone zurückzuholen. Wir befolgen damit einen Auftrag unseres Volkes, und für diesen Auftrag habe ich eigens eure Sprache gelernt.

Seit meiner Kindheit trage ich ein rotes Stirnband, denn ich wollte schon immer ein Medizinmann werden, der anderen Menschen hilft und sie heilen kann. Zu heilen, ohne Geld dafür zu nehmen, ist auch heute noch mein Wunsch. Es gibt bei uns viele Brüder und Schwestern, die auf diese Weise heilen und große Kenntnisse über Heilkräuter besitzen. Doch die Krankheitsproblematik hat sich verlagert: In den großen Städten sind sehr viel mehr kranke Menschen als früher. Die Ärzte, zu denen sie gehen, arbeiten nach einer Heilkunde, die ihr Weißen »moderne Medizin« nennt. Für uns ist sie hauptsächlich darauf ausgerichtet, Geld zu verdienen. Diese moderne Medizin braucht teure und hochwertige Apparate, teure Medikamente und ein langes Studium an einem Platz, den ihr Universität nennt. Dort lernen die Studenten wenig über den Menschen, aber viel über die unterschiedlichsten Krankheiten. Wir verstehen nicht, warum es für jede Krankheit einen eigenen Arzt geben muß: einen für die Zähne und einen für den Hals, einen anderen für die inneren Organe und einen Spezialisten für das Herz, einen Arzt für die Augen und einen anderen, der nur eure Frauen untersucht und behandelt. Wozu? Unser Körper ist doch eine Einheit, ein Organismus, der in Wechselbeziehung mit unserem Denken und Fühlen steht. Wenn jemand an seinen Augen leidet, wissen unsere Heiler, daß das auch an den Zähnen liegen kann. An einer kranken Lunge können auch die Nieren schuld sein. Und die Ursache für Kopfschmerzen mag vom Rücken kommen.

Andere Krankheiten lassen sich in den Füßen finden. Wir sind eine Einheit, ein Körper. In ihm gibt es über tausend verschiedene Punkte. Schmerzen sie, wissen unserer Heiler, woher eine Krankheit kommt. Deshalb ist auch bei uns die Akupunktur bekannt, unser Volk wendet sie seit Jahrtausenden an. Mit ihrer Hilfe erzielen die Heiler große Erfolge, ganz ohne Operationen. Auch in China haben die Heilkundigen so etwas entwickelt. Der Unterschied besteht nur darin, daß wir keine Metallnadeln verwenden, sondern die harten Spitzen von Agavenblättern .

Bei meinen Besuchen in eurem Land habe ich oft mit Ärzten gesprochen. Ich erzählte ihnen, daß es unserer Meinung nach am wichtigsten ist, auf seine Gefühle zu achten, wenn man gesund bleiben will. Wir tanzen sogar barfuß im Schnee, ohne krank zu werden: Weil wir uns gut fühlen, bildet sich um uns eine Aura, ein Schutzmantel, der die Kälte von uns abhält. Es mag schneien, aber wir frieren nicht, weil wir nur dann tanzen, wenn wir Lust dazu haben. Und wir essen auch nur, wenn wir Hunger haben. In eurer Zivilisation geht alles nach Plan. Es ist Zeit zu essen, Zeit zur Arbeit zu gehen, Zeit zu schlafen. Ihr sagt, das sei alles normal. Doch wer setzt die Normen, wenn nicht ihr selbst. Etwas gegen seinen Willen zu tun, nur weil eine Norm es verlangt, macht krank. Eure Aura wird schwach und durchlässig. Und genau das ist die Ursache vieler Krankheiten.

Mir scheint es auch sehr wichtig, darauf hinzuweisen, daß in eurer sogenannten Zivilisation viele Ärzte selbst krank sind. Schauen wir sie uns doch an: Viele sind dick, viele rauchen, trinken Alkohol, viele schlafen wenig, haben Streß und sind nervös. Ein solcher Mensch soll heilen können? Ihr nennt diese Leute Schulmediziner, weil sie ihre Medizin in der Schule gelernt haben. Doch lange bevor es die Medizin in Büchern und Schulen gab, gab es schon die Medizin der Mutter Erde. Eure Doktoren lernen ihre Medizin nur aus Büchern und in den Labors. Sie lernen nicht von der Natur. Sie sind noch nie durch Wälder gewandert und haben noch kein Kraut gesammelt und damit geheilt. Deshalb lernen diese Ärzte Wissen, aber keine Weisheit. Sie haben zwar in Büchern gelesen, daß unser heiliger Salbei gegen dieses und jenes gut sei. Aber: Wie viele Salbeipflanzen kennen sie? Sind sie schon einmal dort gestanden, wo der Salbei wächst? Wissen sie, wie er aussieht? Haben sie schon einmal seine Blätter in der Hand gehalten? Haben sie sich schon einmal bei ihm dafür bedankt, daß er seine Blätter opfert, damit sie heilen können? Oder kennen sie ihn nur in Tablettenform? Diese Ärzte suchen in ihren Büchern nach Wissen, aber sie suchen nicht nach Weisheit in der Natur. Wie könnten sie auch! Sie haben keine Zeit, in die Natur zu gehen. Wenn sie nicht arbeiten, dann müssen sie in den Golfclub. Oder sie müssen die Abrechnungen für die Krankenkasse machen. Ich habe in ganz Europa noch keinen einzigen armen Arzt gesehen. Viele haben ein Haus und ein großes Auto. In meiner Heimat gibt es sehr viele berühmte und angesehene Heiler, die nichts davon besitzen. Ihr würdet sagen, sie seien arm. Ich dagegen sage, sie sind an Weisheit die reichsten Menschen, die ich kenne.

Ich habe selbst einmal in Europa einen kranken Bruder zum Arzt gebracht. Ich bin auch deshalb mitgegangen, weil ich von ihm erfahren wollte, mit welchen Kräften er heilt. Doch was der Arzt machte, hat mich sehr verwundert: Er zog sich Handschuhe an, bevor er mit der Untersuchung und der Behandlung begann. Wie können Ärzte uns helfen, wenn sie uns nicht anfassen wollen? Wie fühlen sie unsere Wärme und unsere Energie? Sogar zum Pulsmessen brauchen sie ein Gerät. Wo bleibt das Gefühl?

Wenn ich Ärzten in Europa das alles erzähle, sagen sie: »Sie kommen aus einem anderen Land.« Doch ich antworte ihnen: »Wo ich herkomme, ist die Sonne dieselbe, der Mond derselbe, sind die Wolken dieselben, ist der Wind derselbe, das Wasser dasselbe wie hier.«
Aber ich will gerecht sein. Ich weiß, daß es nicht wenige bei euch gibt, die uns »Wilde« zu respektieren beginnen und bemüht sind, von unseren Kenntnissen zu lernen. Für diese Brüder habe ich bei diesem Buch mitgeholfen, damit nicht allein Weiße über uns erzählen müssen, sondern damit das Wissen meiner Ahnen durch die Zunge von Xokonoschtletl sprechen kann. *Ha How.*

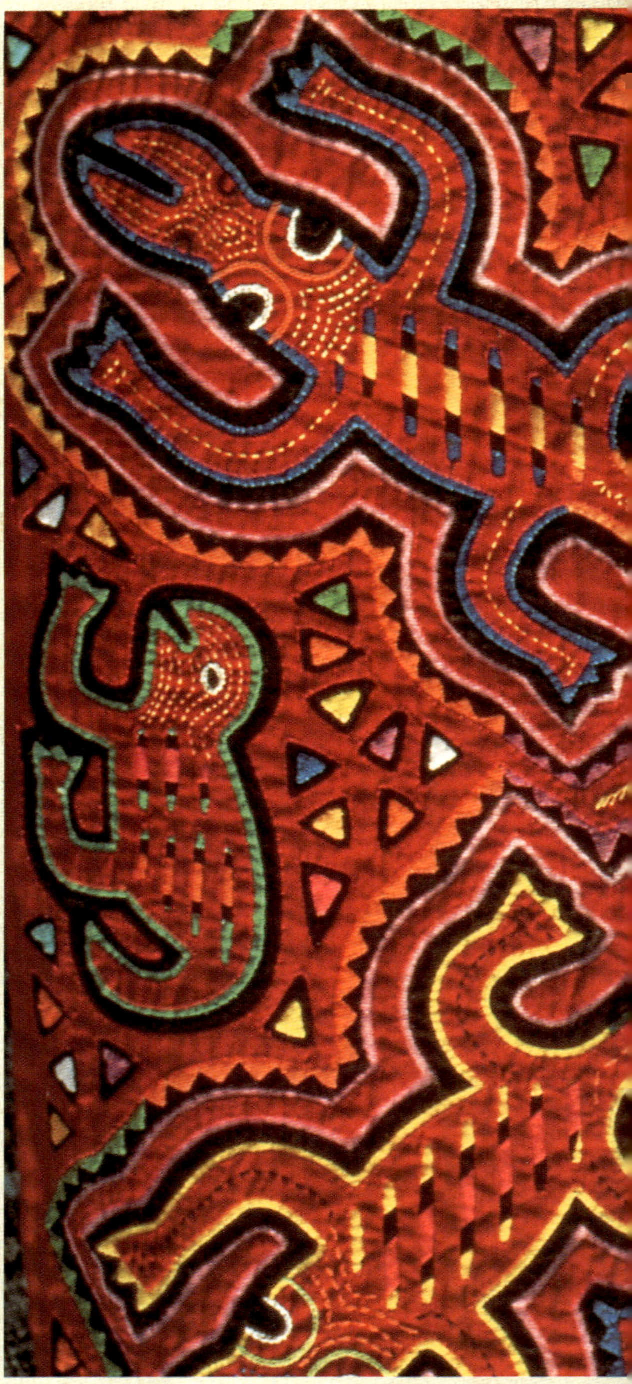

Der Blick der Eidechse kann magischer Auslöser einer Krankheit sein: Webarbeit mit Reptiliendarstellungen aus Mittelamerika

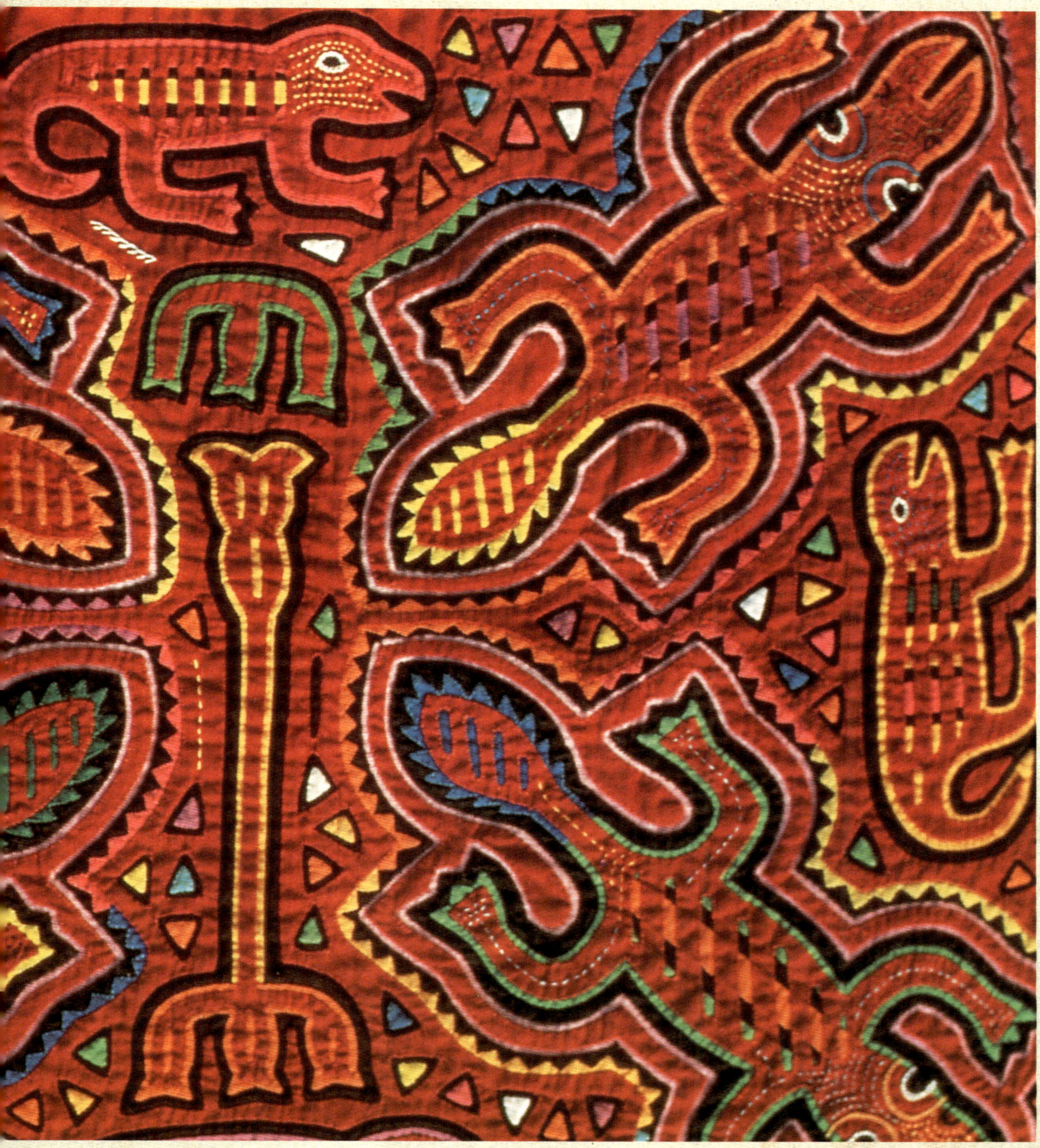

GEDANKEN VON ZIVILISIERTEN ÜBER DIE WILDEN

Von Gatekeeper, einem Cherokee, stammt folgender Ausspruch: »Die Großväter sterben aus, und die alte Lebensweise stirbt mit ihnen. Jemand muß zu ihnen gehen, ihre Worte aufschreiben. Sonst wird alles verloren sein.« Nicht, daß wir Autoren uns berufen fühlen, die alten Lebensweisen und Lebensweisheiten weiterzugeben. Wir wollten jedoch etwas von der Heilkunst von Algonkin bis Apachen, von Pima bis Pawnee erfahren, zusammentragen und niederschreiben. Wohl wissend, daß diese Menschen Bücherwissen längst nicht so schätzen, wie wir Weißen das tun: »Der rote Mann besitzt keine Bücher, und wenn er seine Absichten kundtun will, gebraucht er seinen Mund. Er verabscheut das Schreiben. Wenn er spricht, weiß er, was er sagt; der Große Geist hört ihn. Schreiben ist eine Erfindung der Männer, die über das Meer kamen, es ist die Quelle von Irrtum und Streit. Der Große Geist redet – wir vernehmen ihn im Donner, Windesrauschen und Wogenschlag, aber er schreibt niemals.«

Während des Recherchierens und Schreibens hatten wir diese Sätze des Häuptlings Cobb von den Tschodka immer wieder im Kopf, zumal viel des vorliegenden Textes eigentlich niedergeschriebenes Gesprochenes ist. Das hat nicht zuletzt mit einem Mann zu tun, dem wir wesentliche Auskünfte, viele Detailinformationen und viel »indianisches Wissen« verdanken. Er heißt Xokonoschtletl und kommt vom Volk der Azteken aus Mexiko. Von Beginn unserer Arbeit an stand er uns beratend zur Seite. Ohne ihn und ohne seine Mithilfe wäre dieses Buch in seiner vorliegenden Form nicht möglich gewesen. In tage- und nächtelangen Gesprächen hat Xokonoschtletl uns über das Heilwissen seiner Ahnen berichtet, Kräuterrezepte genannt, Rituale erklärt und immer wieder unsere vielen Fragen beantwortet. So bildeten die Bandaufzeichnungen dieser Gespräche eine, wenn nicht sogar die wesentliche Grundlage unserer Arbeit.

In diesen Gesprächen war es häufig geradezu peinlich, von »Indianern« zu reden. Denn irritiert stellte Xokonoschtletl die Ignoranz von uns Weißen fest, die den Irrtum Christoph Columbus, er befinde sich in Indien – manifestiert in den Begriffen »Indios«, »Indians« oder »Indianer« –, in nunmehr fünf Jahrhunderten nicht korrigiert haben. Und das, obwohl wir lediglich die, man entschuldige, indianischen Worte dafür übernehmen müßten: das *nemene* der Comanche oder das *nimipu* der Nez-Perce – was immer soviel bedeutet wie »Volk« oder »viele Menschen auf einmal«. Dennoch kommen wir auch nicht umhin, ebenfalls den Begriff Indianer zu benutzen. Man möge uns dies in Ermangelung anderer Möglichkeiten nachsehen. Die gelegentlich in der Literatur anzutreffende Verwendung des »Eingeborenen« halten wir jedenfalls für abwertender und diskriminierender, beinhaltet diese Bezeichnung für uns doch die Vorstellung von Rückständigkeit und Primitivität.

Ähnlich zweifelhaft und unvermeidbar ist sicher auch die Verwendung von »Amerika« für ein Land, das die dortige Urbevölkerung selbst als »Schildkröteninsel« *mishee mackinakong* oder *ijakchilan*, das »immens Große«, kennt. Der Name »Amerika« geht auf den deutschen Kartographen Martin Waldseemüller zurück, der 1507 auf seiner Globuskarte den für die Weißen neuen Kontinent nach dem italienischen Seefahrer Amerigo Vespucci bezeichnete.

Im vorliegenden Buch konzentrieren wir uns auf Medizin und Heilkunde der nativen Kulturen Nordamerikas und Mexikos. Grund ist die als Folge weißer Geschichte willkürliche Trennung von eigentlich zusammengehörigen Regionen. Denn die Besiedlungsräume der jeweiligen indianischen Völker sind alles andere als mit den heutigen Staatsgrenzen von Kanada, den USA und Mexiko identisch. Beispielsweise reichen die zur uto-aztekischen Sprachfamilie zählenden Völker vom Hochland Zentralmexikos bis weit nach Norden zu den in Nevada, Oregon und Idaho lebenden Palute und Shoshone.

Bewußt wurde jedoch die Medizin der Nativen Südamerikas ausgeklammert – einfach, weil sie den Rahmen dieses Buches sprengen würde. Und das schon allein aufgrund des üppigen Angebots an Heilpflanzen aus der tropischen Vegetation Amazoniens. Zudem besteht zwischen den Bewohnern der dortigen Regenwälder und beispielsweise den einst nomadischen Stämmen der nordamerikanischen Plains ein deutlich ethnologischer Unterschied, der uns eine gemeinsame Behandlung nicht sinnvoll erscheinen ließ.

Wie wir es von den Einwohnern der Schildkröteninsel gelernt haben, möchten wir uns zum Schluß bei den Bäumen bedanken, die ihr Leben lassen mußten, damit dieses Buch gedruckt werden konnte. Und wir wollen ihren Geistern erklären, daß es, wie wir glauben, für ein wichtiges Anliegen gut ist. Denn die Indianer können uns viel über das Heilen erzählen – nicht nur über das Heilen von Krankheiten, sondern über das Heilen von »Mutter Erde«. Das zu erfahren, darüber nachzudenken und danach zu handeln ist für uns Weiße eine wichtige Aufgabe. Doch um dieses Wissen zu vermitteln, brauchen wir Weißen Bücher. Denn wir haben längst verlernt, dem Großen Geist zuzuhören: in Blitz und Donner, im Windesrauschen, im Wogenschlag und im Murmeln des Wassers über den Steinen.

Birgit Frohn, Heiner Uber

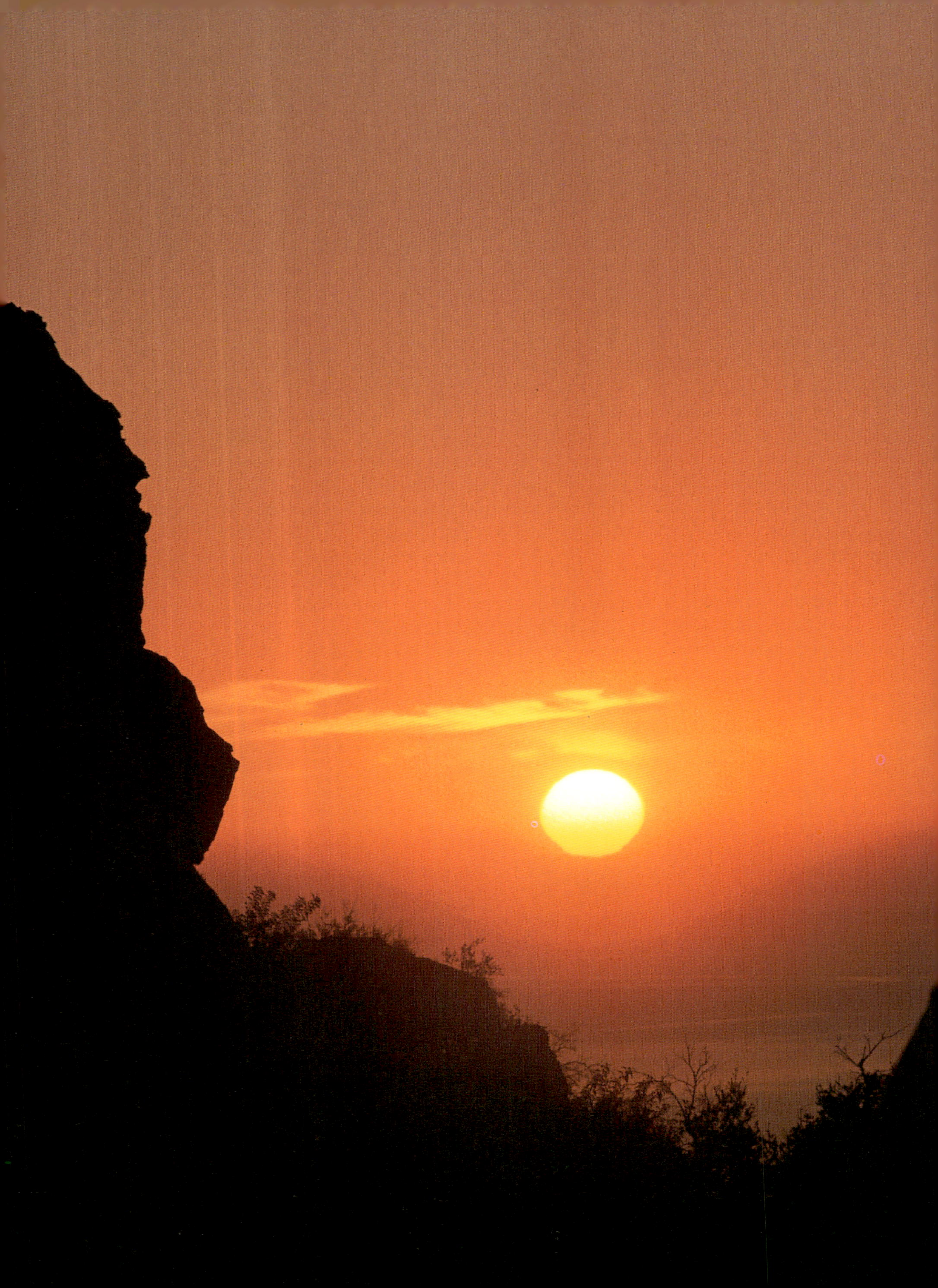

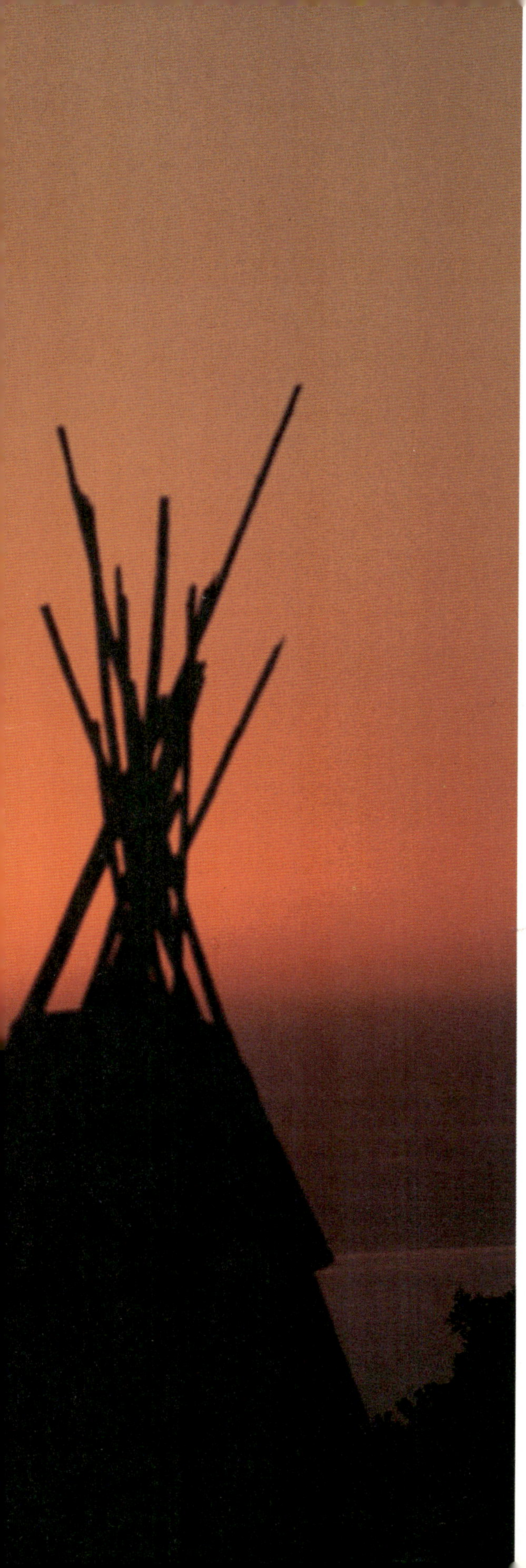

VATER SONNE – MUTTER ERDE

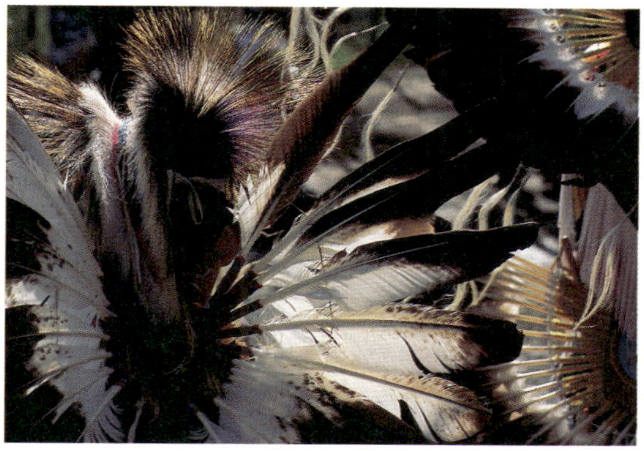

»DAS WISSEN WIR: DIE ERDE GEHÖRT NICHT DEM MENSCHEN, DER MENSCH GEHÖRT DER ERDE. DAS WISSEN WIR: ALLES IST MITEINANDER VERKNÜPFT, WIE DAS BLUT DIE EINE FAMILIE VEREINT. ALLES, WAS DER ERDE GESCHIEHT, WIRD DEN SÖHNEN DER ERDE GESCHEHEN. WENN DIE MENSCHEN AUF DEN BODEN AUSSPUCKEN, SPUCKEN SIE AUF SICH SELBST.«

CHIEF SEATTLE

VATER SONNE – MUTTER ERDE

»Endlich hörte der Regen auf, die Wolken verschwanden, und die Sonne schien. Hoch im Himmel lebte eine Frau allein, ein Geist. In ihrer Einsamkeit verzagte sie. Sie bat *kitche manitou* um ein Mittel, ihre Einsamkeit zu verjagen. Voller Mitgefühl für die Himmelsfrau sandte er ihr einen Geist, der ihr Gemahl wurde. Nicht lange, und die Geistfrau wurde schwanger. Doch bevor sie niederkam, ging ihr Gemahl fort. Die Wasserwesen verfolgten, was im Himmel geschah; sie spürten, daß die Geistfrau müde war, und hatten Mitleid mit ihr. In ihrem Mitgefühl trachteten sie etwas zu finden, das ihr Erleichterung bringen konnte. Schließlich überredeten sie eine riesige Schildkröte dazu, an die Wasseroberfläche zu steigen und ihren Rücken als Zufluchtsort anzubieten. Als die große Schildkröte sich dazu bereit erklärte, luden die Wasserwesen die Himmelsfrau ein herunterzukommen. Die Himmelsfrau nahm die Einladung an, verließ ihre Bleibe am Himmel und kam herunter, um sich auf dem Rücken der großen Schildkröte auszuruhen. Als die Himmelsfrau sich auf der Schildkröte niedergelassen hatte, bat sie die Wassertiere, Erde vom Grund des Meeres heraufzuholen.« So berichten die Ojibwa in ihrem Schöpfungsmythos von der Entstehung der Schildkröteninsel, die wir Weißen Amerika nennen. Alle Tiere, so der Mythos weiter, waren bereit, der Himmelsfrau zu helfen. Der Biber war der erste, der sich in die Tiefe stürzte, dann der Fischmarder und schließlich der Seetaucher. Aber keiner von ihnen konnte Erde auf den Rücken der Schildkröte holen. Das Wasser sei zu tief, und am Meeresgrund sei es zu dunkel, sagten sie. Da entschloß sich schließlich unter dem Lachen der anderen auch die Bisamratte, das kleinste aller Wasserwesen, zum Hinuntertauchen. Doch das Gespött wich bald einer großen Sorge und Verzweiflung, denn Bisamratte kam und kam nicht aus dem Meer zurück. Als die wartenden Tiere schon aufgeben wollten, tauchte Bisamratte wieder auf und hielt in ihren kleinen Pfoten einen Klumpen Erde. Damit bestrich Himmelsfrau den Rand des Schildkrötenrückens, hauchte auf die Erde und hauchte ihr damit den Atem des Lebens ein. Sofort vermehrte sich die Erde, bedeckte den ganzen Rücken der Schildkröte und bildete eine Insel. Die Schildkröte hatte getan, um was sie gebeten worden war, und als sie nicht mehr gebraucht wurde, schwamm sie fort. Die Insel, die so entstanden war, wurde *mishee mackinakong* genannt, das heißt: »der Ort, wo der Rücken der Großen Schildkröte war«.

Endlich kam für die Himmelsfrau die Zeit, das Versprechen des Lebens zu erfüllen. An einem wolkenlosen Morgen gebar sie Zwillinge, einen Jungen und ein Mädchen. »Einzigartig war die Geist-Seele der beiden. Sie wurde *cheejauk* genannt und bestand aus sechs Aspekten: Charakter, Persönlichkeit, Seele, Geist, Gefühl und ein Lebensprinzip. Dieses hatte die Fähigkeit zu träumen und Visionen zu empfangen. Der Mann braucht diese Vision für seine Selbsterfüllung; für die Frauen ist sie nicht unbedingt notwendig. Denn die Frauen sind erfüllt, weil sie durch die erste Mutter Leben gespendet haben. Die neuen Männer und Frauen wurden *anishnabeg* genannt – Wesen, die aus nichts gemacht sind, denn sie bestanden weder aus Stein noch aus Feuer, noch aus Wasser, noch aus Wind.«[1]

KITCHE MANITOU, DIE KOSMISCHE HARMONIE

Alles auf dieser *mishee mackinakong*, dem Ort, an dem der Rücken der Großen Schildkröte sich befand, gehört in einem geschwisterlichen Verband aller Wesen zusammen. Die Steine, die Pflanzen, die Tiere, der Wind, die Wolken, der Fluß und der See, die Morgenröte. Und natürlich auch die Menschen, alle sind untereinander *ikniktli* (in der Nahuatl-Sprache: Brüderschwestern), und alle haben eine gemeinsame Mutter, nämlich »Mutter Erde«. »Denn bestünde die Erde nicht, gäbe es keine Menschen. Die Menschen sind ihre Kinder und ebenso die Tiere. Die Tiere sind dasselbe wie die Menschen, sie sind von gleichem Blut, sie sind Verwandte. Und Mutter Erde achtet auf sie alle und versorgt sie mit Nahrung.«[2] Die Menschen der Schildkröteninsel, einerlei, ob es nun die Cree im nördlichen Kanada oder die Pima und Azteken in Mexiko sind, begegnen und verehren mit großem Respekt und hoher Demut ihre und eigentlich unser aller »Mutter Erde«. Während kleiner und großer Rituale sprechen sie mit ihr und bedanken sich mit Geschenken: mit bunten Stoffstreifen, die an einen Baum gebunden werden, mit Perlen und Muscheln, die man im Boden vergräbt. Dahinter steht eine seltenst niedergeschriebene, weil immer schon von Mund zu Mund weitergegebene Philosophie, oder nennen wir es besser und genauer Weisheit. Sie sieht den Kosmos als einen einzigen großen Organismus. Und in allem wohnt *kitche manitou*, eine göttliche Kraftmacht: in den Tieren und den Pflanzen genauso wie in den Wellen des Sees und den Wolken des Himmels. In jedem Tropfen Wasser ebenso wie in den Sternen am Firmament. Alle diese Erscheinungsformen der Welt, alle Wesen und Dinge sind in *kitche manitou* vereint: »Alles ist in einem, eines ist in allem«. Das Prinzip der Welt ist Harmonie und Gleichgewicht, ein großes Welthaus, in dem alles und alle zusammenwohnen. Daß diese Weisheit nicht nur theoretisch gedacht, sondern praktisch gelebt wird, zeigt ein Beispiel aus dem Alltag der Omaha. Sie kündigen die Geburt eines Kindes dem gesamten Kosmos an: Berge und Täler, Bäume und Büsche, Steine und Sterne, der Mond, die Sonne, die Himmelsrichtungen, alle Vögel und der Fluß werden in einem langen Ritual angerufen und gebeten, das neue Bruderschwesterwesen unter ihnen und im großen Weltganzen aufzunehmen.[3]

Entsprechend ist, einerlei ob bei Navajo und Ute, Ponca oder Fox und trotz aller Unterschiede im Detail, die Religion aller amerikanischen Nativen Ausdruck des Bestrebens, den Einklang zwischen Mensch und Naturelementen zu bewahren. Inhalt und Anliegen der meisten indianischen Zeremonien ist es deshalb, das Böse zu bannen und die natürliche Harmonie der Welt wiederherzustellen.

Aus diesem Grund sehen die Indianer mit verständnislosem Staunen dem Treiben der Weißen zu, wenn diese nur den Nutzen von Dingen im Sinn haben: ein Fluß nutzt zu einem Stausee, ein Stausee nutzt zu einem Kraftwerk, ein Kraftwerk nutzt zu Strom, Strom nutzt zum Betreiben von Maschinen. Und mit Maschinen kann man Löcher und Stollen in den Bauch von »Mutter Erde« bohren. Das bringt Öl und Erz, Kohle und Uran. Und irgendwann – und wohl nicht mehr sehr weit, so warnen immer wieder Hopi und Zuni, Pima und Papago – wird die Ordnung der Natur zerstört, wird die Weltsymmetrie auseinanderbrechen. »Du forderst

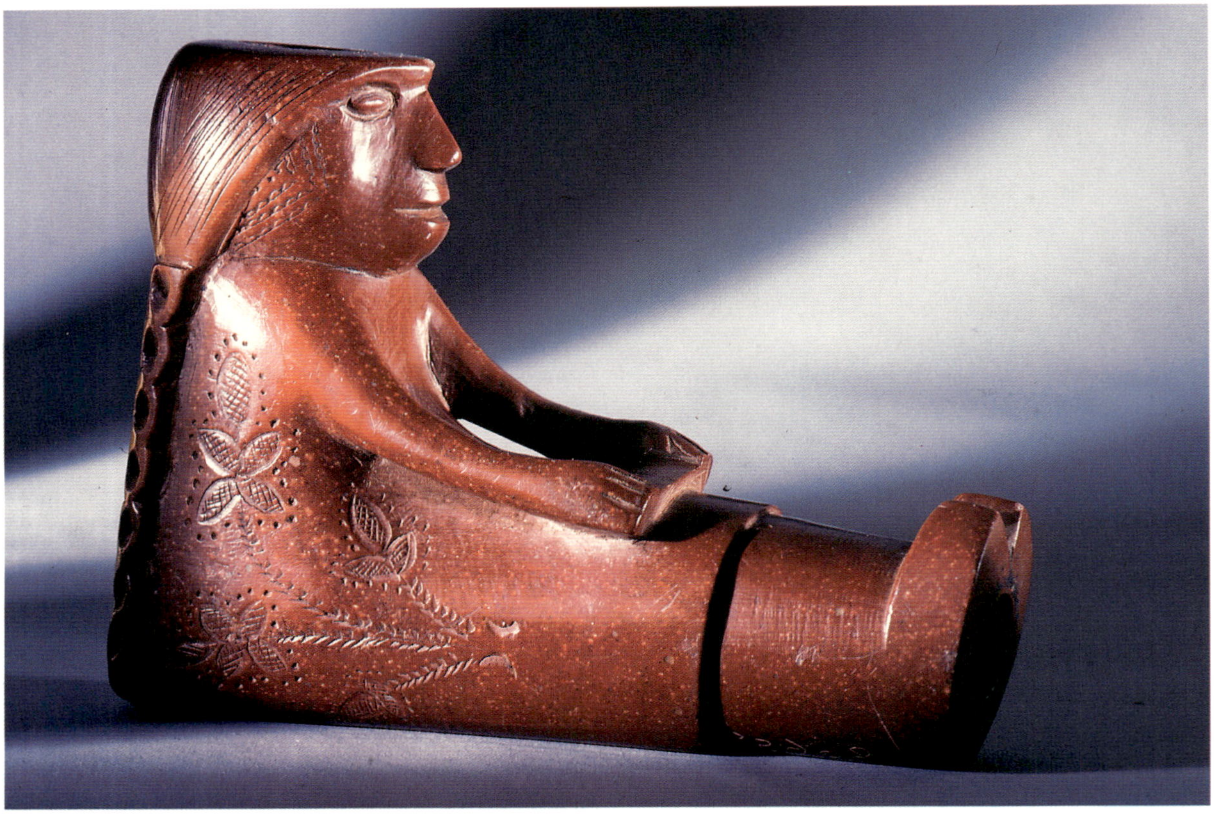

Die Pfeife symbolisiert die kosmische Dualität. Der Pfeifenkopf, hier eine sitzende Frau, steht dabei für das weibliche Prinzip.

mich auf, Gras zu mähen, Heu zu machen und es zu verkaufen, um reich zu werden wie die Weißen. Doch wie kann ich es wagen, meiner Mutter Haare abzuschneiden? Du forderst mich auf, nach Steinen zu graben. Soll ich unter meiner Mutter Haut nach ihren Knochen wühlen?«[4]

DIE DUALITÄT DES KOSMOS

Verbunden mit dieser von Weltharmonie getragenen Weltsicht ist ein duales Prinzip, das aller indianischen Weisheit zugrunde liegt. Vergleichbar der chinesischen Lehre von Yin und Yang sehen die Indianer in allen Erscheinungen komplementäre Gegenstücke: zum männlichen Prinzip gehört das weibliche, zu »Vater Sonne« gehört »Mutter Erde«. Erst im harmonischen Zusammenwirken dieser beiden Teilprinzipien entsteht das Weltganze. Die indianische Welt ist voller Symbole, die Ausdruck dieser Sicht sind.

Hier seien stellvertretend für viele andere nur zwei der wichtigsten genannt: Da ist die Klapperschlange. Sie gilt bei nahezu allen Indianervölkern als eine Tiergeisterscheinung der Weisheit, denn für die Indianer symbolisiert sie mit ihrem Körper die Verschmelzung dualer Prinzipien zu einer Einheit. An ihrer Kopfspitze trägt sie als Zeichen des dualen Weltprinzips die gespaltene Zunge, am anderen Ende ihres Körpers symbolisiert die in einem Ende zulaufende Schwanzrassel die Vereinigung der beiden Teilprinzipien.

Das zweite Beispiel ist das *calumet*, die sogenannte »Friedenspfeife«, die man eigentlich treffender als »Harmoniepfeife« bezeichnen sollte. Nach den Mythen vieler Indianervölker soll diese Pfeife ein Geschenk der Sonne an die Menschen gewesen sein. Mit einer gewöhnlichen Pfeife zum Rauchen hat das *calumet* so gut wie nichts gemein. Ursprünglich sollen die archaischen Formen sogar nur zum Verbrennen von wenig Tabak geeignet gewesen sein, denn der Pfeifenholm aus Eschenholz war keine Hohlröhre, man konnte an der Pfeife also nicht ziehen. Erst bei den späteren, bis heute gebräuchlichen Varianten hat sich eine zum Rauchen brauchbare Form entwickelt. Auch im Aussehen mit reichem Federschmuck und Verzierungen unterscheidet sich das *calumet* von einer gewöhnlichen Pfeife. Das Rohr tritt bei vielen Modellen paarweise auf und stellt damit bereits die kosmische Dualität von männlichem (Himmel, Sonne, Tag, Jagd) und weiblichem (Erde, Mond, Nacht, Zelt) Prinzip dar. Dieses wird nochmals durch die beiden Teile Pfeifenkopf (weiblich) und Pfeifenrohr (männlich) symbolisiert. Denn erst im Zusammenwirken beider Teile kann das *calumet* seine kosmische Funktion, den vom Tabakrauch getragenen Dialog mit dem Weltgeist *kitche manitou*, erfüllen.

HEILEN ALS BEWAHRUNG DER WELTSYMMETRIE

Dem indianischen Bestreben nach Bewahrung der in Dualität definierten Weltsymmetrie entstammen den vielen Mythen zufolge auch Heilkunst und Heilkunde. Einer der anschaulichsten kommt von den Azteken und erzählt symbolisch von der Entstehung der Heilpflanzen: *Quetzalcoatl*, die gefiederte Schlange und als solche Symbol der Verbindung von Himmel (die Federn des Vogels) und Erde (die Schlange), wanderte in einer Zeit lange vor den Ahnen über das Land. Überall, wo der Gott auf die Erde spuckte oder sein Blut aus kleinen Wunden auf die Erde tropfte, begannen sofort *teonanakatl*, die »Fleisch der Götter« genannten, heiligen Pilze, zu wachsen. Ihnen wird heute noch nachgesagt, daß sie Weisheit vermitteln und Krankheit heilen können. Mythen vergleichbaren Inhalts vom hohen kanadischen Norden bis zur West- und Ostküste des Kontinents weisen die indianische Heilkunde ebenfalls als eine Mischung aus Kräuter- und spiritueller Medizin aus.

Sicherlich wird nicht jeder blutende Finger und nicht jede Übelkeit auf magisch mythische Ursachen zurückgeführt, dennoch geht das indianische Heilwissen grundsätzlich davon aus, daß die Ursache jeder Krankheit in einer gestörten Beziehung des Menschen zu den magischen Kräften und zum Übersinnlichen liegt, daß er sich sozusagen außerhalb der Weltharmonie bewegt. Vor allem von den Hopi, Pueblo und den Navajo ist ein schier endloses

Repertoire an Heilzeremonien bekannt, die alle darauf abzielen, jede Störung dieser kosmischen Harmonie mit ihren Folgen Unglück und Krankheit zu beheben, um die organische Gesamtheit des Universums wiederherzustellen. So sollen die meisten Heilzeremonien ausschließlich die Geister dazu bewegen, den Menschen Gutes zu tun, Gesundheit zu schenken und das Böse zu bannen. So effektiv die Heilkräuter der indianischen Medizin mit ihren vielfältigen Anwendungen unter pharmakologischen Gesichtspunkten auch sein mögen, sie werden vor allem bei ernsthaften Leiden als Begleitung zu den magischen Heilritualen gesehen. Vielleicht liegt speziell in dieser Kombination aus praktischer Heilkunde und magischem Heilwissen die besondere Qualität und Stärke der indianischen Medizin. Denn es ist unbestritten und mit Staunen von der medizinischen Forschung belegt, daß schamanische Heiler selbst schwere Fälle von Epilepsie, Depression oder Tumorerkrankungen lindern und heilen können.

DIE ENTSTEHUNG DER KRANKHEITEN: VON TABUS UND BÖSEM EIDECHSENBLICK

Mit dem magischen Heilwissen geht auch eine gänzlich andere Interpretation der Entstehung von Krankheiten einher. Da ist nicht von Viren und Bakterien die Rede, sondern vom Büffeltabu und von Adleransteckungen, vom bösen Blick der Eidechse und vom Bärentraum. Obwohl sämtlich magisch-mythischen Ursprungs, unterscheiden sich die jeweiligen Erklärungsmodelle der einzelnen Völker und Stämme doch häufig voneinander. Da sind die Cherokee: In ihrer Glaubenswelt spielt der Adler eine dominierende Rolle, man schreibt seiner magischen Kraft die Beeinflussung von Gesundheit und Krankheit zu.[5] Vor allem, wenn dem Vogel nicht die nötige Ehre erwiesen wurde, waren fatale Folgen für die Gesundheit und das Wohl der Stammesgemeinschaft zu erwarten. Um das zu verhindern, wurde mehrmals im Jahr der Adlertanz aufgeführt. Allerdings durfte das nur im Winter passieren, was mit der tödlichen Feindschaft zwischen Klapperschlange und Adler zu tun hatte. Denn nur während ihres Winterschlafs war sichergestellt, daß die Schlangen die Tänze verschliefen und die Gesänge nicht hören konnten. Denn das wiederum wäre eine Beleidigung für die Klapperschlangen gewesen, und die gereizten Tiere hätten ihrerseits Unglück und Krankheit über den ganzen Stamm gebracht.

Neben solchen Tabuhandlungen gibt es auch Tabuorte: Stellen, an denen der Blitz eingeschlagen hat, sind ebenso zu meiden wie Orte, an denen jemand auf unnatürliche Weise zu Tode gekommen ist. Bricht man das Tabu, kann es passieren, daß einen selbst der Blitz trifft oder daß man ertrinkt, weil man den Zorn der gekränkten Geister auf sich geladen hat. Ihre Vergeltung sind dann meist Unglück und Krankheit. Auch Fehler bei der Durchführung von Ritualen können mit Krankheit bestraft werden: wenn ein Seher den Inhalt seiner Vision erzählt, bevor diese abgeschlossen ist, oder wenn ein Tänzer während der Sonnentanzzeremonie ißt und trinkt, obwohl das Fasten fester Bestandteil des Rituals ist. Und Lähmung und Erblindung können einen Visionssucher ereilen, falls er davonläuft, sobald ihn die gerufenen Geister besuchen. Bei anderen Stämmen gilt es als gefährlich, mit den Fingern auf ein bestimmtes Tier oder auf eine Bergspitze zu zeigen. In diesem Sinn ist jeder Mensch durch ein Fehlverhalten an seinen Krankheiten selbst schuld. Allein die Tatsache, daß es überhaupt Krankheiten gibt, geht auf Weisung magischer Urwesen lange vor der Zeit der Ahnen zurück.

Ursachen für schwere Erkrankungen können aber auch Begegnungen mit sogenannten *nynymbi* sein. Die böswilligen Zwerggeister, die sich in Gebüschen an steinigen Flußufern verstecken, können mit unsichtbaren Pfeilen auf Menschen schießen, die ihnen zu nahe kommen. An den Lagerfeuern sollen die Indianer immer wieder Geschichten über sie erzählt haben: daß Reiter, von ihren Pfeilen getroffen, plötzlich tot vom Pferd fielen, daß jemand, der vor seinem *tepee* saß, mit einemmal leblos umkippte. Diese magische Krankheitsdeutung wurde von den Indianern auch mit einer rational medizinischen Diagnose verknüpft. Denn als typische Folge eines Pfeiltreffers eines *nynymbi* gelten plötzlicher Herzstillstand, Gehirnschlag und Tuberkulose.

BLEIBENDE UND WANDERNDE KRANKHEITEN

Leiden, die durch solch falsches Verhalten gegenüber Tieren und Orten sowie durch Entweihung von Ritualen und Ritualgegenständen hervorgerufen werden, rechnen Medizinmänner und Schamanen – sie können sie als einzige auch diagnostizieren – zu den »bleibenden Krankheiten«: Sie bleiben als Bestrafung lange beim Bestraften. Ihre Ursachen sind häufig auch Verbrechen oder Nachlässigkeiten gegenüber dem kosmischen Ordnungssystem, über das die *manitous* wachen. »Und sie reagieren unweigerlich, wenn sich Menschen unmoralisch verhalten, zum Beispiel rücksichtslos andere Menschen töten oder, was in dieser Jägerkultur fast noch verwerflicher ist, Tiere quälen oder sie wahllos töten, ohne ihr Fleisch wirklich zu brauchen.«[6]

Anders verhält es sich dagegen bei den »wandernden Krankheiten«, die, durch Unreinheiten verursacht, den Körper durchziehen. Sie sind vorübergehender Natur und bedürfen nur der Heilkraft der Kräuter, vielleicht auch der kundigen Hilfe eines Medizinmanns. Schamanistische Unterstützung durch Rituale, wie Auflegen reinigender Kristalle und Absingen von Heilgesängen, braucht es dabei nicht. Diese ist aber um so notwendiger, wenn feststeht, daß die Krankheit durch Zauberei ausgelöst wurde. Viele amerikanische Native glauben fest daran, daß vor allem schwere Krankheiten das Ergebnis von Hexerei sein können. Dann ist es die wichtigste Aufgabe des Schamanen, den zaubernden Urheber zu entlarven.

DIE MACHT DES BÖSEN TRAUMS

Neben Magie und Tabubruch gelten bei allen Indianervölkern Träume – zumal wenn ihr Inhalt bedrohlich ist – als Ursache für Krankheiten. Unterschiede bei den einzelnen Stämmen gibt es nur darin, welche jeweiligen Leiden durch welche Traumsujets ausgelöst werden. Oft bewirken sogar die Traumbilder eines Menschen bei einem anderen eine Krankheit. Alberto Villoldo und Stanley Krippner[7] berichten in ihrer ethnologischen Studie über schamanisches Heilen von den Paviotso-Indianern, daß sie den Träumen eine derartige Kraft zuschreiben, daß sogar Kinder erkranken können, sobald ihre Eltern oder auch Gäste unheilvolle Träume haben. Wann ein Traum als unheilvoll zu gelten hat, entscheidet in erster Linie ein Medizinmann oder ein Schamane, dem die Traumbilder zur Deutung berichtet werden. Bei einigen Völkern hat er zudem auch die Aufgabe, durch bestimmte Rituale und die Gabe magisch »starker« Medizinen, die im Traum visualisierte Bedrohung durch Krankheit bereits vor ihrem Auftreten abzuwehren.

Die Traumdeutung selbst ist von Volk zu Volk mehr oder weniger verschieden, gemeinsam sind jedoch archetypische Muster, die sich quer durch alle indianischen Kulturen ziehen. Das gilt besonders für den prophetischen Charakter der Träume, die kommende Ereignisse, wie eben auch Krankheiten, voraussagen können. So gelten bei den Navajos Träume vom Tod als äußerst bedrohlich, gefolgt von Traumbildern, in denen man sich von Felswänden stürzen oder im Wasser ertrinken sieht.

TRAUMFÄNGER UND TITLAHTIN

Mittels magischer Gerätschaften, den sogenannten *dreamcatchers*, schützen sich die Indianer vor diesen unheilbringenden oder krankmachenden Energien von Träumen. Einen *dreamcatcher* muß man sich als einen etwa handtellergroßen, lederumwickelten Reif vorstellen, in den gleich einem Spinnennetz in kunstvollem Muster Tierdärme eingespannt sind. Mit eingeflochten werden, das ist jedoch von Stamm zu Stamm und sogar individuell verschieden, diverse magische Gegenstände, wie besondere Perlen, Kristalle, Muschelstücke, Tierzähne, Dachs-, Büffel- oder Bärenhaare. *Dreamcatchers* werden links und rechts der Schläfen oder auf der Brust getragen. Es gibt aber auch größere Varianten zum Aufhängen über dem Zelteingang oder über dem Schlafplatz. Nach altem Wissen sollen die bösen Träume in dem Geflecht hängenbleiben und von der aufgehenden Sonne fortgenommen werden. Gute Träume werden dagegen von den eingeflochtenen magischen Gegenständen erkannt und können durch die Netzfalle hindurchwandern. *Dreamcatchers* sind in erster Linie von den Indianervölkern der kanadischen Waldregionen wie den Ojibwa und von den Stämmen der nordamerikanischen Plains bekannt.

Von dort kommt auch ein Mythos, der von der Herkunft der *dreamcatchers* erzählt: In der längst vergangenen Zeit der Ahnen litt das Kind einer Lakota-Frau unter bösen Träumen. In ihrer Not suchte die Mutter die alte Spinnenfrau, die eine der weisesten Geister war, auf und bat um Hilfe. Die Spinnenfrau hörte sich die Geschichte des geplagten Kindes an, um dann die Mutter zu lehren, aus gebogenen Weidenzweigen, gedrehten Därmen und Fetischgegenständen den

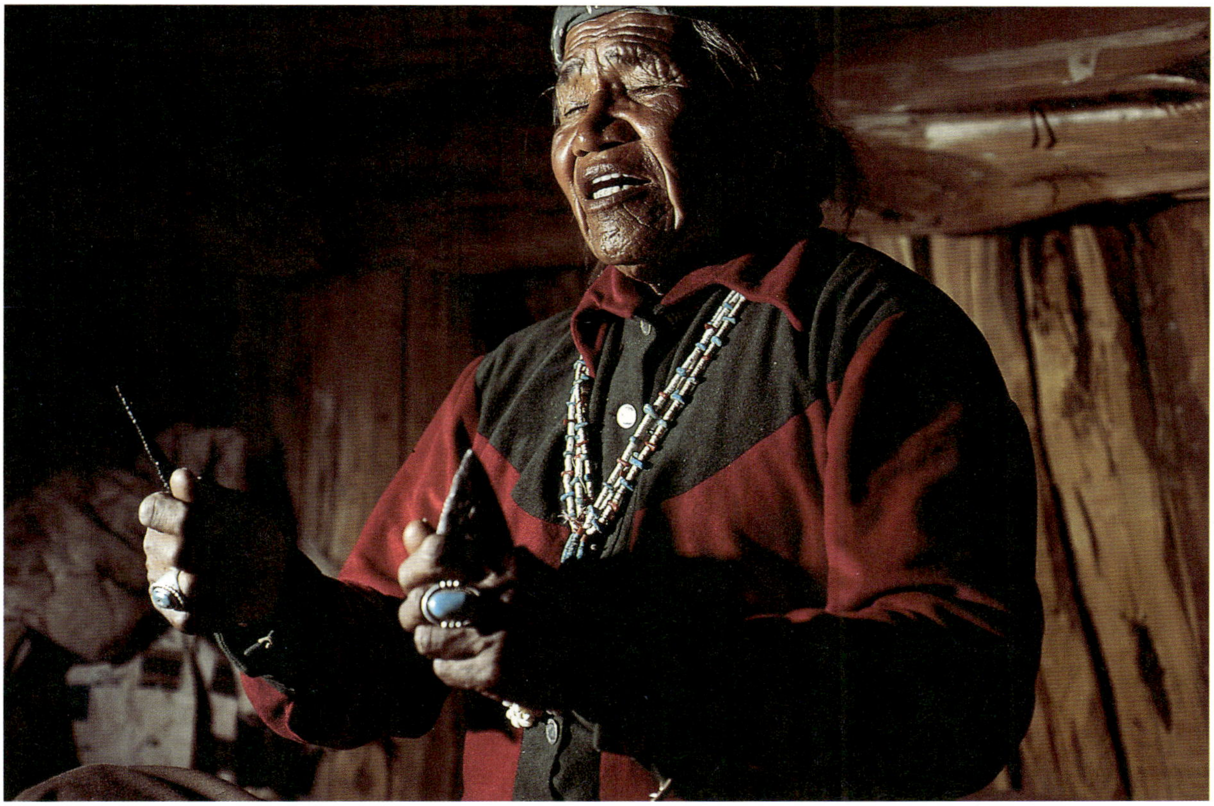

Schamanen berichten von einer Art »Röntgenblick« im Stadium der Trance. Sie können so in den Körper des Patienten schauen.

Traumschild herzustellen, den sie über der Wiege des Kindes aufhängen sollte. Von diesem Tag an, so berichtet die Geschichte weiter, hatte das Kind nie mehr böse Träume. Auch bei den Indianervölkern von Arizona bis weit nach Mexiko sind magische Ketten entsprechend den *dreamcatchers* bekannt. In der Nahuatl-Sprache heißen sie *titlahtin*, was soviel bedeutet wie »das, was mich beruhigt«. Ein *titlahtin* (ausgesprochen: titlachtin) hat etwa die Größe aneinandergelegter Handflächen. Er besteht aus einem Lederschild, auf dem strahlenförmig Federn aufgenäht sind. Im Zentrum befinden sich Gegenstände mit magischer Kraft: Kristalle, bunte Steine, Tierzähne oder die Schwanzrassel einer Klapperschlange. An einem Lederriemen aufgehängt, ist der *titlahtin* vor der Brust genau in Höhe des Solarplexus zu tragen.

Alle diese Vorrichtungen zeigen die Bedeutung des Träumens und der Träume bei den Indianern. Nicht nur, daß sie Krankheiten ankündigen oder davor warnen, auch der erste Name eines Kindes kann der Mutter in Verbindung mit einem Traum eingegeben werden. Selbst günstige Termine für Jagden, Riten,

Krankenheilungen und für die Berufung von Medizinmännern und -frauen, Kräuterkundigen und Schamanen – alles ist in Traumvisionen begründet.

KRÄUTERHEILER, MEDIZINMÄNNER UND SCHAMANEN

Während Kräuterkundige allein mit der Heilkraft der Kräuter, also nur mit natürlichen Mitteln und ohne magische Beschwörungsrituale, Kranke behandeln, besitzt der Medizinmann eine von der Geisterwelt an ihn übertragene Legitimation. Anders als der Kräuterkundige suchen die Medizinmänner die Unterstützung dieser Geistwesen zur Diagnose vor und während der Heilrituale. Entsprechend wird im indianischen Sprachgebrauch weder der Bedeutungsinhalt von »Medizin« im europäischen Sinn als Arznei hervorgehoben noch in diesem Sinn gemeint. Die Nativen sprechen deshalb auch nicht von »Medizinmännern« oder »Medizinfrauen«, sondern vom »Mann, der geheime Kraft hat« oder von der »Frau, die Geheimnisse weiß«. Oder vom *wichasha waka* und der *uitschasch uakan*, was immer soviel wie »heiliger Mann« oder »heilige Frau« bedeutet. Schließlich ist »Medizin« für sie etwas sehr kraftvolles und heiliges und viel mehr als nur ein Medikament. Fire Lame Deer, ein Lakota-Sioux hat diese »Männer und Frauen mit Kraft« wie folgt beschrieben: »Ich glaube, ein Medizinmann zu sein, das ist ein Geisteszustand, mehr als irgendwas sonst, eine Weise des In-die-Welt-Sehens und des Verstehens dieser Erde, ein Sinn dafür, was es mit all dem auf sich hat.«[8]

Die Medizinmänner und Medizinfrauen heilten wie die Kräuterkundigen mit Pflanzensäften, schier endlos vielen verschiedenen Tees, Breiauflagen und Schwitzbädern, aber auch mit magischen Ritualen. Wesentlicher Bestandteil war dabei die Technik des Aussaugens. Damit extrahierten sie während einer Ritualhandlung einen Gegenstand aus dem Körper des Kranken, in dem sie den Sitz der Krankheit vermuteten. Das konnte ein Dorn, eine tote Eidechse oder ein Holzsplitter sein. Weiße, die von diesen Heilritualen hörten, bezweifelten immer wieder, daß die Medizinmänner die Gegenstände tatsächlich aus den Kranken heraussaugten, sondern unterstellten vielmehr, daß sie sie irgendwo unter ihrer Kleidung oder bereits im Mund versteckt hielten. Einerlei, wie sie nun wirklich funktionieren, gibt es doch Belege für die heilende Effektivität dieser Methoden, die bei uns aufgeklärten Abendländern vielleicht nur deshalb nicht wirken, weil wir in der Tiefe unserer Seele nicht mehr daran glauben wollen oder können. Am Rand sei lediglich angemerkt, daß die moderne Medizin, und da vor allem die alternative Heilkunde, sich in den letzten Jahren verstärkt mit den Phänomenen der paranormalen Medizin – von der Psychosomatik bis hin zum symbolischen Heilen – beschäftigt. Indianerheiler, von uns Autoren nach den rituellen Techniken befragt, gaben keine in unserem westliche Sinn auf- und erklärende Antwort: »Ihr Weißen fragt immer nach dem Warum und dem Wieso. Damit erreicht man zwar Wissen, aber niemals Weisheit. Denn wer so fragt, wird die Weisheit zerstören. Wir fragen nicht, wir wissen einfach, daß es so ist, weil es so ist.«

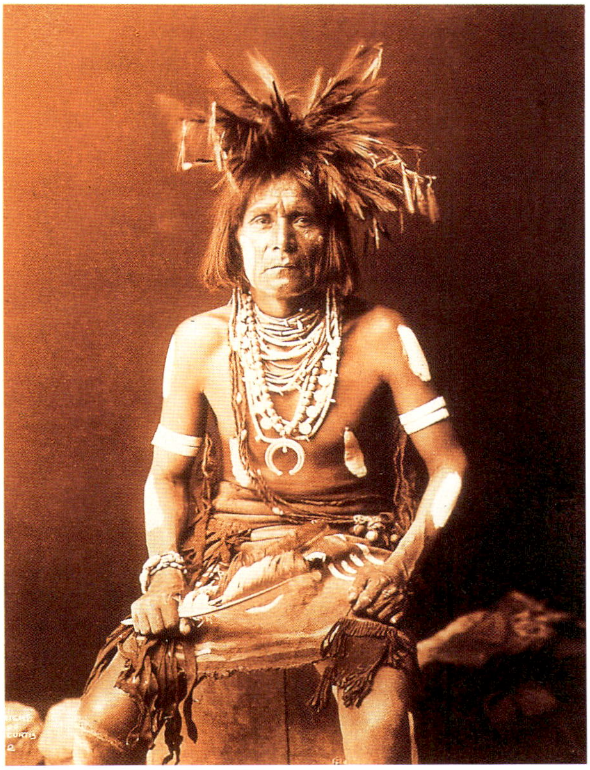

Medizinmann zu sein ist ein Geisteszustand: ein Heiler der Hopi vom Schlangenclan

Von einer, wie er es nennt »raffinierteren Art« des Heilens durch Herausziehen berichtet der Religionswissenschaftler Ake Hultkrantz, der viele Jahre lang Feldforschung bei den amerikanischen Nativen betrieb[9]: Der Heiler berührte die kranke Stelle mit einem Adlerflügel und zog die Krankheit mit »meiner Willenskraft«, wie er sagte, heraus. »Nur ich sehe die Krankheit«, erklärte er. »Es ist ein runder, roter Gegenstand. Wenn ich ihn nicht auf die richtige Art herausbekomme, kehrt er in den Kranken zurück.«

Mit dem eben geschilderten Aussaugen von Gegenständen, in denen ein Leiden, eine Krankheit oder der verursachende Geist exorziert wird, bewegen wir uns bereits im Bereich schamanistischer Praktiken. Der Begriff Schamane geht auf das tungusische Wort *schaman* zurück, das wahrscheinlich mit dem mandschurischen Terminus *samarambi*, »um sich schlagen«, in Verbindung steht.

Schamanen sind Männer, die Kontakt zu einem oder sogar mehreren besonders mächtigen Schutzgeistern haben, mit deren Hilfe sie nicht rational erklärbare Taten vollbringen können. Im Gegensatz zu Kräuterheilern, aber auch zu Medizinmännern (wobei hier der Übergang fließend ist), können Schamanen diese Geister herbeizitieren, und sie können in Trance den eigenen Körper verlassen. Sie vermögen sich als Geistwesen an weit entfernten Orten aufzuhalten oder in den Körper anderer Menschen einzudringen, um Krankheiten dort zu diagnostizieren und zu heilen. Manche Schamanen berichten über eine Fähigkeit im Stadium der Trance, bei der sie über eine Art Röntgenblick verfügen, um in den Körper anderer Menschen schauen und dort die Krankheit und die Ursache deutlich erkennen zu können. Oft ist die Diagnose böser Zauber oder Hexerei, wogegen nach indianischer Heilermeinung ohnedies nur der Gegenzauber eines Schamanen helfen kann. In ganz seltenen Fällen demonstrieren diese, früher in Bären- und Büffelfelle gewickelten, über und über mit Fetischen und magischen Gegenständen behangenen Männer ihre übernatürlichen Kräfte öffentlich vor der Stammesgemeinschaft, indem sie ohne sich zu verletzen aus dem Feuer geholte Steine in der Hand halten oder Tiere aus ihrem eigenen Körper herauszaubern.

WENN ZELTE BEBEN …

Bekannt ist auch die Zeremonie des bebenden Zelts, ein naturwissenschaftlich ungeklärtes und wohl auch unerklärbares Phänomen. Es ist vorwiegend von den nordamerikanischen Prärieindianern bekannt. Ake Hultkrantz hat eine derartige magische Séance beschrieben[10]: »Der Schamane betritt nun, praktisch nackt, das Zelt, um seine Beschwörung vorzunehmen. Er murmelt Gesänge und schüttelt die Rassel. Man fesselt ihn mit starken Lederriemen. Aber das hindert ihn nicht daran, die Geister anzurufen – die Geister der Luft, die Geister der Tiere.« Während vor dem Zelt die Dorfgemeinschaft ebenfalls rhythmische Gesänge zum dumpfen Tamtam der Trommeln anstimmt und sich bis in schrilles Gekreische steigert, trifft *mikenak*, der Schildkrötengeist, ein. »Das Publikum hört jetzt eigenartige Geräusche. Ein Zeuge berichtet vom Knirschen von Schneeschuhen im Schnee, den dumpfen Schlägen einer Axt, die in Holz dringt, dem Reiben und Schaben eines Paddels am Kanurand und dem leisen Klatschen, wenn es ins Wasser taucht. Ein Cree-Indianer vom Stamm der Mistassini berichtet weiter, man sehe dann, wie die Tatzen eines Bären, der Kopf eines Bibers und ein zappelnder Fisch aus der Leinwand des Geisterzeltes hervorkämen … Während all dieser Ereignisse schwankt das Zelt in geheimnisvollen Schwingungen.« Um Spekulationen über irgendwelche Tricks bei diesen Séancen zuvorzukommen, zitiert Hultkrantz einen zum Christentum übergetretenen Beschwörer der Ojibwa, der »das Phänomen des Hin- und Herschwingens als ein vollkommenes Geheimnis und bestimmt nicht von irgendwelchen Manipulationen des Schamanen verursacht« beschreibt.[11] In der weiteren Abfolge der Zeremonie kommt es zu einem Dialog zwischen dem Schamanen und seinem obersten Hilfsgeist, in dem der Schamane Prophezeiungen über zukünftige Ereignisse erhält, ebenso über Krankheiten, ihre magischen Ursachen, ihren Verlauf und ihre Heilungsmöglichkeiten. Sollte böser Zauber die Ursache für eine Erkrankung sein, so wird jetzt der Geist des hexenden Verursachers in das Zelt des Schamanen gerufen, wobei dieses nun von neuem zu beben beginnt. Erst wenn dieser verspricht, den Krankheitszauber zurückzunehmen, wird er von den Hilfsgeistern des Schamanen freigelassen. Das Zelt steht jetzt wieder still, und der von der Zeremonie völlig geschwächte und erschöpfte, nun auf unerklärliche Weise von seinen Fesseln befreite Schamane kriecht aus dem Geisterzelt heraus. Das Ritual ist damit beendet, und dem Kranken, davon geht jedenfalls die ganze Dorfgemeinschaft aus, wird es bald wieder besser gehen.

Obwohl eher selten, kann auch eine Frau in einer Vision zum Medizinmann berufen wer-

Die Zeremonie der bebenden Zelte: Während der Schamane seine Beschwörungen vornimmt, beginnt das Tepee geheimnisvoll zu schwanken

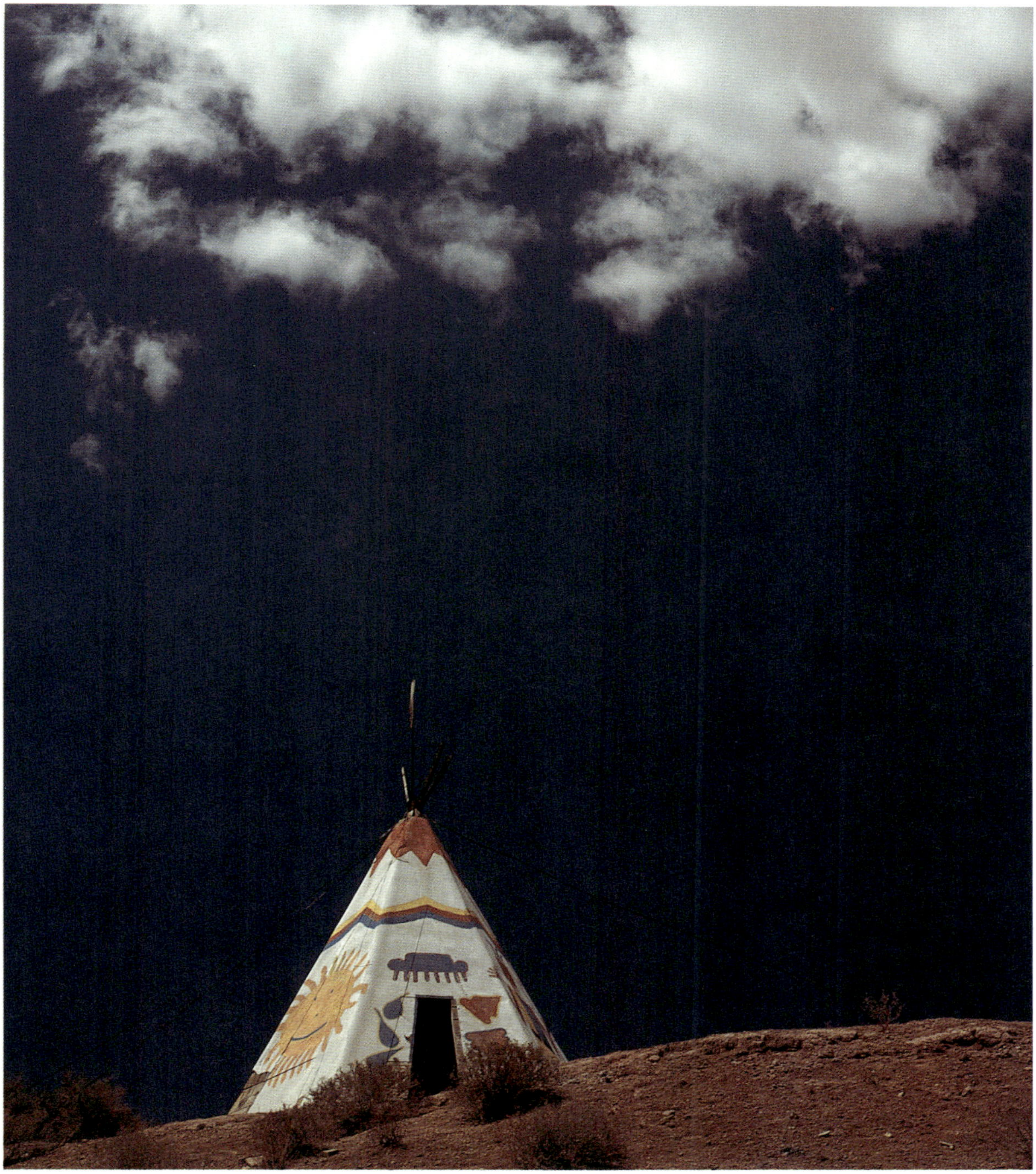

den. Viel häufiger, allerdings nur bei manchen Indianerstämmen zu finden, sind die sogenannten »Gegenteilmänner«, die *berdache*. Vom Geschlecht her eindeutig männlich, tragen sie Frauenkleider, gehen Frauenbeschäftigungen nach und sprechen mit hoher Fistelstimme. Solch ein *berdache* kann oft ein besonders mächtiger Schamane werden, weil er in einer Person sowohl männliche als auch weibliche Kräfte vereint. Aus dem gleichen Grund kommt es vor, daß Schamanen während ihrer Rituale die Kleidung des anderen Geschlechts tragen sowie Geistwesen des anderen Geschlechts rufen, um damit ihre eigene Macht zu ergänzen und zu stärken.

DER WEG DES SCHAMANEN: BERUFUNG AUS VISION

Das tiefe Wissen, zum Schamanen berufen zu sein, bezogen die Indianer aus Visionen und Träumen, die meist mit Tiererscheinungen in Zusammenhang stehen: Schlangen und Eidechsen, Bären und Adler, die den Träumer auf seine Berufung und Macht aufmerksam machen und ihn anweisen, seinen Weg als Heiler zu gehen. So kennt man von den Washo eine Initiation, während der eine Person im Traum von einem lang anhaltenden Pfeifton, der sich in ein leises Flüstern verwandelt, geweckt wird. In der Folge befiehlt die Stimme dem Träumer, sich jeden Morgen zu baden und vier Nächte in Folge eine bestimmte kranke Person zu behandeln. Verläuft die Heilung erfolgreich, so ist das für den

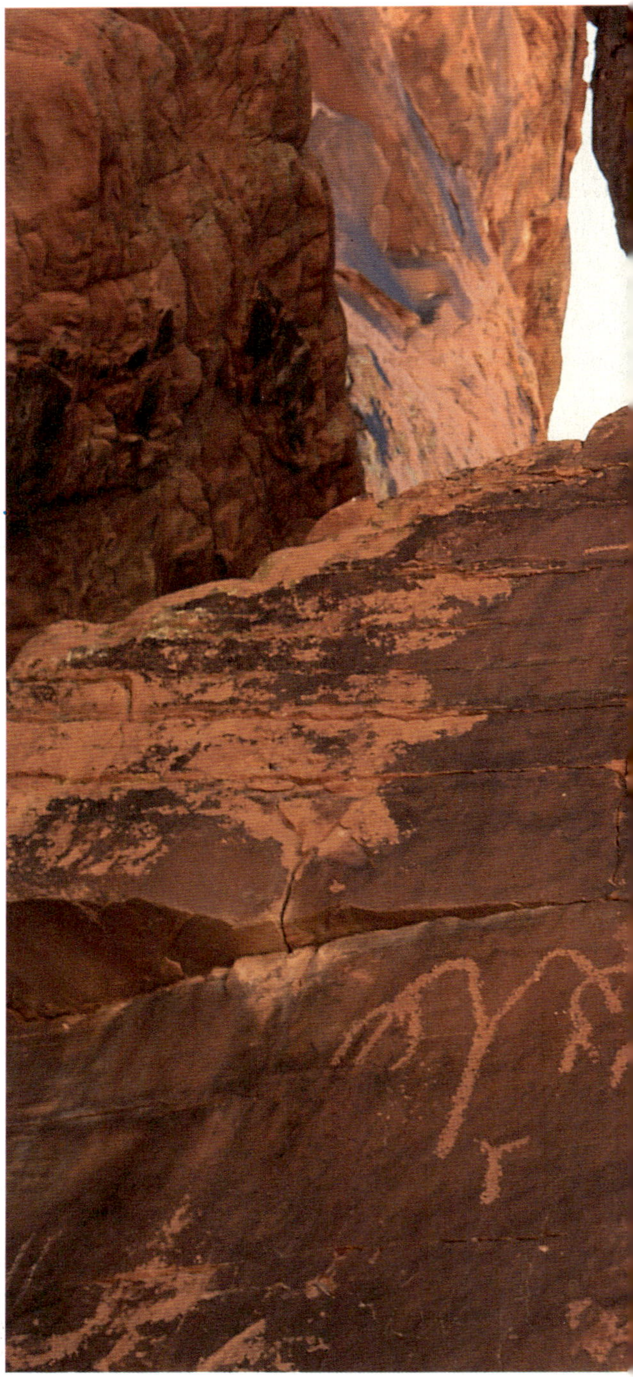

Felswände mit Felszeichnungen gelten als besonders geeignete Plätze für die Visionssuche.

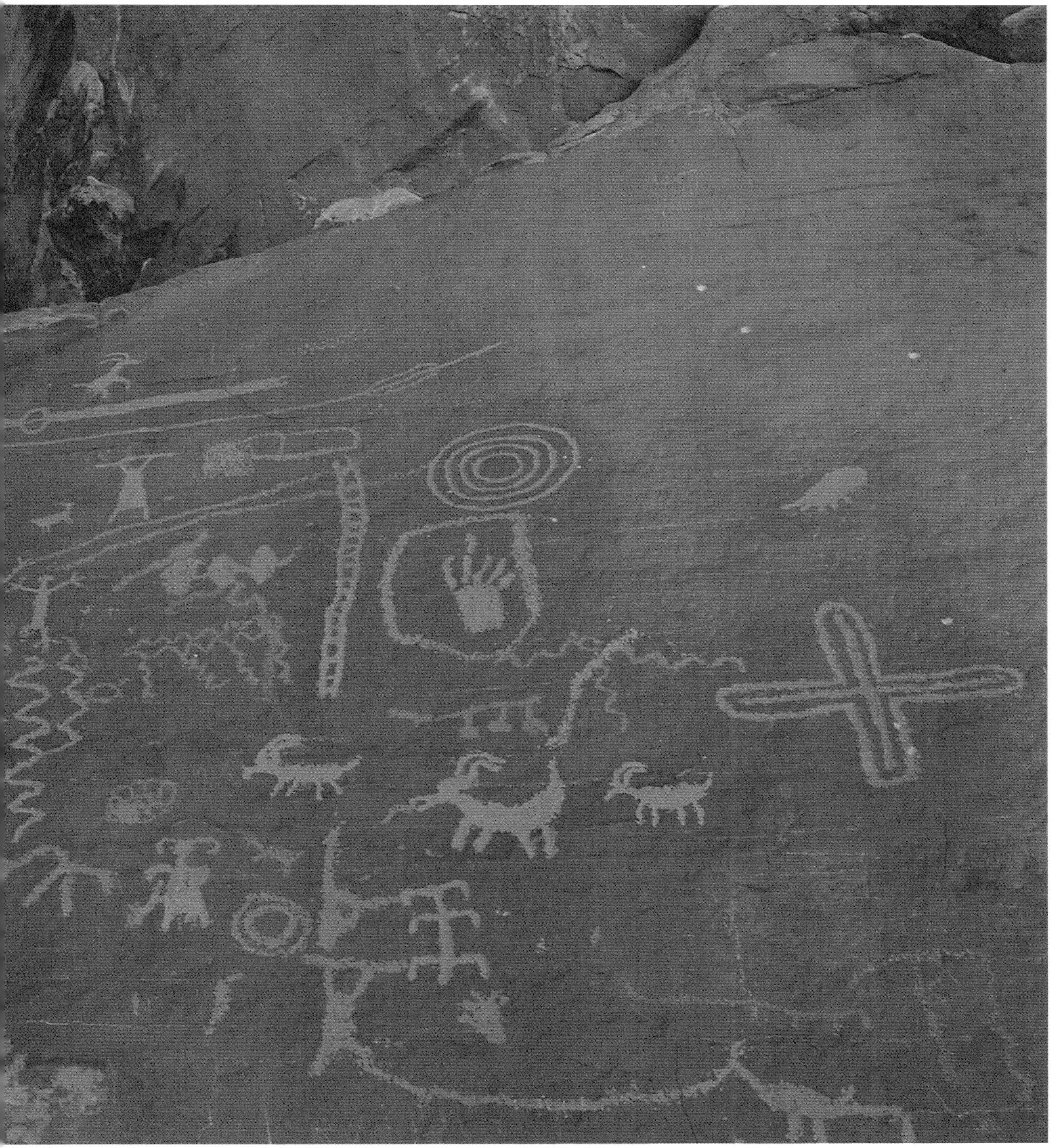

ganzen Stamm das Zeichen für die spirituelle Kraft des Initianden und für ihn selbst die Berufung zum Schamanen.[12]
Auch bei seiner zukünftigen Aufgabe als Heiler werden dem Schamanen seine und seiner Patienten Träume weiterhelfen. So zeigen sich nach den Vorstellungen der Cherokee in den Träumen die verborgenen Wünsche eines Menschen und geben dem Schamanen Hinweise, wie er am besten die Krankheit aus dem Körper vertreiben kann.
Hieraus erklärt sich auch der Gebrauch natürlicher halluzinativer Drogen von Stechapfel (S. 89) bis Pejote (S.84) als Methode des gewollten Erzeugens von Träumen. Daneben haben die Schamanen eine Vielfalt von Techniken entwickelt, um ihrer Psyche zu Visionserlebnissen zu verhelfen. Die verbreitetste ist Fasten über mehrere Tage hinweg sowie das stundenlange Schauen auf über Steine fließendes Wasser. Das kristallklar um die Kiesel strömende und strudelnde Element befreit den Schamanen vom Zustand normaler Wahrnehmung und macht vor seinem inneren Auge Platz für visionäre Wahrnehmungen.[13]
»Es gibt da eine bestimmte Art und Weise, wie die Visionssuche durchgeführt wird«, erklärt Yet Si Blue, das heißt »Wie eine Mutter zu allen«: »Fasten, Beten, bestimmte Gebiete, die du aufsuchst. Dann hast du eventuell vier oder zehn Tage oder auch einen Monat lang zu fasten, bevor du eine Vision erhältst. Und diese Vision habe ich niemals gehabt, daher kann ich dir nicht wirklich genau sagen, was die Leute tun, aber sie erhalten große Visionen dadurch. Dann müssen sie Leute mit sich haben, wenn sie auf diese Visionssuche gehen, um vor Bösem und allem möglichen beschützt zu werden; und diese Leute deuten die Visionen für sie, denn lange Zeit ist da alles symbolisch, und du verstehst es nicht wirklich. Das ist die Art, wie wir uns als Ureinwohner auf die Visionssuche begeben.«[14]
Als besondere Plätze für Visionen gelten Felswände und Steine mit Zeichnungen, wie man sie ähnlich von prähistorischen Höhlenmalereien kennt. Die dort abgebildeten Strichfiguren stellen für die Indianer Geistwesen dar, an die sie sich direkt mit der Bitte um eine Vision wenden. Viele Native äußern auch die Ansicht, daß die Zeichnungen als eine Art Selbstporträts vor sehr langer Zeit von den Geistern selbst in die Felsen geritzt wurden. Jedenfalls sind diese Orte für die Indianer besonders magische und heilige Plätze. Oft harren sie dort tage- und nächtelang wartend, fastend und meditierend aus. Und wenn sie nicht vor den erscheinenden, mächtigen Geistwesen in Tiergestalt fliehen, dann kann es passieren, daß ein Schutzgeist den Visionssuchenden besucht und ihm Kraft für seine weiteren Aufgaben, beispielsweise als Medizinmann oder Schamane, gibt. Hultkrantz gibt in seiner Untersuchung über schamanische Heilkunst[15] die Erzählung von Parukugare, einem Shoshone-Medizinmann wieder, wie er zu seiner Heilkraft kam: »Als ich ein Junge war, etwa vierzehn Jahre alt, brachte ich eines Tages Pferde, die wir im Westen in den Bergen hatten,

zu meiner Mutter in den Osten. Ich führte sie über die Berge und gelangte abends an eine Stelle am höchsten Punkt der North-Fork-Popoagie. Es gibt dort Felszeichnungen, und ich hatte einen bedeutsamen Traum. Ich hatte nicht die Absicht gehabt, dort zu schlafen, ich schlief einfach ein. Und ich wußte auch nichts von den Felszeichnungen. In dem Traum nun bekam ich einen furchtbaren Schrecken. Es war wie ein Alp. Ich wollte aufwachen, konnte es aber nicht; so etwas geht nicht, wenn Geister in einem Traum vorkommen. Der Traum stellte sich kurz vor Morgengrauen ein, und ich sah eine Schlange und einen Bären. Schließlich wachte ich auf und erblickte die Zeichnungen auf den Felsen, unter anderem einen Bären und eine Schlange. Ich sattelte die Pferde und zog weiter.« Hultkrantz berichtet weiter, daß von diesem Moment an der vierzehnjährige Parukugare Schlangenbisse heilen und mit Bärenmedizin töten konnte.

Solche Visionssuchen oft über mehrere Nächte hinweg durchzustehen, erfordert auch viel Mut. Nicht nur, daß dem einsam in den Wäldern oder in der Savanne Fastenden und Meditierenden durchaus reale Gefahr von Bergpuma, Wolf oder Bär drohte, fühlte er sich doch zudem als möglicherweise gar nicht so willkommener Gast in der Welt der Geister und ihrer magischen Kräfte. Jedes Geräusch in der Stille der Nacht, jedes Rascheln im Laub, jeder Schrei einer Eule, jede vorbeihuschende Fledermaus konnte ja auch Bote einer ihrer Botschaften sein.

Obwohl die Indianer sehr zurückhaltend mit dem Erzählen solcher Berufungsträume und Visionen sind, erfährt man als Weißer doch die eine oder andere Geschichte auch über Dritte. So berichtet der Sohn eines Medizinmanns der Apachen, daß sein Vater »durch die White Sands gegangen war und am Fuß der Berge an einen Ort namens Heiße Quelle gekommen war. Dort schlief er ein«. Im Schlaf wurde er von einem Bären mit menschlicher Stimme geweckt und aufgefordert, mit ihm zu kommen. »Der Vater folgte ihm durch eine Tür in den Felsen hinein, und der Bär nahm Menschengestalt an. Zusammen passierten sie ›die Felsen, die zusammenschlagen‹, und andere gefährliche Engpässe ohne Schaden. Sie gingen durch Tore, die jeweils von zwei großen Bären, zwei großen Schlangen, zwei Timberwölfen und zwei Wildgänsen bewacht wurden. Dann überschritten sie eine gefährliche Brücke aus verrutschten Balken und kamen an einen schönen Ort, genannt Heimat des Sommers. Hier gingen sie über eine Spinnwebenbrücke und gelangten an einen noch schöneren Ort, genannt Heimat der Medizin, wo viele Heilkräuter wuchsen.« Dort wurden ihm verschiedene Riten gezeigt, Berggeister boten ihm ihre Macht an, bis er einen Mann traf, der ihm einen weiß leuchtenden Stab überreichte. »Vieles wurde meinem Vater gezeigt, schreckliche Dinge wie Hexerei und wie man ihr Einhalt gebieten konnte.« Den Stab sollte, so wurde ihm aufgetragen, der Mann immer bei sich tragen. Er durfte nie verlorengehen. »Und dies, so hieß es, war die Bärenmacht.«[16]

Der Vater des Informanten, so wird weiter berichtet, wurde ein weit über seinen Stamm hinaus bekannter Bärenschamane, der mittels der

Bärenzeremonie heilen konnte. So wird von einer Heilung eines Mädchens berichtet, das an Lungenentzündung erkrankt war. »Die Zeremonie dauerte vier Tage. Zuerst sang er Lieder an den Bären, um festzustellen, was getan werden mußte. Seine Macht sagte ihm, eine bestimmte Kräutermixtur müsse sofort gegeben werden. Sie wurde zubereitet und dem Mädchen in vier Dosen verabreicht. Dies wurde wiederholt, und der Schamane nahm die rechte Vordertatze eines Bären und legte sie auf die Brust, wo der Schmerz am größten war. Er nahm eine Schale, setzte sie auf die Brust und saugte. Blut und Eiter schäumten heraus. Noch mehrmals wurde diese Prozedur durchgeführt, immer unter der Leitung des Bärengeistes. Nach dem vierten Behandlungstag sah die Kranke schon besser aus; allmählich kam sie wieder zu Kräften.«[17] Diese Erzählung dokumentiert auch die »Zweigleisigkeit« des indianischen Heilens, wie es für alle nativen Kulturen Amerikas typisch ist. Da wird sofort und wiederholt – man würde auch in unserer Medizin so verfahren – eine Kräutermixtur verabreicht. Doch zu ihrer Unterstützung, Ergänzung und Verstärkung kommen noch die Rituale des symbolischen Heilens hinzu, wie hier das Singen von Liedern und das Auflegen der Bärentatze. Und in der Tat sind einige Fälle medizinisch protokolliert, bei denen Schamanen mit Ritualen Heilerfolge erzielten, die sich nie ausschließlich mit den dabei verabreichten Kräutern erklären lassen.

BERUFUNG AUS KRANKHEIT

Doch es bedurfte nicht immer einer Berufung im Traum oder während einer Vision, um Heiler oder Medizinmann zu werden. Bei vielen Stämmen genügte es auch, wenn man selbst mit Hilfe eines Eingeweihten eine schwere Krankheit überstanden hatte. Denn durch die Praxis am eigenen Leib lernte man bereits die verschiedenen Heilriten und die Anwendungen der Heilkräuter kennen, so daß gegenüber der Stammesgemeinschaft bereits die Verpflichtung bestand, das auf diese Weise erfahrene Heilwissen anzuwenden. Allerdings konnte es auch vorkommen, daß ältere Heiler die Aufnahme eines solchen Novizen mit der Begründung ablehnten, die Weitergabe des heiligen Heilwissens würde ihre magische Kraft schwächen oder gar aufheben. Wurde der Novize jedoch in ihren Kreis aufgenommen, so mußte er sich einen Lehrer suchen, bei dem er so lange blieb, bis er in die Geheimnisse der Heilkunst eingewiesen war. Von den Cherokee ist ein Initiationsritual bekannt, während dem sich der Novize verpflichtet, sich in die Einsamkeit der Berge zurückzuziehen. Dort muß er sich vier oder sieben Tage lang immer wieder einen besonderen Aufguß aus Kräutern und Insekten brauen und ihn trinken. Dem Sud wurden magische Kräfte zugeschrieben; vor allem sollte er die geistige Aufnahmefähigkeit fördern und das Gedächtnis für all die zu erlernenden Rituale und Rezepte stärken. Basil Johnston vom Volk der Ojibwa, dem wir auch die Schöpfungsgeschichte von der Schildkröteninsel verdanken, berichtet über die strengen Prüfungen und

Selektionen, die am Anfang jeden Wegs zum Heiler standen: »In unserem Volk sind die wichtigsten Symbole der Medizinmänner und -frauen der Otter und die Schildkröte. In eines dieser beiden Totems hineingeboren zu werden, bedeutet aber noch nicht, daß man auf jeden Fall Medizinmann oder Medizinfrau wurde. Das Heilen war nicht den Personen von besonderer Geburt vorbehalten. Es war eine besondere Gabe. Weil die Fähigkeit, heilen zu können, eine so einzigartige und besondere Gabe war, die nicht allein auf der Kenntnis der Pflanzen und ihrer Heilkraft beruhte, sondern auf der Heilkraft der Person, suchten sich die Medizinmänner und -frauen solche Jungen und Mädchen als Schüler, bei denen sie diese Fähigkeit vermuteten. Wer ausgewählt wurde, durchlief eine lange Lehrzeit unter Führung eines Medizinmanns. Zweck dieser Schulung war es, die persönlichen Heilkräfte zu entwickeln und zu erweitern und medizinische Kenntnisse zu erlangen... Ursprünglich bestand die Heilkunst in der Anwendung von Kräutern. Später verfeinerte sich das medizinische Wissen... Schließlich wurden die Kräutermänner zu Medizinmännern, und die Medizinmänner wurden zu Philosophen, die sich nicht nur mit der Erhaltung des Lebens und dem Lindern von Schmerzen befaßten, sondern auch Hilfen und Lehren für das richtige Leben anboten, dessen Ziel das Wohl der Gemeinschaft war. Sie ergründeten die Zusammenhänge des Lebens und brachten dadurch ein neues Element in die Medizin: daß der Zustand des Körpers in direkter Beziehung zum Zustand des inneren Seins eines Menschen steht. Krankheiten, zumindest bestimmte Formen, wurden als körperlicher Ausdruck innerer Unordnung aufgefaßt.«[18]

RITUALE DES REINIGENS

Alle magischen Heilhandlungen zielen darauf ab, innere Unordnung in Ordnung und Harmonie zurückzuführen. Ein wichtiger Bestandteil all dieser Zeremonien ist deshalb zuerst das rituelle Reinigen des Kranken mit Tabak und anderem heiligen Rauch. Mit Räuchern soll aber auch vor Einflüssen böser Hexerei während einer Zeremonie geschützt werden. So muß bei manchen Stämmen ein dem Medizinmann assistierender Heiler um das Bett des Kranken gehen und dabei die Tabakspfeife rauchen. Damit wird verhindert, daß magischer Zauber zu dem Patienten vordringen und die Heilkraft der Kräuter und der Heilgebete schwächen kann. Zu ähnlichen Zwecken werden beispielsweise in der Hütte oder im Zelt des Kranken Zedernzweige verbrannt. Befürchten die Indianer, daß die Krankheit weiterwandern kann – wir Europäer würden von An-

steckungsgefahr sprechen –, werfen sie zusätzlich Salbei ins Feuer. Von beiden Pflanzen, soviel als pharmakologische Ergänzung, sind antiseptische Inhaltsstoffe bekannt. Für die Nativen haben sie dagegen eine ganz andere, nämlich bändigende und abwehrende Kraft gegen bösen Zauber.
Ebenso häufig und weit verbreitet wie die verschiedenen Rauch- und Räucherzeremonien sind Reinigungsrituale mit der Federschwinge. Dabei streicht der Medizinmann mit einem Fächer aus Adlerfedern mehrfach ganz nah über den Körper des Kranken hinweg, um, so die Auskunft der Heiler, die Krankheit wegzuwischen. Nach schamanischer Auffassung wird sie damit nicht aus der Welt gewedelt, sondern an einen sicheren Ort verbannt: in die Haut einer Schlange, die diese alsbald abstreifen wird, oder in die Geweihspitzen eines Hirsches, das dieser bald abwerfen wird.

CHANTS UND SANDBILDER

Die Idee des symbolischen Entfernens einer Krankheit hat sicher seine ausgeprägteste Form in einem Heilritual der Navajos gefunden: den als *chants* bezeichneten Heilgesängen und den Sandbildern.
Mit den etwa tausend verschiedenen Sandbildern lernen wir ein System des magischen Heilens kennen, das in Umfang und Komplexität sicher einmalig unter den Nativen Amerikas ist. Auch von anderen alten Kulturen kennen wir nichts Vergleichbares. Sandbilder werden aus Maismehl, zerriebenen Blütenblättern, zermahlener Holzkohle und eben aus feinkörnigem Sand hergestellt. Ihr Format ist unterschiedlich. So sind Sandbilder von Kopfkissengröße bekannt, andere dagegen sind bis zu vier Meter lang und zwei Meter breit. Für die Ausarbeitung dieser Gemälde zieht sich der Medizinmann für einige Tage in die Zeremonienhütte zurück, wo das Bild auch entsteht. Dazu läßt er die verschiedenfarbigen Pulver in feinem Strahl aus der Hand auf den Boden rieseln. Mit für uns nicht nachvollziehbarer Präzision entstehen scharfkantige Motive symbolischen Inhalts: Schlangenspiralen und Zickzackfiguren, Blitzlinien und abstrahierte Büffel- und andere Tierdarstellungen. Jedes einzelne Detail hat seine eigene magische Bedeutung. Festgelegte Vorlagen gibt es nicht, der Medizinmann hat die gesamte Komposition im Kopf und überträgt sie ohne vorherige Markierungen oder Skizzen direkt auf den planen Boden der Hütte. Nach der Mythologie der Navajo wurden die Sandbilder vor langer Zeit

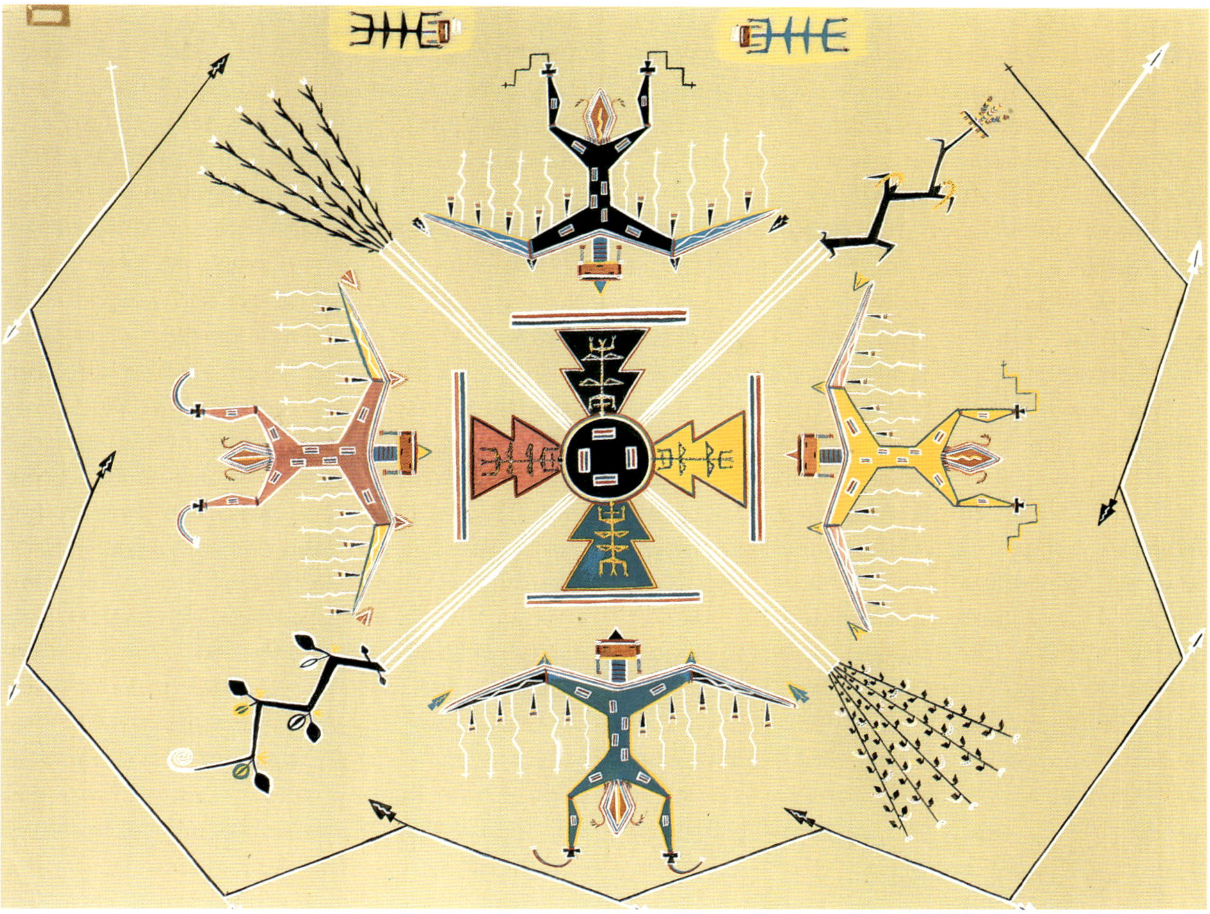

»Four Thunders«, eines von rund tausend verschiedenen, von den Navajo-Heilern für ihre Rituale verwendeten Sandbildern

während einer in der Himmelswelt stattgefundenen Urzeremonie festgelegt und auf Baumwollstoff gemalt. Weil diese Urmuster jedoch zu heilig waren, durften sie den Menschen nicht übergeben werden. Medizinmänner müssen deshalb die Motive auswendig lernen und für jede Heilung neu in den Sand malen. Die Darstellungen kreisen um die in den *chants* besungenen alten Mythen der Navajo: Sie zeigen in stark symbolischer Darstellung heilige Berge, Pflanzen, Wolken und Schlangen, die den Mond und die Sonne hüten. Von Mary Wheelwright, die über Jahrzehnte intensiv die Kultur der Navajo erforschte, gibt es eine umfangreiche Sammlung von mündlichen Überlieferungen solcher Urheilzeremonien, wie sie erstmals in der Himmelswelt stattgefunden haben. In einer tritt »Weißer Donner« als Medizinmann auf, denn der kranke »Regenknabe« soll geheilt werden: »Weißer Donner tauchte gebogene Gebetsstöcke in die Medizinschalen und berührte damit die Köpfe der Wirbelsturmmenschen und die Füße der Vögel auf dem Gemälde. Diese Gebetsstöcke in der Hand haltend, führte er Regenknabe zum Mittelpunkt des Bildes. Regenknabe setzte sich auf den Mittelpunkt, und ein heiliges Federsymbol wurde an seine Kopfhaut gebunden. Geflochtene Girlanden aus Binsen, Maisstengeln, Fichtenzweigen, Truthahnfedern und Arzneikräutern wurden ihm über die Schultern und auf die Handgelenke gelegt. Regenknabe verschluckte eine Obsidianfigur und trank Kräutermedizin. Weißer Donner drückte die Gebetsstücke auf Regenknabes Körper. Dann preßte Weißer Donner seine Hände auf verschiedene Teile des Gemäldes und dann auf den Leib von Regenknabe. Regenknabe verließ den Hogan [das ist die Zeremoniehütte] und atmete mit dem Gesicht zur Sonne viermal tief durch. Der Geist des Donnervogels schoß Pfeile in seinen Körper. Das Gemälde wurde eingerollt, und Regenknabe ging in den Hogan zurück. Er aß Maisbreimehl aus dem Maispollenkorb und trank aus der 'Schale der Sich Wandelnden Farben'. Durch all diese Mittel wurden die Kräfte der Natur auf ihn übertragen, und er wurde vollkommen gesund.«[19]

Nach dieser und anderen Vorbildzeremonien verfahren seitdem die Navajo-Medizinmänner, wenn sie ein Heilritual durchführen. Dazu malen sie ein Sandbild, das je nach Art der Krankheit des Patienten unterschiedlich aussehen wird. Nach seiner Fertigstellung wird der Patient wie »Regenknabe« in die Mitte dieses als symbolisches Universum gedeuteten Sandbilds gesetzt. Der Medizinmann beginnt den Beistand mächtiger Geister herbeizurufen und zu bitten, selbst als kräftige Medizinleute die Zeremonie zu leiten. Vor den rituellen Heilhandlungen wäscht sich der Medizinmann sein Haar in Yuccalauge und legt anschließend den Inhalt seines Medizinbündels auf dem Boden aus: in vier Wildledertaschen eingenähte Erde von den vier heiligen Bergen der Navajo, bestimmte Kristalle, Holzstücke von Bäumen, in die der Blitz eingeschlagen hat, sowie andere magische Fetische wie Pumazähne oder die Schwanzrassel einer Klapperschlange. Der Heilritus selbst beginnt immer bei Sonnenuntergang. Er kann je nach Entscheidung des durchführenden Medizinmanns zwischen zwei und neun Tagen und Nächten dauern. Zu Beginn wird immer die Zeremonienhütte geweiht, indem Maismehl auf ihre vier Dachbalken gestreut wird. Die Geister wissen dann, daß eine Heilzeremonie stattfinden wird, und schützen den Platz vor starkem Wind und Blitz. In den folgenden Tagen und Nächten kommt es zu einer Abfolge diverser ritueller Handlungen, wie beispielsweise der Aufreißzeremonie: »Der Kranke zieht sich aus, Aufreißbündel [das sind mit Yuccafasern zusammengehaltene Kräuter- und Intersträuße] werden ihm auf verschiedene Körperstellen gelegt und dann rasch geöffnet, wodurch der Inhalt lose auseinanderfällt. Dies löst symbolisch den Schmerz und die bö-

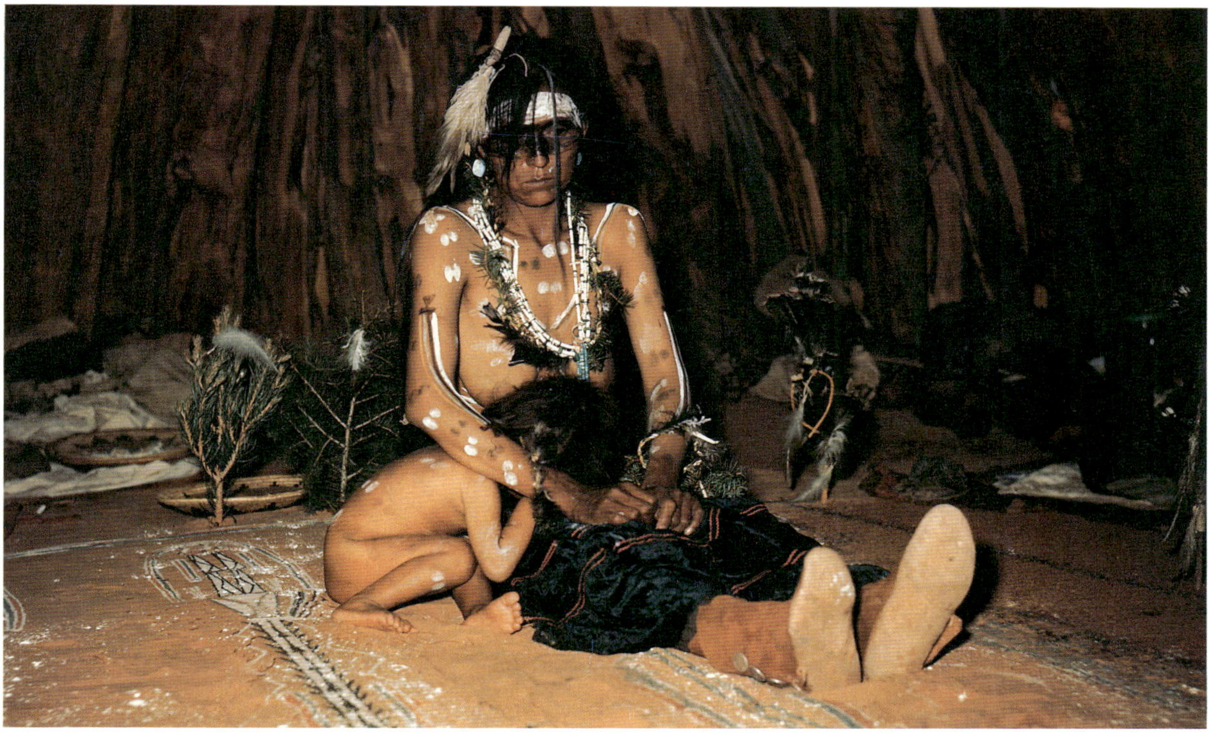

Medizinmann der Navajo mit einem kleinen Patienten während einer Sandbild-Heilzeremonie

sen Einflüsse, die im Körper des Patienten festsitzen. Spezielle Aufgußgetränke und Reinigungsflüssigkeiten werden verabreicht, der Patient wird abgebürstet und mit Räuchermitteln behandelt.«[20] In den folgenden Nächten folgen diverse Schwitz- und Brechzeremonien, die der konkreten wie auch der symbolischen Reinigung des Körpers von dem Bösen dient. Dazwischen erfolgen Opferrituale, mit denen der Kranke zusammen mit dem Medizinmann den Beistand und die Heilkraft übernatürlicher Mächte erbittet. Zum Abschluß der gesamten Zeremonie kommt der Kranke noch in ein Bad. Hier wird er vom Medizinmann mit Seifenkrautlauge abgewaschen, mit Maismehl abgetrocknet und abschließend mit Blütenpollen bestreut. Die zum Heilritual gehörenden Sandbilder, auf die sich der Kranke setzen muß, werden an den jeweiligen Nachmittagen vom Medizinmann angefertigt. Anschließend streut der Heiler immer wieder Sand aus dem Gemälde über den Patienten; manchmal wird auch der Körper des Kranken mit symbolischen Mustern bemalt. Während all dieser Verrichtungen singt der Medizinmann spezielle Ritualgebete, die sogenannten *chants*. Dabei darf es, soll die Heilzeremonie erfolgreich sein, zu keinen Fehlern wie Auslassungen oder Vertauschungen mit anderen Heilgesängen kommen. Für die Medizinmänner eine extrem hohe mentale Leistung, erreichen doch die einzelnen Gesänge, von denen es mehr als hundert gibt, das Textvolumen der Faust-Dichtung. Nach Beendigung all dieser Handlungen verläßt der Kranke als Geheilter die Ritualhütte; der Sand und mit ihm die Krankheit werden hinausgetragen und in alle vier Winde verstreut.

Psychologisch erklärt Donald Sandner (ehemals Präsident des C. G. Jung-Instituts in San Francisco) diese Zeremonien als eine Methode, bei der »der Patient sich im Symbol mit den Kräften identifiziert, die die Welt geschaffen haben; daß er in diese Kräfte eintaucht und sich dadurch in Gesundheit und Ganzheit neu erschafft.«[21]

DIE SCHWITZHÜTTE – DAS HAUS DER HEISSEN STEINE

Neben den auf die Kultur der Navajo beschränkten Sandbildern haben die nativen Kulturen Amerikas eine weitere rituelle Einrichtung des symbolisch-magischen Heilens entwickelt: »Das Haus der heißen Steine«, wie die von uns völlig unkorrekt als »Indianersauna« bezeichnete Schwitzhütte eigentlich genannt wird. Obwohl häufig aus Unkenntnis behauptet, hat sie mit unserer Sauna, sieht man von den zum Schweißtreiben hohen Temperaturen in ihrem Innern ab, so gut wie nichts gemein. Schwitzhütten sind ein fester Bestandteil des indianischen Lebens vom hohen Norden Kanadas bis hinunter in die tropischen Regionen Mexikos. Natürlich gibt es bei dieser kontinentweiten Verbreitung regionale Unterschiede bei der Durchführung der einzelnen Zeremonien, doch im Grundsätzlichen weichen die stammesspezifischen Varianten nicht voneinander ab. Überall dient die Schwitzhütte der Therapie von Krankheiten sowie der rituellen Reinigung. Von einigen Stämmen ist auch überliefert, daß es für Frauen nichts Ungewöhnliches war, in der Schwitzhütte zu entbinden. Zudem war der Besuch im »Haus der heißen Steine« fester Bestandteil bei den Vorbereitungen zu jeder religiösen Zeremonie oder vor einer Visionssuche. Die Schwitzhütte, eine kuppelförmige Konstruktion von knapper Mannshöhe, wird aus Weidenruten oder sonstigen biegsamen Ästen, die im Kreis in den Boden gerammt und einander zugebogen werden, aufgebaut. Darüber hängt der Heiler Tierhäute, so daß Dunkelheit in der Hütte herrscht. In der Mitte wird eine Mulde gegraben, die während der Zeremonie mit von außen gereichten, in einem Feuer erhitzten Steinen aufgefüllt wird. Über sie gießt man von Zeit zu Zeit Wasser, und es werden Heilkräuter verräuchert. Alle Teilnehmer müssen nackt sein, wenn sie sich im Kreis kauernd in der Schwitzhütte versammeln. Zu einer Schwitzhüttenzeremonie muß man von einem Heiler eingeladen werden. Er wird dabei auch darauf achten, daß eine jeweils gleiche Anzahl von Männern und Frauen als Zeichen der harmonischen Dualität des Kosmos teilnimmt.

Überhaupt ist der Aufbau der Schwitzhütte und der Ablauf der Zeremonien stark symbolisch zu deuten: Nach Auskunft von Black Elk, einem Oglala-Sioux, markieren die die Tierhautkuppel tragenden Weidenzweige die vier Weltviertel, die Mulde in der Mitte, also der Platz der glühend heißen Steine, symbolisiert das Zentrum des Kosmos. Dieser Bedeutungsebene ist noch eine zweite zugeordnet, denn die Schwitzhütte symbolisiert auch den Mutterleib. Die Indianer gehen dorthin, um zu beten, zu meditieren und um neu geboren zu werden. Diese Idee des Neu-geboren-Werdens hängt eng mit der therapeutischen Wirkung der Schwitzhütte zusammen. Je nach Art der Zeremonie müssen die Teilnehmer sich auch »seelisch« nackt zeigen, das heißt, während der Zeremonie vor der »Schwitzhüttenöffentlichkeit« auch ihre schlechten Gedanken offenlegen. Es wäre jedoch ein gravierender Tabubruch, wenn einer der Teilnehmer nach der Zeremonie und außerhalb der Schwitzhütte davon erzählen würde. Es wird jedoch behauptet, daß dies eigentlich unmöglich sei, weil durch die Stärke der Zeremonie alle schlechten Energien verschwunden sind, sobald am Ende des Rituals die Tierhäute über dem Holzgerüst der Hütte weggezogen werden. Das gilt ebenso für die böse Kraft von Krankheiten, die sich während der diversen Reinigungsprozesse vom Körper lösten.

Wer einmal eine Schwitzhüttenzeremonie miterleben durfte, wird die elementare Archaik dieses Erlebnisses bestätigen können. Die folgende Schilderung stammt von einem Teilnehmer einer von Chief Rolling Thunder geführten Schwitzhüttenzeremonie: »Als sich das Wasser auf den Steinen zusammenzog, hörte man ein explosives Zischen, und dann umhüllte eine Welle starker Hitze unsere nackten Körper. Abwechselnd fügte jeder von uns Wasser hinzu, und die Hitze verstärkte sich, bis wir das Gefühl hatten, unsere Haut stünde in Brand. Mit jedem Atemzug schien sich dieses Feuer bis in unsere Lungen auszubreiten. Wir sahen ein, daß wir die Hitze nicht bekämpfen konnten, sondern mußten die Hitze annehmen und uns ihr überlassen. Sobald wir uns mit der Hitze angefreundet hatten, durchströmte uns ein friedliches Gefühl des Einsseins. Diese Einheit erstreckte sich auf die Hitze, die Gruppe und die Natur selbst. Wir stimmten kultische Gesänge an, beteten und sangen, während uns der Schweiß in Strömen am Körper herunterlief, und reinigten uns damit von jeglichen Ängsten, Sorgen und Belangen, die uns daran hindern würden, ganz an der bevorstehenden Heilungssitzung teilzunehmen«.[22]

Indianer betonen immer wieder, daß die Schwitzhütte ein mächtiger Ort ist, in dem starke magische Kräfte wirken. Deshalb kann man nicht beliebig und irgendwo eine Schwitzhütte aufstellen; die Wahl des Platzes ist von großer Bedeutung. Ihn auszusuchen ist die Aufgabe eines weisen Mannes oder einer weisen Frau, die an bestimmten Orten ihre Intuition durch eine rituelle Probe bestätigen: indem sie ein kleines Feuer entfachen und beobachten, ob der Rauch senkrecht in die Höhe steigt. Sozusagen auf direktem Weg zu *kitche manitou*.

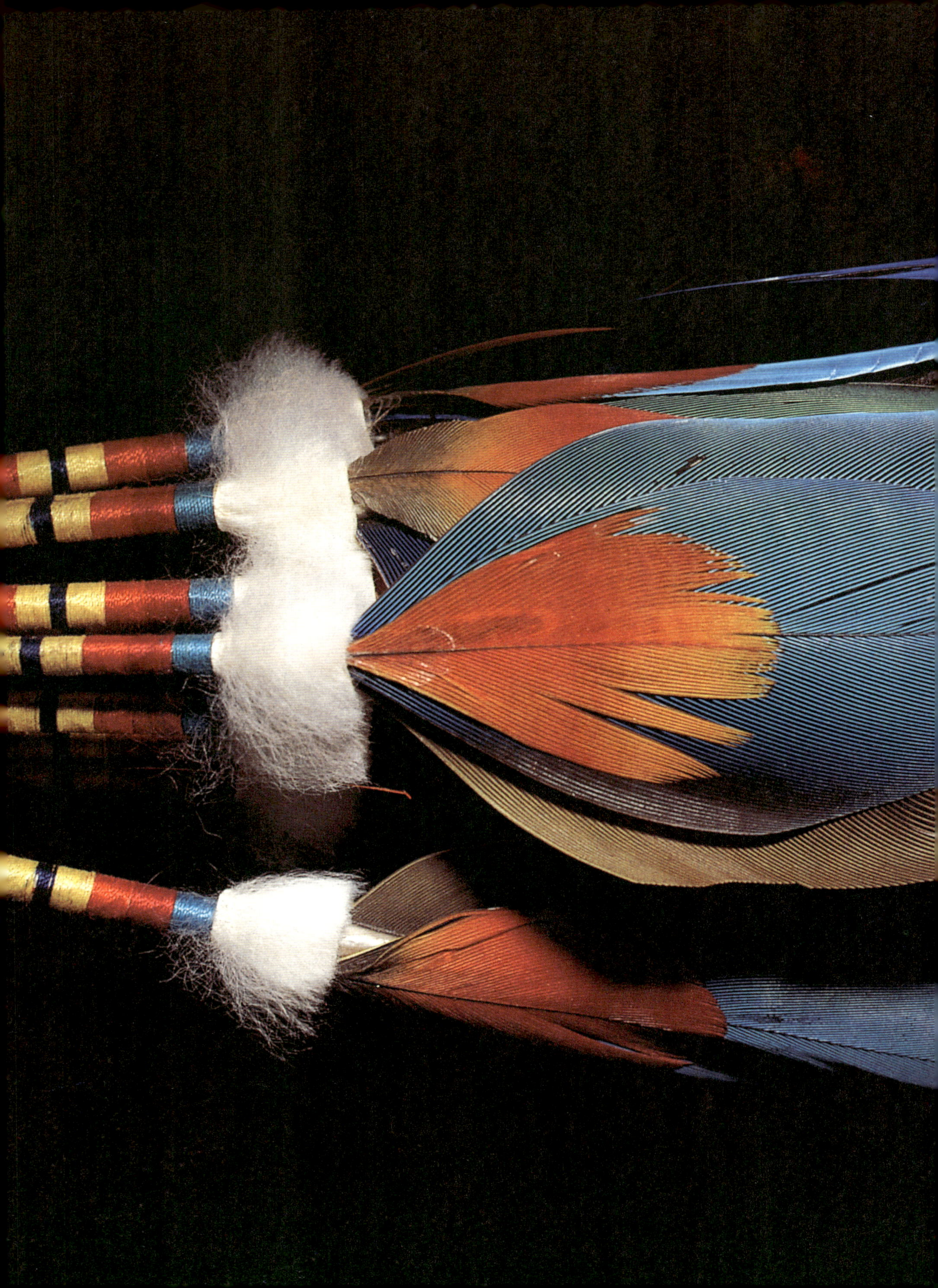

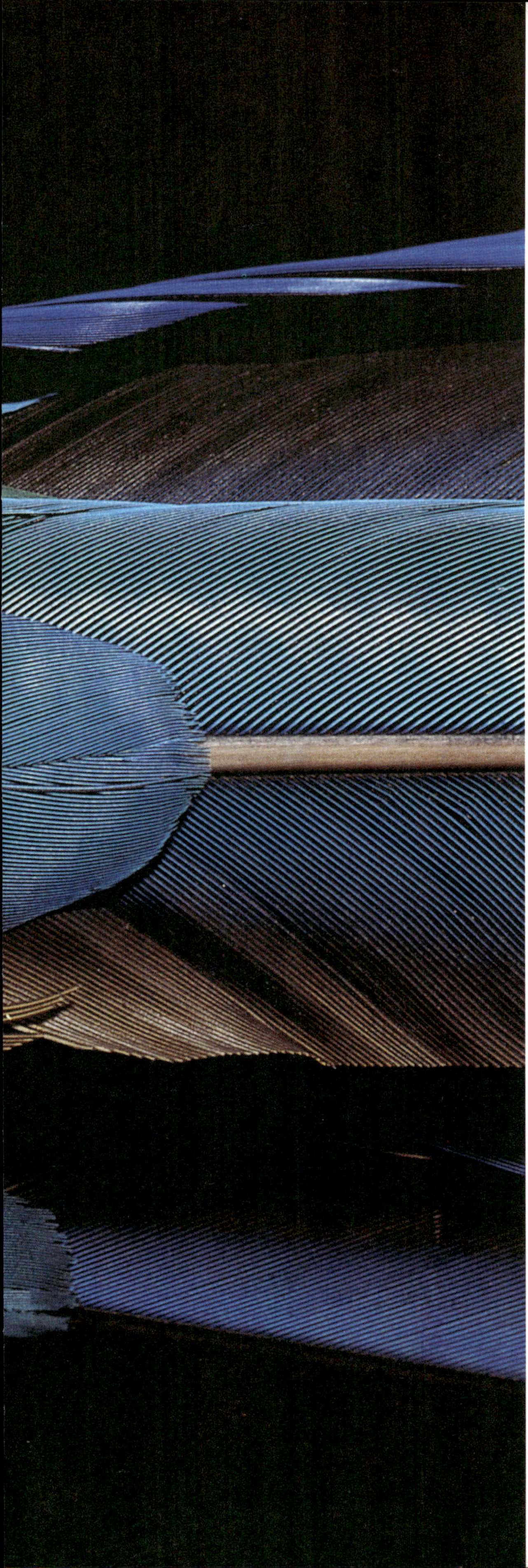

HEILEN, WIE DIE AHNEN HEILTEN

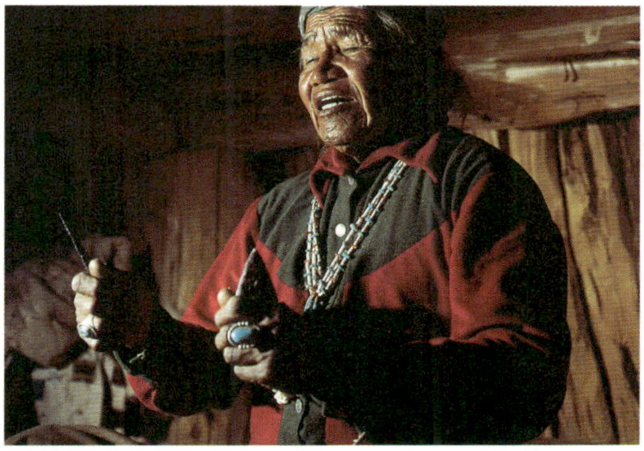

»EINES TAGES WERDET IHR EINEM VOLK BEGEGNEN, DAS WEISS IST. SIE WERDEN STETS VERSUCHEN, EUCH ETWAS ZU GEBEN, ABER NEHMT NICHTS. ZULETZT, SO GLAUBE ICH, WERDET IHR DIE SACHEN NEHMEN, DIE SIE EUCH ANBIETEN, UND DAS WIRD EUCH KRANK MACHEN.«

PROPHEZEIUNG DER CHEYENNE

HEILEN, WIE DIE AHNEN HEILTEN

Die Kontakte der Weißen mit den Einwohnern Amerikas waren von Anfang an durch Mord, Vergewaltigung und Raub geprägt, egal, ob es sich um die erobernden und nach Gold suchenden Spanier in Mexiko oder später die das Land in Besitz nehmenden Engländer und Franzosen in Nordamerika handelte. Bis auf wenige Ausnahmen bestand wenig Interesse an den Kulturen der Ureinwohner, auch nicht an ihrer hochentwickelten Heilkunst. Und das, obwohl manch indianischer Heiler mit seinen Fähigkeiten und Medizinen einigen der sogenannten Entdecker und Missionare sowie vielen Trappern und Siedlern in der für sie fremden Umwelt das Leben rettete. Erst als nach den brandschatzenden, vergewaltigenden und plündernden Desperados gebildetere Menschen den für sie neuen Kontinent betraten, gab es da und dort Bemühungen von Weißen, die indianische Kultur und das Heilwissen kennenzulernen. Eines der ersten bekannten Beispiele ist der Leibarzt von König Philipp II., der auf Befehl Seiner Majestät nach Mittelamerika reiste, um die Heilkunde der Azteken zu studieren. Relativ schnell fanden dann auch indianische Heilkräuter ihren Weg über den Atlantik und wurden zum festen Bestandteil der Kräutergärten und der Medizin in Europa. Doch dabei ließ man es bewenden. Die magisch-rituelle Dimension der indianischen Medizin blieb den Weißen über mehrere Jahrhunderte hinweg verborgen und wohl auch verschlossen. Zu unterschiedlich waren die Ansätze und der philosophische Hintergrund beider Kulturen. Das Interesse der abendländischen Medizin galt in erster Linie der Erforschung rationaler Ursachen, des Mechanismus und Verlaufs von Krankheiten. In der indianischen Heilkunst waren und sind dagegen Vorbeugung, Behandlung, Heilung und Harmonie zwischen Mensch und Welt von entscheidender Bedeutung. Anders als die sich technisch-wissenschaftlich entwickelnde Medizin der Europäer gab es die indianische Medizin sozusagen immer schon, sie geht auf das alte Wissen der Urahnen zurück. So gibt es auch, sieht man von den Kodizes der mittelamerikanischen Hochkulturen ab, keine irgendwie gearteten schriftlichen Aufzeichnungen oder sonstigen Fixierungen des eigenen Heilwissens. Es wurde mündlich von Generation zu Generation weitergegeben, womit es sich für den Historiker sehr schnell im Nebel der Vergangenheit verliert.

DIE »WILDE MEDIZIN« IM WILDEN WESTEN

Verglichen mit der amerikanischen Pioniermedizin, die mit ihrer Favorisierung von Aderlaß und mit Klistieren aus obskuren Ingredienzien, wie aufgerührtem Eselsmist, Petroleum und Terpentin, die Gesundheit ihrer Patienten erst recht ruinierte, war aus heutiger Sicht die indianische Medizin geradezu fortschrittlich modern. Das galt auch für die Hygiene. Sanitäre Einrichtungen, eine funktionierende Müllbeseitigung, regelmäßige Körperpflege, ei-

Adlerfedern spielen bei den Zeremonien der Indianer eine wichtige Rolle: als Überträger von Kraft und Energie aus dem Geistreich und von Mutter Erde

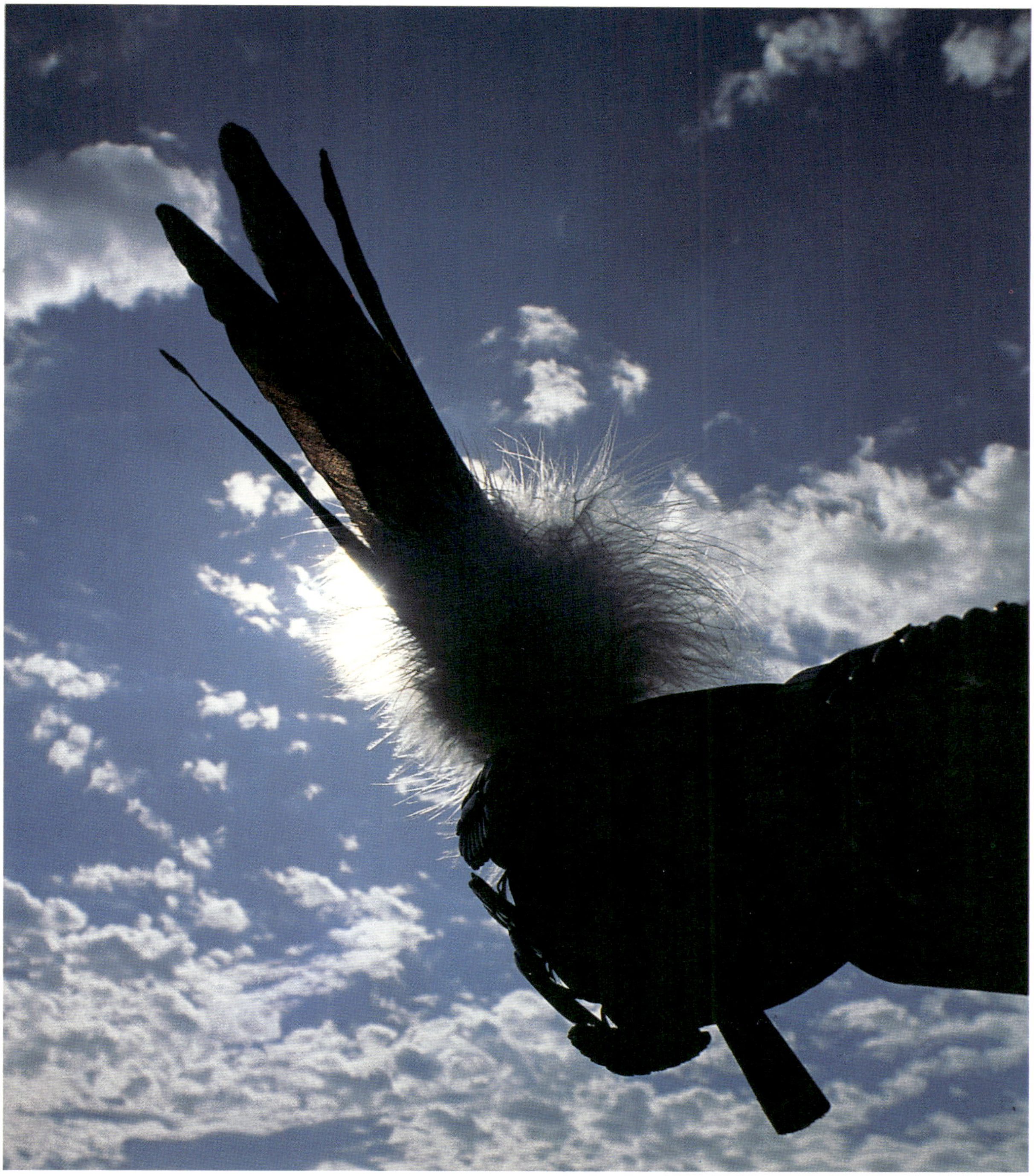

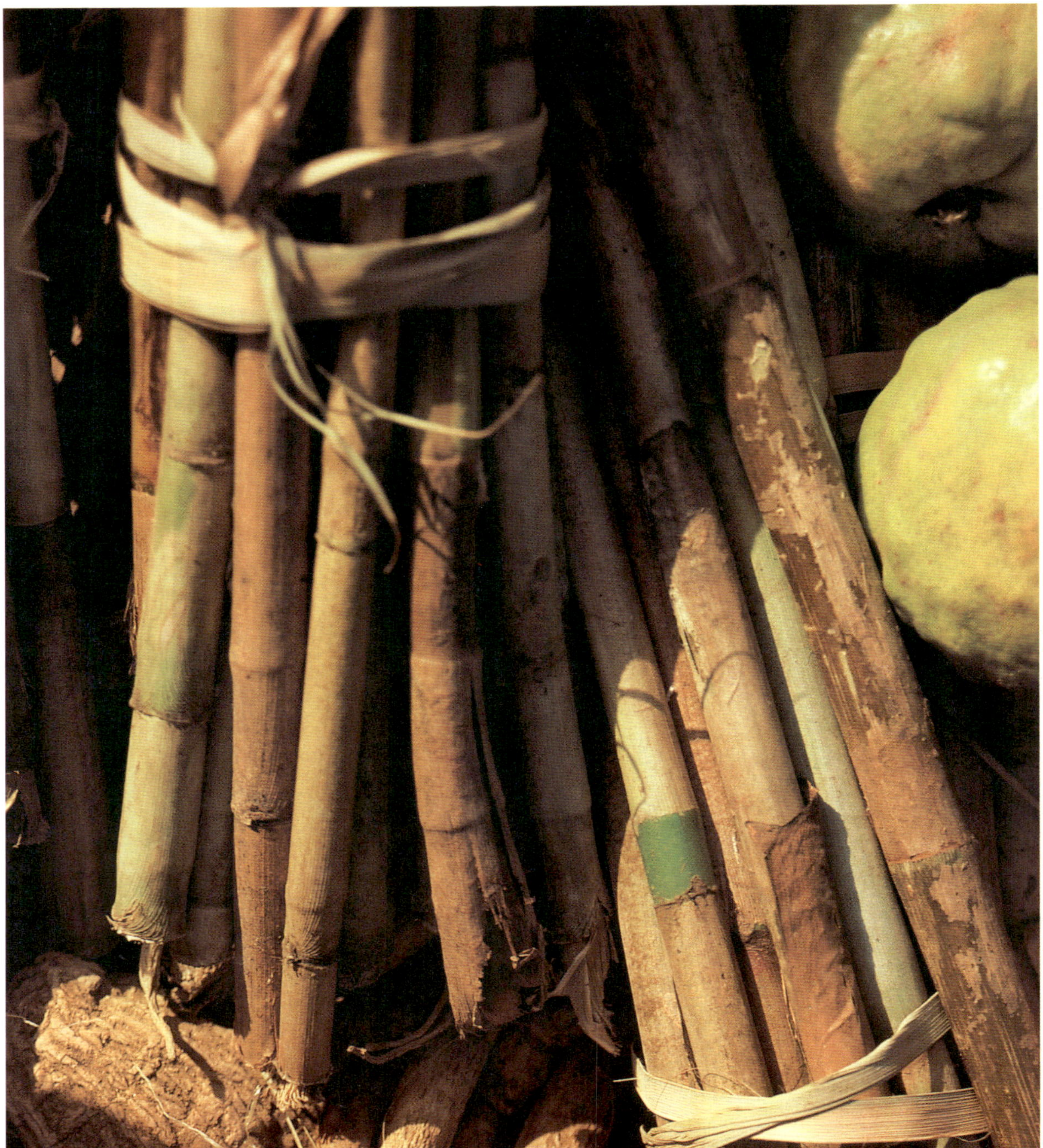

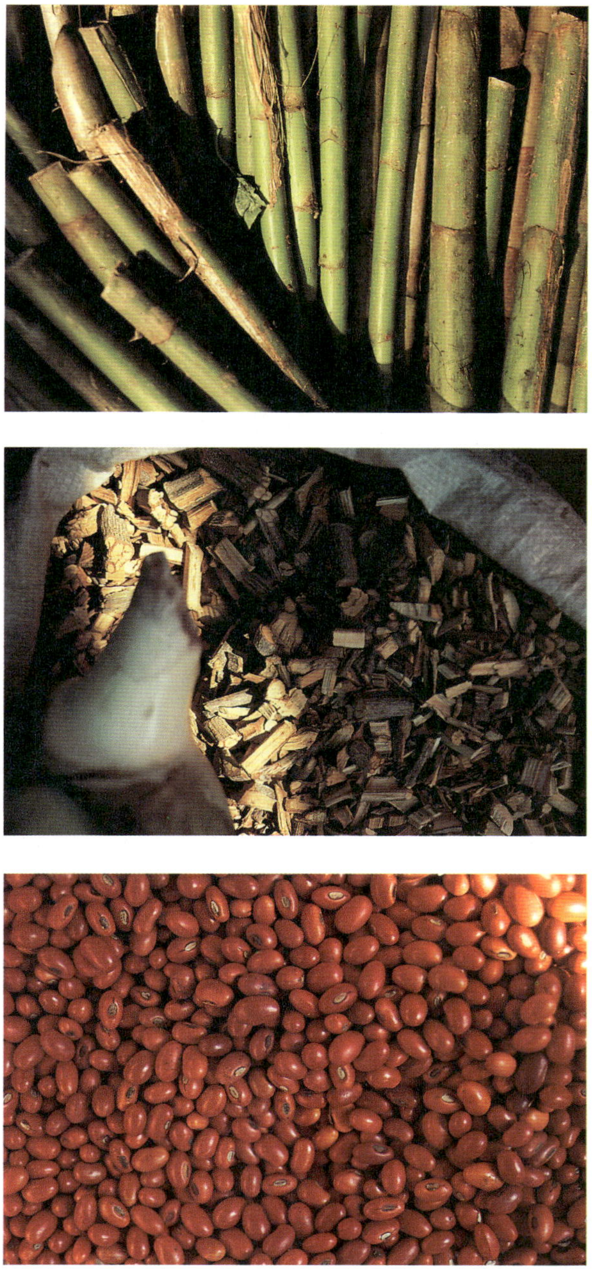

Aus der »Pflanzenapotheke« auf dem Mercado Sonora in Mexico City

ne saubere Trennung von Mensch und Vieh war in den schnell wachsenden Pionierstädten Nordamerikas so gut wie unbekannt. Die Straßen bedeckte ein dicker Belag aus zermanschtem Pferdemist. Glaubt man zeitgenössischen Berichten, muß die Ungezieferplage in dem feuchtwarmen Klima schier unerträgliche Ausmaße angenommen haben – von der großen Seuchengefahr erst gar nicht zu reden. Diese desolaten Verhältnisse lernten die Nativen erst durch die Weißen kennen. Vor allem in den »Indianerkriegen« zeigte sich die Fortschrittlichkeit der nativen Medizin. Bei den Truppen der Siedlermilizen und der amerikanischen Kavallerie kam es nach Schußwunden häufig zu Blutvergiftung und Wundstarrkrampf. Meist wußten sich die Feldschere nur mit tiefen Einschnitten und Amputationen, die ihrerseits häufig tödlichen Ausgang nahmen, zu helfen. Diese »Kriegsmedizin« war bei den Indianern gänzlich unbekannt. Sie behandelten ihre Verletzten wesentlich erfolgreicher mit Breiauflagen und wundfiebersenkenden Tees.

DIE IGNORANZ DER WEISSEN – INDIANERMEDIZIN IST HOKUSPOKUS

Die Ärzte des Wilden Westens waren durch solch offensichtliche Mißerfolge jedoch keineswegs in ihrem Selbstbewußtsein getroffen. »Man tat die Naturheilkunde und die Behandlungsmethoden als puren schamanistischen Hokuspokus ab. Die Arroganz und Ignoranz der Schulmediziner verhinderte, daß man vielleicht erheblich früher an Antisepsis, Vitamine, Antibiotika, Krankendiät, Quarantäne und Isolierung hätte denken können«.[1] Drastisch zeigte sich damals der Unterschied der medizinischen Konzepte auch in der Frauenheilkunde; denn nach Berichten von Trappern, Waldläufern und Missionaren waren bei den Indianern Kindbettfieber, Müttersterblichkeit und Frühgeburten so gut wie unbekannt. Auch Bauch- und Unterleibserkrankungen, die bei vielen weißen Frauen zu massiven Beschwerden führten, wurden von der indianischen Naturheilkunde erfolgreich behandelt – was weiße Mediziner nicht zur Kenntnis nehmen wollten. Vor allem die hohe Müttersterblichkeit machte aus Sexualität und Schwangerschaft ein fast lebensbedrohendes Risiko für die Frau. Indianerinnen waren mit solchen Problemen nicht konfrontiert, allein schon deshalb, weil die Familien der Nativen aufgrund natürlicher Geburtenregelung mit pflanzlichen Ovulationshemmern selten mehr als zwei bis drei Kinder hatten. »Deshalb war auch ihr Geschlechtsleben – im Gegensatz zu weißen Familien, wo die religiöse Drohung durch die Erbsünde den Sexualtrieb zu verteufeln suchte – völlig unkompliziert, unfrustriert und natürlich«.[2] Die Weißen deuteten dies jedoch als ein dem Teufel geweihtes, sündiges Lasterleben der »Wilden und Heiden«, was wiederum dazu führte, in ihnen den »minderwertigen, von Gott abgefallenen Menschen« zu sehen.

AUF DEM WEG ZUM GEMEINSAMEN HEILPFAD

Erst mit der Entstehung der modernen Ethnomedizin und der Entwicklung einer neuen, alternativen Heilkunde erlebte das alte indiani-

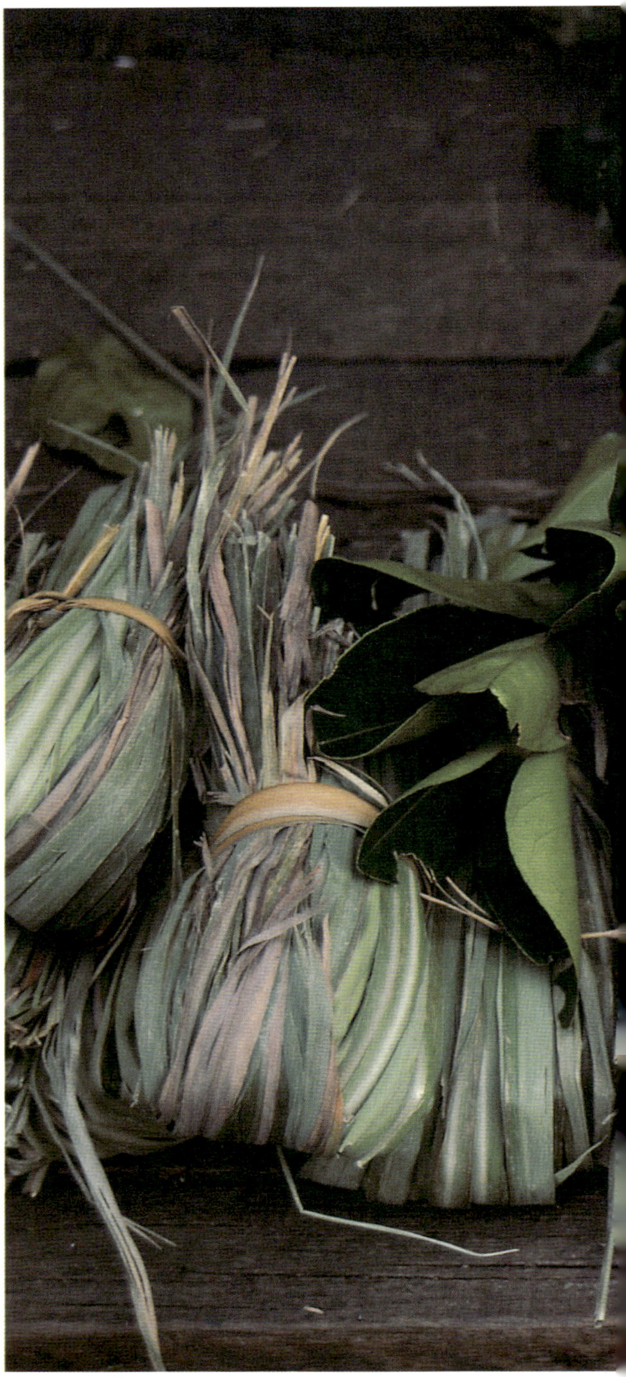

Bündel von Salvillablättern, einer Agavenart, auf einem Kräutermarkt in Mexiko

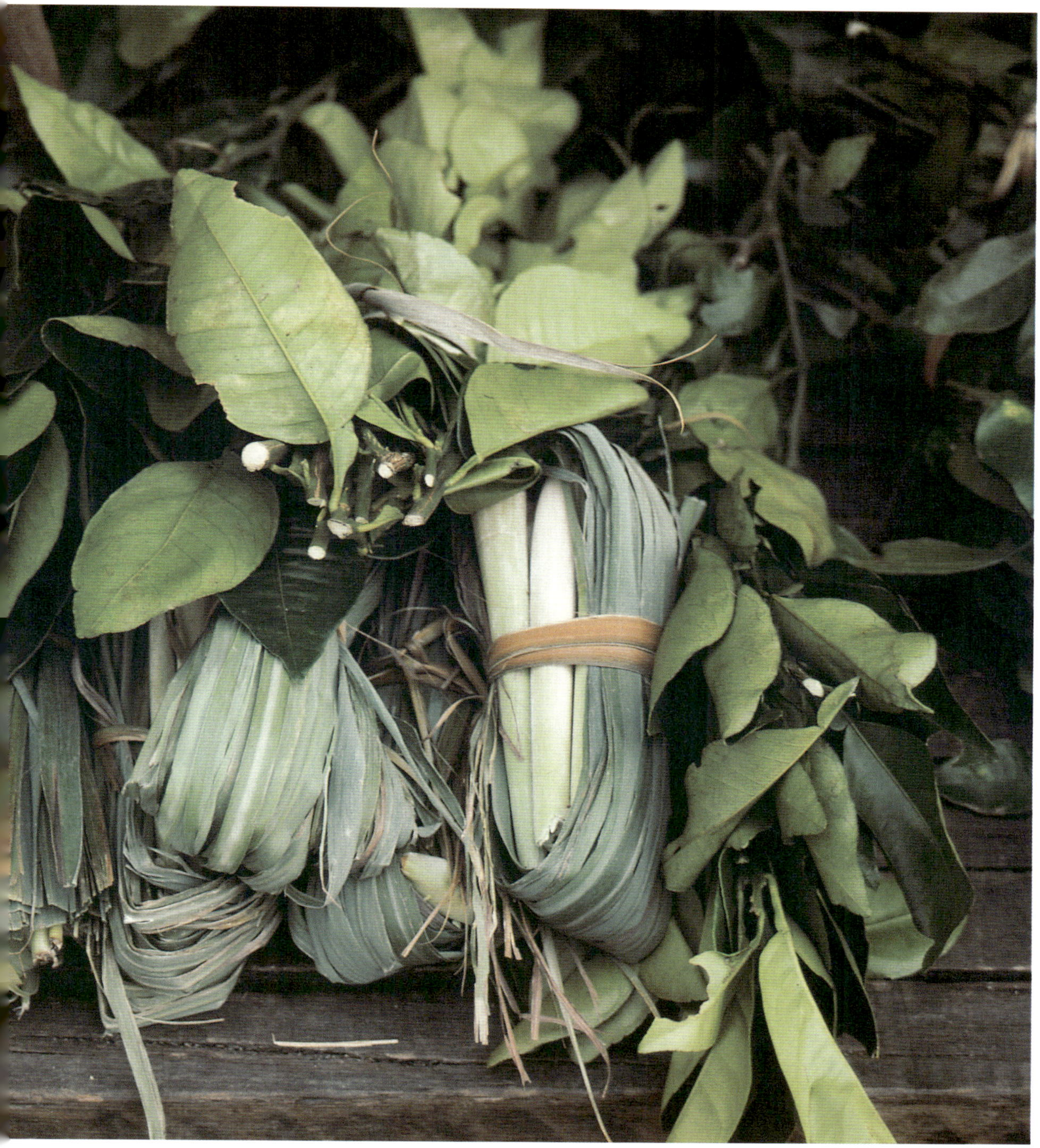

sche Heilwissen ein enorm gewachsenes und jetzt sämtliche Aspekte abdeckendes Interesse. Als einer von mittlerweile mehreren beispielhaften Fällen einer echten Synthese zwischen den beiden Kulturen ist die Geschichte von Leslie Grey zu erwähnen. Der Navajo-Schamanin wurde in San Francisco die Doktorwürde in klinischer Psychologie verliehen. In ihrer Arbeit versucht sie, beide Traditionen, die westlich aufgeklärte und die indianisch magische, miteinander zu verbinden. Diese Entwicklungen, die nicht älter als ein Vierteljahrhundert sind, gehen mit der Öffnung der Indianer den Weißen gegenüber einher. Nicht zuletzt deshalb, weil viele Chiefs, Medizinfrauen und -männer die nicht unberechtigte Sorge haben, daß der weiße Mann mit offenen Augen und dennoch blind unser aller »Mutter Erde« zugrunde richtet. Und so erheben sie als das Letzte und Weiseste, was sie uns geben können, ihre eindringlich warnenden und ruhig mahnenden Stimmen: »Heilt Mutter Erde!«

BEI DEN ERBEN DER AZTEKEN

Mexico City ist eine ebenso hochmoderne wie grenzenlos riesige Stadt. Über glasverspiegelten Bürotürmen der Bank-, Versicherungs- und Ölkonzerne kreisen Hubschrauber, am Himmel reihen sich perlenschnurgleich Flugzeuge im Anflug auf den mitten in der Stadt liegenden Aeroporto. Entlang den achtspurigen Stadtautobahnen werben japanische Elektronikgiganten und ein amerikanischer Zigarettencowboy von hausfassadengroßen Reklametafeln.
Mexico City ist auch eine alte Stadt. Vor fünfhundert Jahren, als Columbus schon in Amerika gelandet, Hernando Cortez seinen Eroberungszug durch Mexiko jedoch noch nicht begonnen hatte, hieß die Stadt Tenochtitlan. Sie lag auf mehreren Inseln inmitten eines heute längst ausgetrockneten und zugeschütteten, riesigen, aber seichten Sees. Tenochtitlan übertraf mit seinen Tempeln und Palästen, seinen Aquädukten und weiten Plätzen an Größe und Glanz alle Städte des damaligen Europa. Dreihunderttausend Einwohner soll die Hauptstadt des Aztekenreiches zu jener Zeit gezählt haben. Damals wie heute gab es einen großen, zentralen Platz mitten in der Stadt, den Zocalo. An seiner Südostseite kann man in einem riesigen Ausgrabungsareal die Fundamente der Pyramiden von Tenochtitlan besichtigen. Gleich daneben erhebt sich dunkel und finster die Kathedrale von Mexico City, die größte Kirche Amerikas. Gebaut wurde sie bald nach der spanischen Eroberung aus den Abbruchsteinen der geschleiften Aztekentempel.
Dumpfes Trommeldröhnen rollt über den Platz, wo einst die aztekischen Bauten standen, begleitet vom eindringlichen Klang der Muschelhörner, skandiert von Hunderten, an Fußgelenken festgebundenen Rasseln. Eine Gruppe von fünfzehn oder zwanzig Indianern hat sich hier versammelt. Ihre farbenprächtigen Federkronen wiegen sich zum stampfenden Rhythmus in der Luft, während sie in großem Kreis mit komplizierten Schrittfolgen einen jahrhundertealten Tanz aufführen. Fast täglich kommen

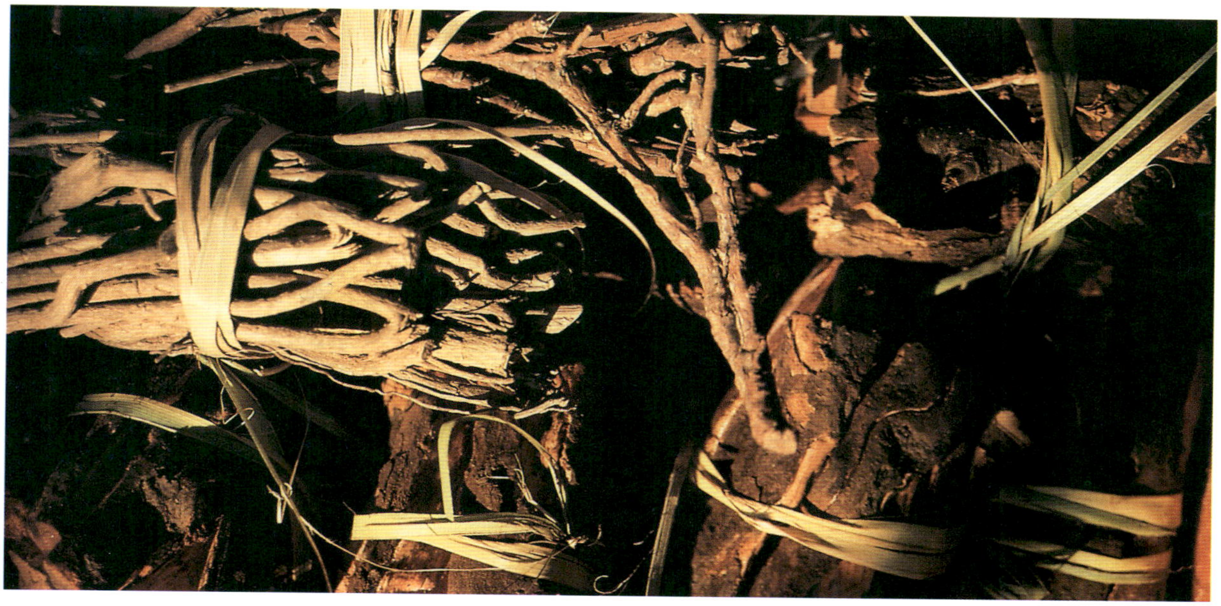

Die indianische Medizin verwendet häufig auch Wurzeln: hier vom Boldobaum.

traditionell gekleidete Indianergruppen zu rituellen Tänzen an diesen für sie heiligen Platz. »Und«, so bestätigen Bewohner des Viertels, »es werden von Jahr zu Jahr immer mehr.«.

AUF DEM MERCADO SONORA

Die alte Kultur der indianischen Ureinwohner ist trotz jahrhundertelanger Ausrottung und Unterdrückung selbst in der Stadt der achtspurigen Highways und der Bürotürme ganz offensichtlich noch am Leben. Ein Eindruck, der sich an vielerlei Orten der Vielmillionenstadt bestätigt.

Auf unzähligen Märkten bieten alte Kräuterfrauen mit zu Zöpfen geflochtenem, weißem Haar feil, was an Heilkräftigem in den Savannen und Wäldern wächst: Kakteenfrüchte, frisch gebündelte Kräuter für Tees, fein geschnitzeltes Rindenholz vom Boldobaum und anderen Gewächsen, verschiedenste Maispulver, Wurzelmehl und Yuccaseife. In üppig überquellenden, oft kindergroßen Leinensäcken und Körben aus Sisalfasern warten die unterschiedlichsten Vertreter der Flora des Landes auf Kundschaft: Agavenherzen zur Wundbehandlung, *flor de tila* bei Nerven- und Sanddorn bei Nierenleiden, verschiedene Knoblaucharten gegen Magen- und Darmerkrankun-

gen, pastellfarbene Seifen aus Kräutern und Rinden gegen Hautentzündungen und Haarausfall. Handbeschriebene Pappschilder stellen sicher, daß das richtige Mittel für die richtige Sache verwendet wird.
Dazwischen wird angeboten, was der europäische Gaumen weniger goutiert: geröstete Heuschrecken, Käfer, lebendig krabbelnd oder schon getrocknet und zu Pulver zerstampft. Und – obwohl von den Behörden verboten – die magische Klapperschlange mit abgezogener Haut und wie ein Gartenschlauch aufgerollt. Auf diesen Märkten füllen die Frauen der Mittel- und Unterschicht ihren Vorrat an heilkräftigen Kräutern für den Hausgebrauch auf. Selbstbehandlung ist gang und gäbe, denn ein Besuch beim Arzt oder gar ein Aufenthalt im Krankenhaus ist für die meisten unerschwinglich. Zur Kundschaft der Händler zählen auch Kräuterheiler und Medizinkundige, die sich hier mit all dem versorgen, was sie für ihre Heilkunst brauchen. So gibt es zwischen Ständen mit knalligen T-Shirts, bunten Bonbons und sonstigem Naschwerk allerlei Utensilien für guten und bösen Zauber, für Weiße wie für Schwarze Magie: Kristalle und schwarz schimmernde Obsidiansteine, Truthahneier für Reinigungszeremonien, Kerzen in allen Größen und Farben für magische Rituale, Amulette aus buntem Plastik, glänzendem Metall oder Korbgeflecht, Räucherhölzer, einen täuschend nachgemachten oder echten Totenkopf, Tierzähne und -krallen – und natürlich die Fachliteratur für all die magischen Anwendungen. Vieles, so haben uns indianische Kenner der Szenerie berichtet, ist Hokuspokus, doch einiges hat auch mit ihrer alten Heiltradition zu tun.
Trotz intensiven Missionierens und massiver Unterdrückung durch die Spanier haben sich viele dieser indianischen Rituale erhalten, teilweise sind sie aber auch mit christlichen Inhalten vermischt. So kann es schon vorkommen, daß, wer in Mexiko einen indianischen Heiler konsultiert, unter dessen magischen Utensilien auch eine Christus- oder Madonnenfigur entdecken kann. Allerdings sind die damit verbundenen Glaubensinhalte im römisch-katholischen Sinn sehr weit von der Lehre entfernt. So werden christliche Heilige einschließlich der Mutter Maria als Lokalgottheiten in das Pantheon der die Berge, Flüsse, den Regen, die Steine und die Wälder beseelenden Geister aufgenommen. Entsprechend mischen sich auch kleine Kreuze aus harzigem Holz, die während verschiedener Zeremonien zu verbrennen sind, neben anderen Artikeln eindeutig christlicher Herkunft in das Angebot der Händler auf den Indianermärkten.

Auf dem Mercado Sonora in Mexico City: Eine Indianerin verkauft Kräuter und Heilrinden.

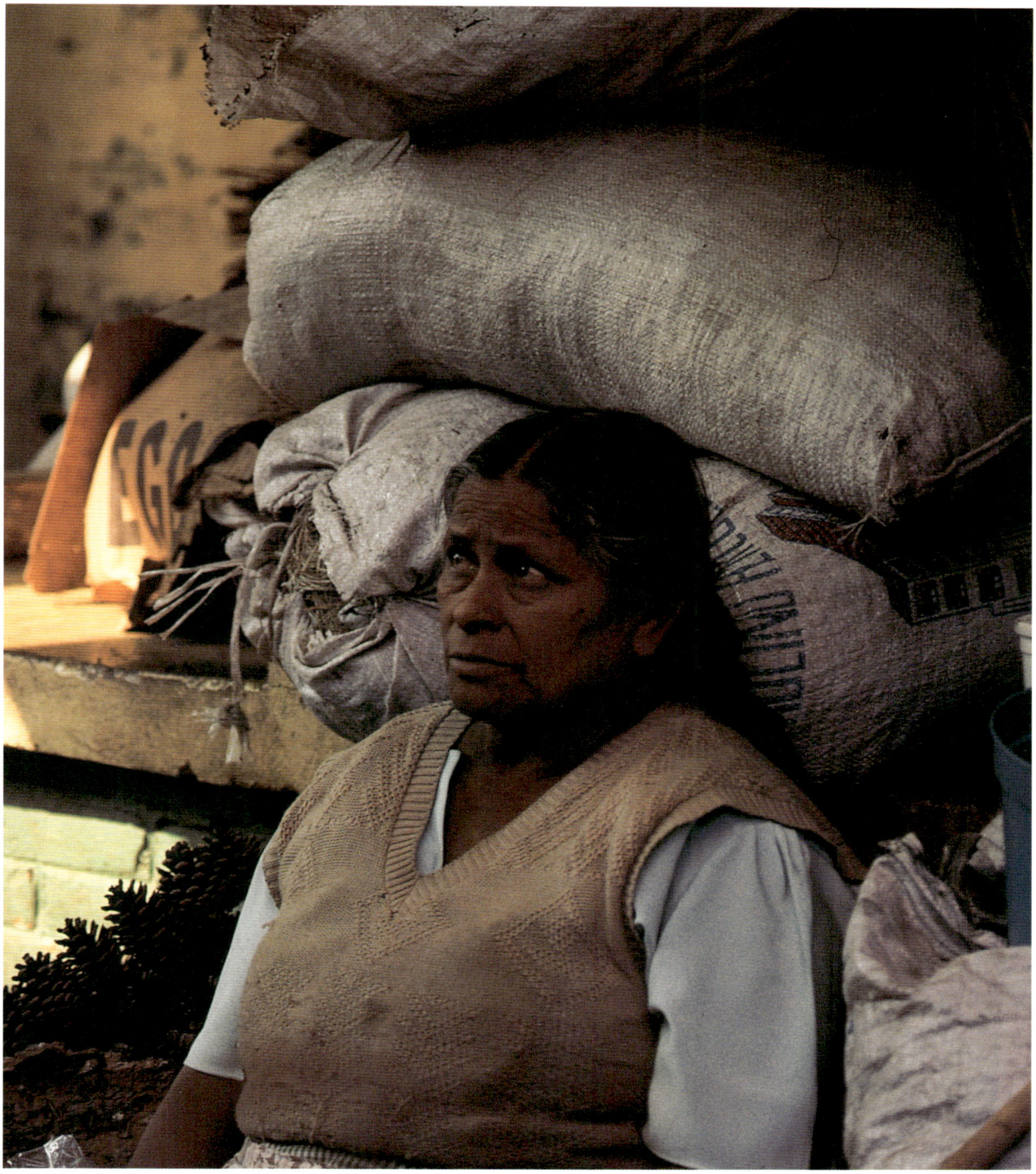

Die Lebendigkeit der von alten Heiltraditionen geprägten Volksmedizin zeigt sich aber nicht nur hier. In ihren Dörfern kultivieren die Indianer wie seit Jahrhunderten ihre Medizingärten, in denen sich neben Kräutern auch diverse Pflanzen für alle möglichen Heilanwendungen finden: Ananas und Papaya, Tomate und Chili, Erdnuß und Maniok. Charakteristisch ist auch ein aus Steinen oder luftgetrockneten, mit Stroh vermischten Lehmziegeln gebautes Schwitzhaus neben der Wohnhütte und ein sogenannter *ichazkab*, ein »Das, was mich reinigt«. Man muß sich diesen *ichazkab* als eine in die Erde gegrabene, wasserdicht ausgekleidete Grube vorstellen, in der ein Erwachsener in aufrechter, die Beine verschränkter Sitzhaltung bequem Platz findet. Die kleine Anlage dient zur Meditation. Dazu wird das Erdloch, in das man sich hineinsetzt, bis zum Rand mit Wasser gefüllt. Ähnlich wie die Schwitzhütte (S. 40) dient auch diese Einrichtung mit ihrer Mutterleib- und Neugeburtsymbolik weniger der Körperhygiene denn der spirituellen Reinigung. Wie in der Schwitzhütte löst man sich auch hier durch Meditation von schlechten Energien und reinigt sich damit von krankmachenden Kräften.

Alten Heiltraditionen wie diesen begegnet man natürlich auch bei den vielen Medizinmännern und -frauen, die nach wie vor sowohl in den Städten wie in den ländlichen Regionen Mexikos praktizieren. Wie in vergangenen Jahrhunderten ist es hier auch heute nichts Außergewöhnliches, sie bei spirituellen oder körperlichen Problemen aufzusuchen. Eine davon war Maria Sabina. Donna Maria, wie die vor einigen Jahren verstorbene Mazatekin auch genannt wird, zählt zu den großen Heilerpersönlichkeiten Mexikos. Ihre Berufung erhielt sie in Verbindung mit einer Todesvision, die sie während einer schweren Krankheit ihrer Schwester hatte. Dabei seien auch gute Geistwesen vor sie getreten, um ihr Anleitungen zu übermittelt, wie sie ihre Schwester heilen könnte. In Interviews hat Maria Sabina von diesen Visionserlebnissen und ihrer Berufung zur Heilerin berichtet.

Ähnlich wie die Nativen Nordamerikas teilen die Indianer Mexikos Menschen mit besonderen Kräften in unterschiedliche Gruppen ein. Da sind zum einen die *brujos* und *brujas*, böse Hexer und Hexen, die meist etwas abseits der Dörfer leben und gegen Bezahlung mit magischen Formeln und Ritualen anderen Menschen angeblich Krankheiten und Gebrechen in den Körper zaubern können. Daneben sind die *curanderos* zu erwähnen, Pflanzenkundige, die mit Heilkräutern arbeiten und nach wie vor einen erheblichen Anteil an der medizinischen Versorgung der Bevölkerung haben. Schließlich gibt es noch die Gruppe der Schamanen. Sie werden in Mexiko *sabios* genannt, was soviel wie »Weise« bedeutet. Maria Sabina arbeitete längere Zeit als *curandera*, bevor sie sich zur *sabia* berufen fühlte. Als *curandera* behandelte sie damals Kranke mit Kräutern und führte Rituale durch, bei denen sie Eier zur spirituellen Reinigung verwendete – übrigens eine bis heute in Mesoamerika häufig angewendete Methode symbolischen Heilens.

Ahnlich wie Rolling Thunder in Nordamerika hat auch Donna Maria mit weißen Wissenschaftlern zusammengearbeitet, unter anderem mit dem Mykologen Gordon Wasson, der die

Heilwirkung der *teonankatl* genannten »heiligen Pilze« erforschen wollte. In einer Vision wurde ihr sogar der Auftrag erteilt, den Fremden auf seiner Suche nach dem Wissen über *teonankatl* zu unterstützen, obwohl sie damit ein jahrhundertealtes, ungeschriebenes Gesetz ihres Volkes brach. Die »heiligen Pilze« bezeichnete sie selbst als *ninos santos*, als »heilige Kinder«, die Weisheit vermitteln und als »Verkörperung von Blut und Fleisch Jesu Christi« Krankheiten heilen können.
Offensichtlich findet auch hier eine Vermischung von alter aztekischer Mythologie und indianischem Heilwissen mit dem katholischen Glauben statt: Nach ursprünglicher Überlieferung sind die »heiligen Pilze« überall dort gewachsen, wo die gefiederte Schlange, der aztekische Mensch-Gott Quetzalcoatl, bei seiner Wanderung durch Mexiko auf den Boden spuckte oder aus kleinen Wunden Blut auf die Erde herabtropfte. Dieser Vermischung von Christlichem mit Indianischem begegnet man auch in den Heilritualen von Maria Sabina, die in ihren Heilgesängen sowohl Christus als auch die Geister der Ahnen anruft: »Frau des guten Geistes bin ich. Heil, allerheiligste Maria und Jesus Christus. Frau des Wartens bin ich, Frau von Ahnungen bin ich. Denn eine Tochter von Christus bin ich, Frau des südlichen Kreuzes bin ich, Frau von Gottes Stern bin ich.«[3]
Während dieser so eingeleiteten Visionssitzungen erfährt die Schamanin, welche Heilmittel anzuwenden sind, wo entsprechende Kräuter zu finden sind und wie sie verwendet werden.

DER VEREHRTE ADLER, DER HERUNTERKOMMT

Ein weiterer Heiler, der unter den Indianern Mexikos ebensolche Höchstachtung genießt, ist Chief Kuauhtemotzin, »der verehrte Adler, der herunterkommt«.
Bei den Azteken gilt er als rechtmäßiger Nachfolger ihres alten Herrschers Motekuhzoma. Kuauhtemotzin wohnt am Stadtrand von Mexico City in materiell bescheidenen Verhältnissen. Er soll mittlerweile weit über neunzig Jahre alt sein, was die Klarheit seiner Rede und seine kräftige Stimme jedoch vergessen lassen.
Auf Vermittlung unseres Beraters Xokonoschtletl empfing uns »der verehrte Adler, der herunterkommt« weit nach Mitternacht in einem kargen Raum seines Hauses. Für uns Autoren war die Begegnung mit diesem Schamanen der Höhepunkt bei der Arbeit an diesem Buch. Um die Authentizität seiner Worte zu wahren, haben wir uns entschlossen, seine Rede wörtlich wiederzugeben:

Dürfen wir fragen, welche Menschen Ihre Hilfe in Anspruch nehmen?

KUAUHTEMOTZIN: Zu mir kommen sehr viele verschiedene Menschen: Kinder, die sechs oder sieben Jahre alt sind, Erwachsene, selbstverständlich auch alte Leute und Menschen, die Probleme mit ihrer Persönlichkeit haben. All denen muß ich doch helfen.

Kommt es vor, daß Leute von weißen Ärzten zu Ihnen geschickt werden?

KUAUHTEMOTZIN: Ja, doch, schon häufig. Sie sagen ihren Patienten, ich komme mit ihrer Krankheit nicht mehr weiter, aber versuchen Sie es bei bei diesem Heiler, vielleicht kann er ihnen helfen. Die Menschen, die zu mir kommen, haben häufig schon seit drei oder vier Jahren eine bestimmte Krankheit. Sie waren bereits bei verschiedenen Ärzten, die ihnen nicht helfen konnten.

In der Medizin der Indianer wird sehr viel mit magischen Heilritualen gearbeitet. Geben Sie der Heilkraft der Kräuter auch etwas von ihrer eigenen Kraft hinzu?

KUAUHTEMOTZIN: Die Menschen, die zu mir kommen, müssen mir zuerst verschiedene Dinge sagen, damit ich durch diese Kenntnisse herausfinden kann, warum sie krank geworden sind, und damit ich die Herkunft ihrer Beschwerden erfahre: Ob also jemand durch gewisse magische Kräfte krank geworden ist oder nicht. Wenn ich meine, daß solche Kräfte die Ursache sind, dann muß ich entscheiden, ob es tatsächlich so ist. Und wenn es so ist, dann muß ich diesen Menschen doch heilen. Ich führe Säuberungen mit viel Rauch rund um seinen Körper durch. Und er wird auch durch viele Sachen heil gemacht, die wir von unseren Ahnen gelernt haben. Wenn wir wissen, daß Menschen durch ungute Energien krank sind, weil sie von anderen Menschen gehaßt werden, oder durch Essen, das sie von diesen Menschen bekommen haben, müssen wir etwas nehmen, das nichts mit Kräutern zu tun hat. Ich muß dann mit einer spirituellen Art helfen. So jemand frage ich, wo er geboren ist und welchen Namen er hat. Dann werde ich viermal in einer Nacht mit seinem Namen zusammen sein. Wenn ich erfahre, daß diese Person nicht wegen gewisser Außenkräfte krank ist, werde ich ihr bestimmte Kräuter geben. Wenn diese Person aber wirklich krank ist [Kuauhtemotzin meint das im Sinn von »krank durch magische Ursachen« – Anm. der Autoren], dann muß ich doch helfen mit meinen Händen und der Weisheit, die ich besitze. Aber zuerst muß ich wissen, ob es eine normale Krankheit ist oder ob sie durch magische Kräfte verursacht ist.

Magische Heilrituale werden meist nachts durchgeführt. Warum ist das so?

KUAUHTEMOTZIN: Am Tag gibt es zu viele Interferenzen und Störungen für die Arbeit, die wir machen: Flugzeuge, jemand klopft an die Tür, Hunde, die bellen, und so weiter. Deswegen ist es bei uns Sitte, daß wir um zwölf Uhr nachts beginnen und bis kurz vor Sonnenaufgang arbeiten.

Um zu erfahren, welche Krankheit ein Mensch hat, verwenden wir Kerzen, hergestellt aus Fett. Das, was wir tun, hat nichts mit Magie zu tun, sondern mit anderen Kräften. Es ist jedoch schwierig, das zu erklären, denn ihr werdet wahrscheinlich nicht verstehen, worum es geht. Diese Kerzen werden jedenfalls in drei Nächten hintereinander angezündet, angesehen und gelesen. Somit werden wir erfahren, welche

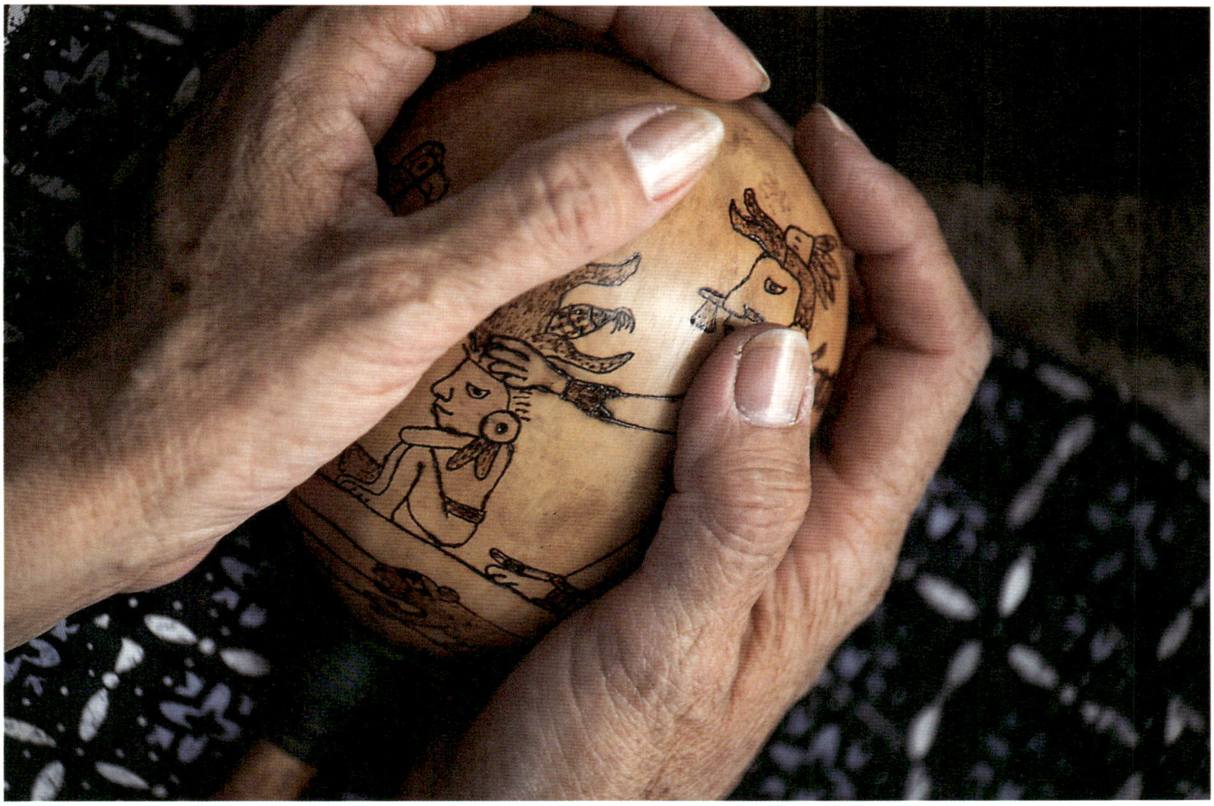

Mit Hilfe von Rasseln rufen manche Medizinmänner ihre »spirit guides« zur Unterstützung der Heilrituale herbei.

Krankheit eine Person hat. Der Mensch, den wir gesund machen sollen, muß uns dazu, wie schon gesagt, seinen Namen nennen und den Ort, wo er und seine Eltern geboren sind. Wir müssen auch die Namen der Eltern wissen, ob er verheiratet ist und dann auch den Namen seiner Frau oder ihres Mannes. Und dann lesen wir in der Nacht in den Kerzen, wer die Krankheit dieses Menschen verursacht hat. Denn oft kommen die Krankheiten nicht von allein, sondern jemand anderes hat sie durch Energien geschickt. Wenn Hexerei im Spiel ist, wird er oder sie anders geheilt als durch Kräuter.

Welche Sachen sind das?

KUAUHTEMOTZIN: Wenn eine Person durch Hexerei krank geworden ist, dann werden wir sie zuerst mit den verschiedenen Kräutern und Räucherungen reinigen. Um diese Menschen dann zu heilen, werden sehr viele verschiedene Wege benutzt: erst der materielle mit Kräutern, dann der magische und schließlich das Licht. Wenn jemand von Ihnen beiden krank wird, dann soll er sich doch mit mir in Verbindung setzen, und ich werde ihm sehr viele Sachen sagen können, die er machen soll, damit er wieder gesund wird.

Wenn wir also in Deutschland krank werden und kein Arzt mehr Rat weiß, könnten wir uns mit Ihnen in Verbindung setzen, und Sie würden uns dann aus der Ferne helfen?

KUAUHTEMOTZIN: Selbstverständlich, natürlich. Wir müssen nur wissen, wo die betreffende Person wohnt, wie sie heißt, ob sie verheiratet ist und seit wann sie die Beschwerden hat. Das ist alles. Wir finden dann von allein heraus, um welche Krankheit es sich handelt und wie sie aussieht. Das alles werden wir in den Kerzen lesen. Das heißt, wenn ich eure Nachricht bekommen habe und ich durch das Kerzenlesen erfahre, was es für eine Krankheit ist, dann werde ich euch sagen, was ihr zu tun habt. Und wenn irgend etwas nicht in Ordnung ist, dann schreibt ihr mir wieder, und ich werde mich besser ausdrücken, damit ihr mich besser verstehen könnt.

Wir würden gerne noch etwas mehr über den spirituellen Weg erfahren.

KUAUHTEMOTZIN: Wenn ihr in eurem Buch über den materiellen Weg mit Heilkräutern schreibt, dann könnt ihr das doch machen. Das ist doch gut, ich bin damit einverstanden. Aber über die spirituelle Art könnt ihr nichts erfahren. Wir können es nicht zu jedem sagen, und die meisten Leute würden es auch nicht verstehen. Aber ich möchte doch sagen, daß es das gibt, daß wir Menschen auf eine spirituelle Art heilen können. Aber wie, daß muß niemand wissen.

Wie sieht dann eine Heilung auf dem materiellen Weg konkret aus? Es kommt beispielsweise jemand mit anhaltenden und schweren Kopfschmerzen zu Ihnen.

KUAUHTEMOTZIN: Hier kommen die materiellen Kenntnisse des Heilens zur Anwendung. Zuerst muß man herausfinden, woher die Kopfschmerzen kommen, ob sie durch eine Beschädigung oder durch jemand anderen verursacht sind. Es gibt sehr viele Dinge, warum jemand sehr starke Kopfschmerzen hat. Deswegen sollte man zuerst die Herkunft der Kopfschmerzen erfahren. So gibt es sehr viele Menschen, die alt sind und Kopfschmerzen haben. Aber es gibt auch viele, die Kopfschmerzen haben, damit andere Menschen auf sie aufmerksam werden. Es kann auch sein, daß jemand einfach nur sehr nervös ist oder daß es gar nicht um den Kopf geht, sondern um die Ohren.

Heilen Sie auch Tiere?

KUAUHTEMOTZIN: Ja, problemlos. Es gibt sehr viele Leute, die mir Tiere bringen wie Hunde, Pferde, und selbstverständlich mache ich sie gesund. Denn das ist doch meine Aufgabe: das, was krank ist, wieder gesund zu machen.

Und wie steht es mit Pflanzen?

KUAUHTEMOTZIN: Selbstverständlich geht das auch, es ist sehr leicht. Doch man muß wissen, welche Pflanzenart es ist. Es gibt sehr viele Arten von Heilungen, wo man sogar Geister rufen muß, damit einem Baum oder einem Maisfeld geholfen werden kann. Alle Pflanzen sind doch Lebewesen genau wie wir. Deshalb gibt es selbstverständlich auch Dinge, daß sie gesund werden. Doch man muß auch erfahren, warum sie krank sind. So kann es sein, daß sie krank sind, weil sie in einer Gegend wachsen, wo keine gute Energie ist. Etwa, wenn an dem Ort jemand getötet worden ist. Es ist zu empfehlen, daß jemand, der einen guten Baum haben möchte, am Wurzelloch einen Gegenstand aus Metall hinlegt, damit er schneller wächst und gesund bleibt.

Dürfen wir erfahren, wie Sie Heiler geworden sind?

KUAUHTEMOTZIN: Meine Ahnen sind seit langer Zeit Heiler gewesen. Ich hatte bereits mit sieben die Fähigkeit zu heilen. Damals lebte ich bei meiner Tante, die ebenfalls Heilerin war. Die Leute wollten mir oft nicht glauben, daß ich ihnen helfen könnte. Du bist doch noch so klein, sagten sie immer. Ich habe geantwortet: Versucht es, und wenn es nicht hilft, dann könnt ihr doch wieder gehen. Aber sie sind alle geblieben.

Haben Sie jemanden, an den Sie Ihr Wissen weitergeben?

KUAUHTEMOTZIN: Ich hatte mehrere Schüler, die im ganzen Land verstreut leben und die jetzt alle als Heiler arbeiten. Sie brauchen mich heute nicht mehr. Sogar ein Italiener war einmal für sechs Jahre bei mir und lernte. Er lebt jetzt wieder in Italien und arbeitet dort als Heiler.

Wir möchten uns dafür bedanken, daß Sie uns hier empfangen und mit uns gesprochen haben.

KUAUHTEMOTZIN: Das ist doch jetzt auch euer Haus.

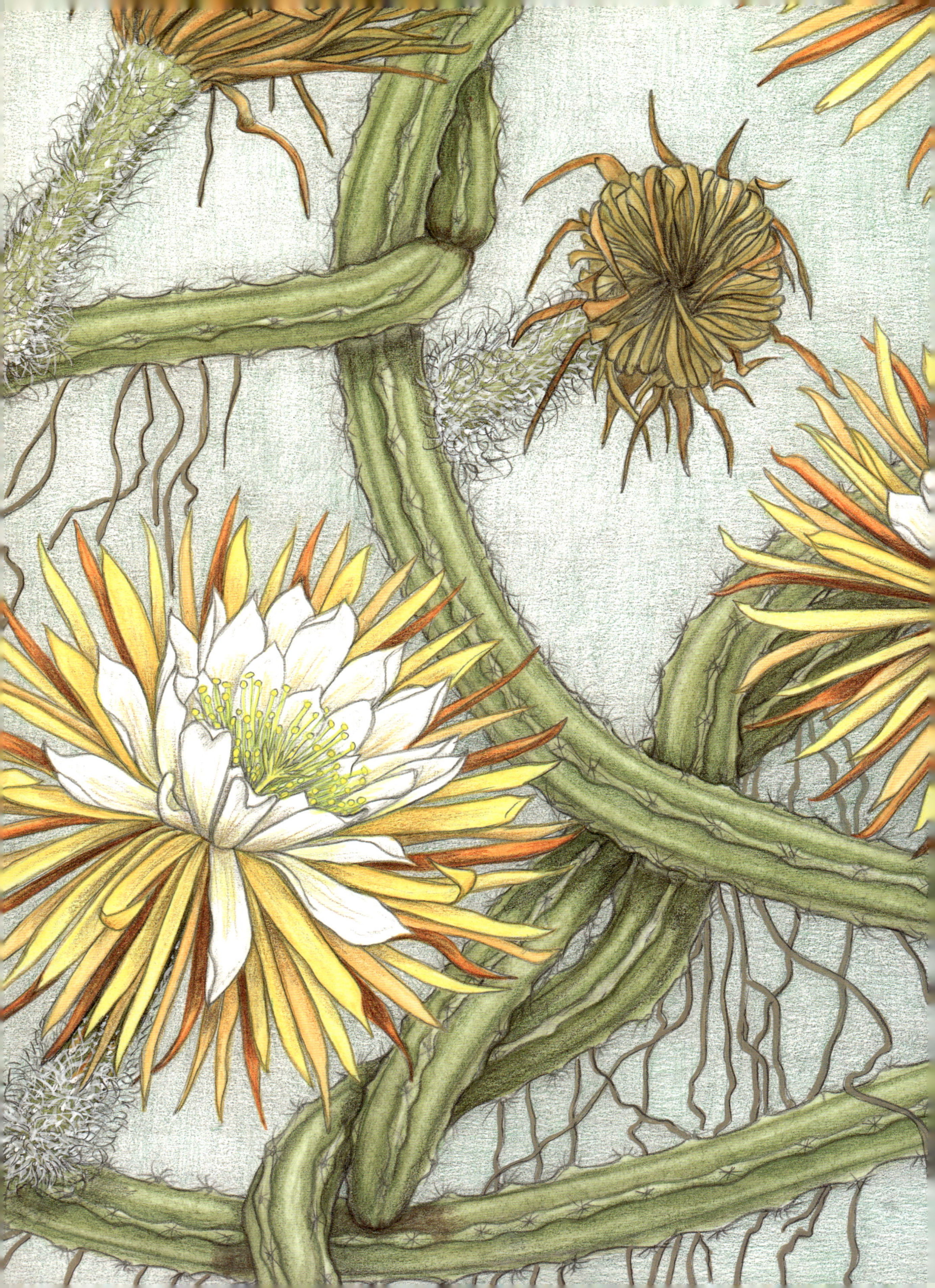

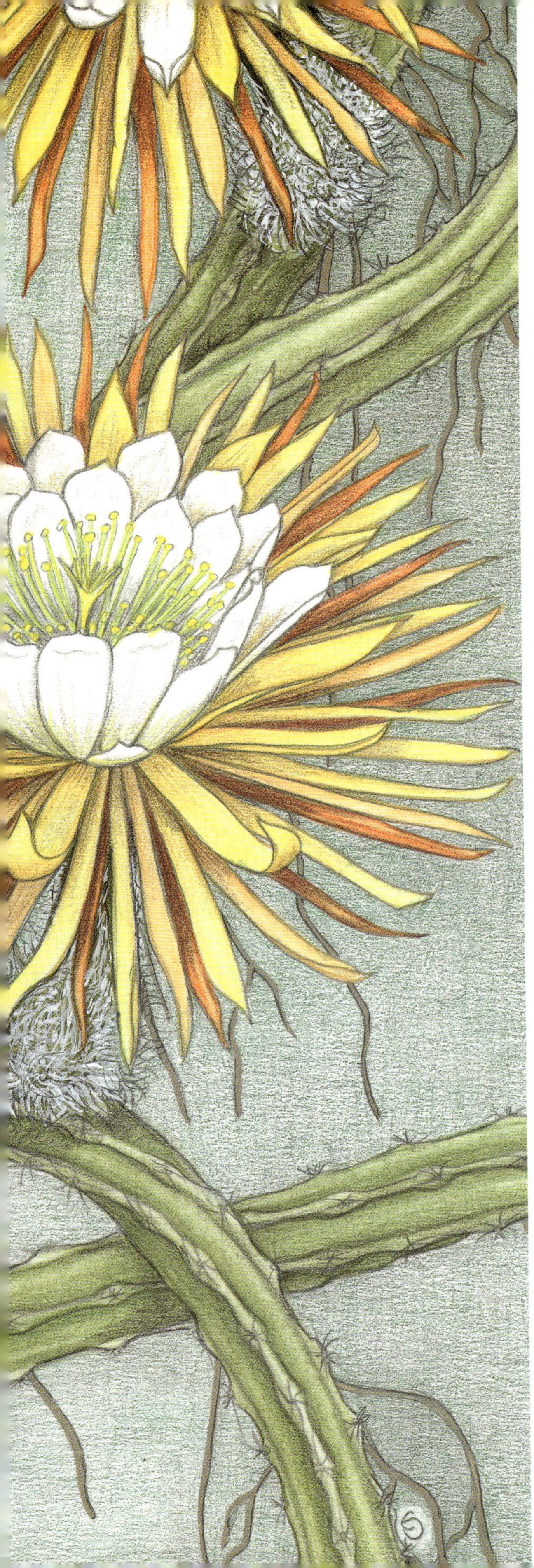

DIE GRÜNEN SCHWESTERN

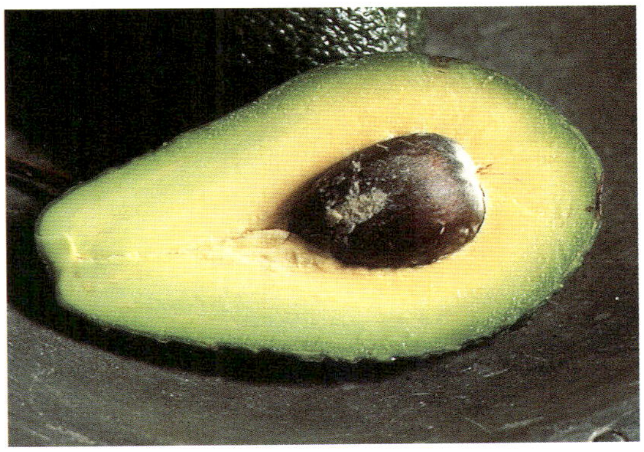

"GOTTES MEDIZIN IST KOSTENLOS. ER GAB SIE UNS, UM SIE MIT ANDEREN MENSCHEN ZU TEILEN."

NOBLE RED MAN VOM VOLK DER LAKOTA

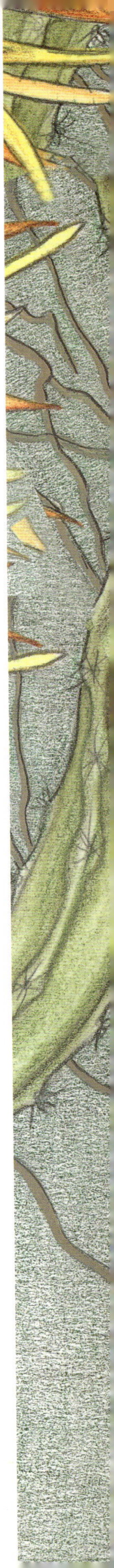

DIE GRÜNEN SCHWESTERN

Die Menschen der Schildkröteninsel haben viele Geschwister: die vier Himmelsrichtungen, den Wind, die Wolken, Tiere, sogar die Steine. Und natürlich auch die Pflanzen. *»to iknikli xoxok tek«* heißen sie bei den Azteken, das bedeutet: unsere grünen Schwestern. In jeder »grünen Schwester« wohnt *kitche manitou*, eine omnipotente Geistkraft, von der die Indianer sagen, daß sie alle belebten wie unbelebten Erscheinungsformen des Himmels und der Erde beseelt. Anders als bei den Tieren, in denen sich auch übelwollende Geister verstecken können, sind die Pflanzen dem Menschen wohlgesonnen. Sie geben ihm ihre heilende Kraft zur Behandlung der Krankheiten, und wenn ein Heiler nicht weiß, welche Arznei die richtige ist, so erfährt er es vom Geist der Pflanze. Deshalb ist das Pflücken eines heilkräftigen Krauts bei den Indianern immer mit einem Ritual verbunden: Um den Segen und die Hilfe der Pflanze gegen eine Krankheit zu erbitten und um sich bei ihr mit einem Gebetsspruch oder einem Geschenk in Form eines an den Wurzeln vergrabenen, bunten Steins oder einer Perle zu bedanken – weil, so sagen die Indianer, sie ihre Blätter und Früchte hergibt, um einen Mensch zu heilen. Von den Shoshone ist ein spezielles Ritual für die »Götterblume«, einer in den Bergen wachsenden Primelart, bekannt[1]. Dabei muß der kräutersammelnde Heiler eine ganze Nacht neben der Pflanze schlafen und meditieren, bevor er sie kurz vor Sonnenaufgang erntet. Begeht er während des genau festgelegten Rituals einen Fehler, kann das fatale Folgen haben. Denn dann, so heißt es, erwürgt eine unsichtbare Kraft den Medizinmann. Wird das Ritual jedoch nach der Tradition durchgeführt, erhält er eine besonders »starke Medizin«.

Die Kenntnisse der indianischen Völker über die Heilkraft der Pflanzen gehen zurück auf altes intuitives und magisches Wissen, verbunden mit beobachtender Erfahrung. Streng empirische Methodik und analytische Forschung im abendländischen Sinn war ihnen dagegen fremd. Um so erstaunlicher ist es für uns, daß die amerikanischen Nativen Heilmittel und Arzneien verwendeten, die in ihrer Wirksamkeit jenen der westlichen Erfahrungsmedizin in nichts nachstehen und von der modernen pharmakologischen Forschung bestätigt wurden und werden. Aus Weiden gewinnt man Salizylsäure, den Rohstoff für Aspirin: die Choctaw, Chickasaw und Alabama benutzten gekochte Weidenrinden und -wurzeln gegen Kopfschmerzen und um Fieber zu senken. Shoshone-Frauen kauten Steinsame zur Empfängnisverhütung. Heute haben Chemiker aus dieser Pflanze eine östrogenartige Substanz isoliert, wie sie ähnlich bei der Pille verwendet wird. Aus der Brechwurz, die die Indianer als Magenmedikament nutzten, wird Emetin, ein Brechmittel bei Magenvergiftungen gewonnen. Und Rauwolfiawurzel, von den amerikanischen Nativen zur Beruhigung gekaut, enthält das Anfang der fünfziger Jahre entdeckte Reserpin, eine nervenberuhigende Substanz, die in der Psychiatrie eingesetzt wird.

Verglichen mit der traditionellen europäischen Kräuterkunde sind die indianischen Anwendungen häufig differenzierter und vielfältiger, kennen indianische Heiler doch verschiedene Methoden, um die Kräfte ein und desselben Heilkrauts zu nutzen: Sie kochen den Stengel zu Tee, stampfen die Blätter zu Brei und rauchen die Blüten. Doch ihr Heilwissen reicht noch viel weiter. So werden manche Kräuter nur zu bestimmten Tages- oder Nachtzeiten geerntet, Rinde, die man zu einem Heilbrei zerstampft, nur von der Nordseite eines Baums genommen, ein spezielles Kraut nur gepflückt, wenn es durch besonders bizarren Wuchs auffällt. Eine Pflanze soll nur in Vollmondnächten, eine andere nur kurz vor Sonnenaufgang und wiederum eine andere nur dann gepflückt werden, wenn sich keine Schlange in deren Nähe aufhält. Das würde ein Tabu verletzen, denn nach einem Schöpfungsmythos der Ojibwa hat *kitche manitou* den Schlangen nur deshalb ihre Würgekraft und die Giftzähne gegeben, damit sie die Heilpflanzen vor gefräßigen Kaninchen und anderem Getier schützen. Manche dieser speziellen Regeln mag man rational mit der unterschiedlichen Zusammensetzung und der Konzentration der Wirkstoffe erklären, andere dagegen spirituell mit dem »magischen Wissen« der Indianerheiler. In diesem Zusammenhang steht auch der Gebrauch halluzinativer Pflanzen wie Bilsenkraut, Stechapfel, Peyote-Kaktus und *teonanakatl*, dem Zauberpilz aus Mexiko. Sie verhelfen den Medizinmännern und Schamanen zu ihrer visionären Kraft, mit der sie in den Körper des Patienten sehen und seine Krankheit erkennen können. Vor allem bei psychischen Leiden und zur Schmerztherapie wurden dem Patienten die genannten Pflanzen sogar als Heilmittel verabreicht. Auch hier bestätigte die moderne Biochemie und Psychiatrie die Heilwirkung und übernahm einige der isolierten Stoffe für ihre eigene Behandlung.

Grundsätzlich ist die Heilkunde der amerikanischen Nativen betont vorbeugend. Viele Heilpflanzen werden regelmäßig als Gemüse gegessen. Oft sind die Kräuter, aber auch Mais oder Kürbis, Medizin und Nahrung zugleich; heilkräftige Tees aus Blättern, Wurzeln und Rinden sind häufiger Bestandteil indianischer Kost. Bei notwendigen Behandlungen nehmen Ojibwa und Lakota, Pima und Pawnee ihre Medizin meist in dieser Form zu sich. Aber auch Breiauflagen und Pflaster aus Pflanzen sind weit verbreitet. Große Blätter legt man einfach auf die betroffenen Stellen auf, Rinden und kleinere Kräuter bindet man zerhackt oder zerquetscht mit einem festen Deckblatt, mit Baumwollwatte oder Lederflicken fest.

Kennzeichnend für die indianische Heilkunde ist die vorwiegende Verwendung frischer Pflanzen, nur in wenigen Fällen ist das Trocknen (nur im Schatten, um Schädigungen durch direktes Sonnenlicht zu verhindern) üblich. Selten werden die Kräuter zu Salben und nie zu Medikamenten in unserem Sinn weiterverarbeitet. Auch alkoholische Auszüge, wie sie in der europäischen Heilkunde seit dem Mittelalter in Gebrauch sind, kennen die Indianer nicht.

Wurden getrocknete Pflanzen aufgehoben, so geschah das in Lederbeuteln und in Tontöpfen. Wir können auch dunkle Glasgefäße dazu verwenden, von Blechdosen ist dagegen abzuraten.

Üblich und weit verbreitet war das Rauchen von Tabak und heilkräftigen Kräutern für therapeutische Zwecke sowie zum zeremoniellen Reinigen von Hütten, Zelten und von Kranken während einer Heilzeremonie. Die Indianer Nordamerikas nehmen dafür verschiedene Salbeiarten, Wacholder, Birke und Sassafras; in Mittelamerika wird dagegen Boldo, Perubalsam, Kopal und Fabianakraut geraucht und verräuchert. Natürlich spielt Tabak in diesem Zusammenhang eine zentrale Rolle, denn die Indianer sprechen ihm vor allen anderen Kräutern eher übernatürliche denn natürliche Heilkräfte zu.

Als Cortez und seine Conquistadores Tenochtitlan, die Hauptstadt des Aztekenreichs erobert hatten, berichteten die spanischen Chronisten mit großem Erstaunen und großer Anerkennung unter anderem von einem Heilkräutergarten in den prächtigen Palastanlagen des Aztekenherrschers Motekuhzoma. Die Spanier zählten dort über viertausend verschiedene Heilpflanzen, ein Vielfaches der damals in den Klostergärten Europas kultivierten Kräuter. Auch von den Indianern Nordamerikas ist ein solches Spektrum an bekannten und angewendeten Heilpflanzen belegt. Eine vor rund zwanzig Jahren erstellte Registrierung von bei fünfzig Völkern verwendeten Heilpflanzen nennt über tausenddreihundert Arten, die auf annähernd fünftausend unterschiedliche Weisen medizinisch Verwendung fanden.[2] Ethnologen und viele Medizinmänner gehen heute davon aus, daß damit nur ein Teil des Heilwissens der amerikanischen Nativen erfaßt ist. Natürlich ist es hier nicht möglich, auf das gesamte Wissen einzugehen. Wir, die Autoren, haben uns deshalb auf jene Pflanzen bschränkt, die von den Indianern Nord- und Mittelamerikas am häufigsten verwendet und deshalb auch im folgenden Kapitel (S. 95) bei den Anwendungen bevorzugt genannt werden. Einige der Pflanzen, wie Kakao, Papaya oder Boldo, kommen ursprünglich aus den tropischen Regionen Süd- oder Mittelamerikas, sie hatten und haben allerdings bei den Indianern Mexikos eine so große Bedeutung, daß wir auf sie nicht verzichten wollten. Bei allen beschriebenen Pflanzen handelt es sich immer um amerikanische Arten. Sofern diese Pflanzen auch in Europa vorkommen, ist zu berücksichtigen, daß sie sich hinsichtlich ihrer Inhaltsstoffe und damit ihrer medizinischen Wirkung von den amerikanischen Arten unterscheiden können.

Alle genannten Pflanzen sind bei uns bis auf wenige Ausnahmen, wie beispielsweise Peyote, in Apotheken, Reformhäusern und Kräuterhandlungen erhältlich.

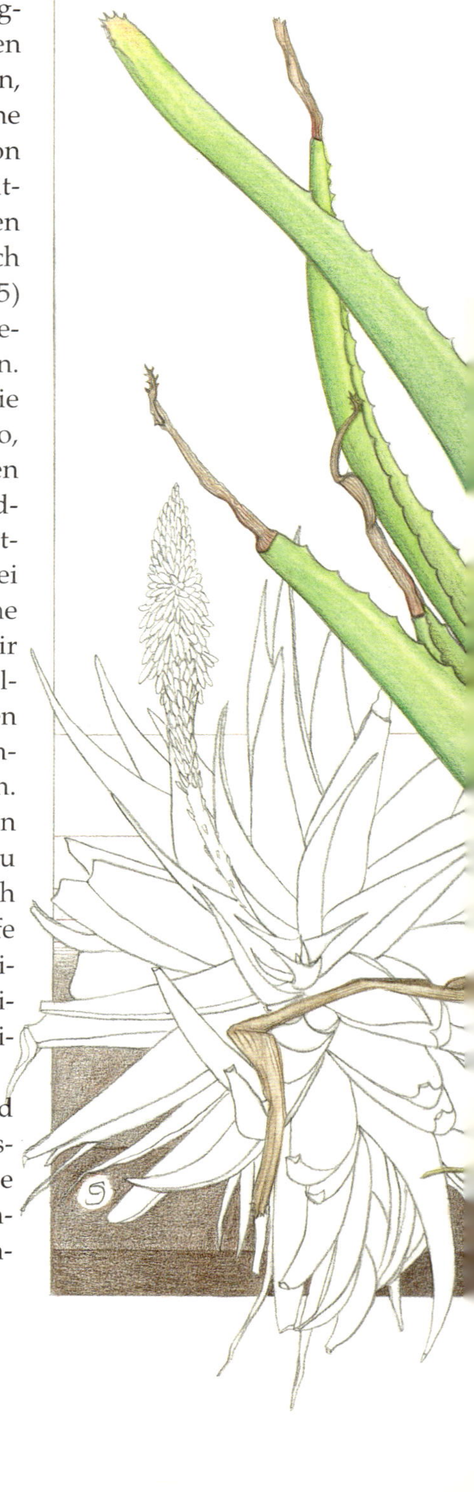

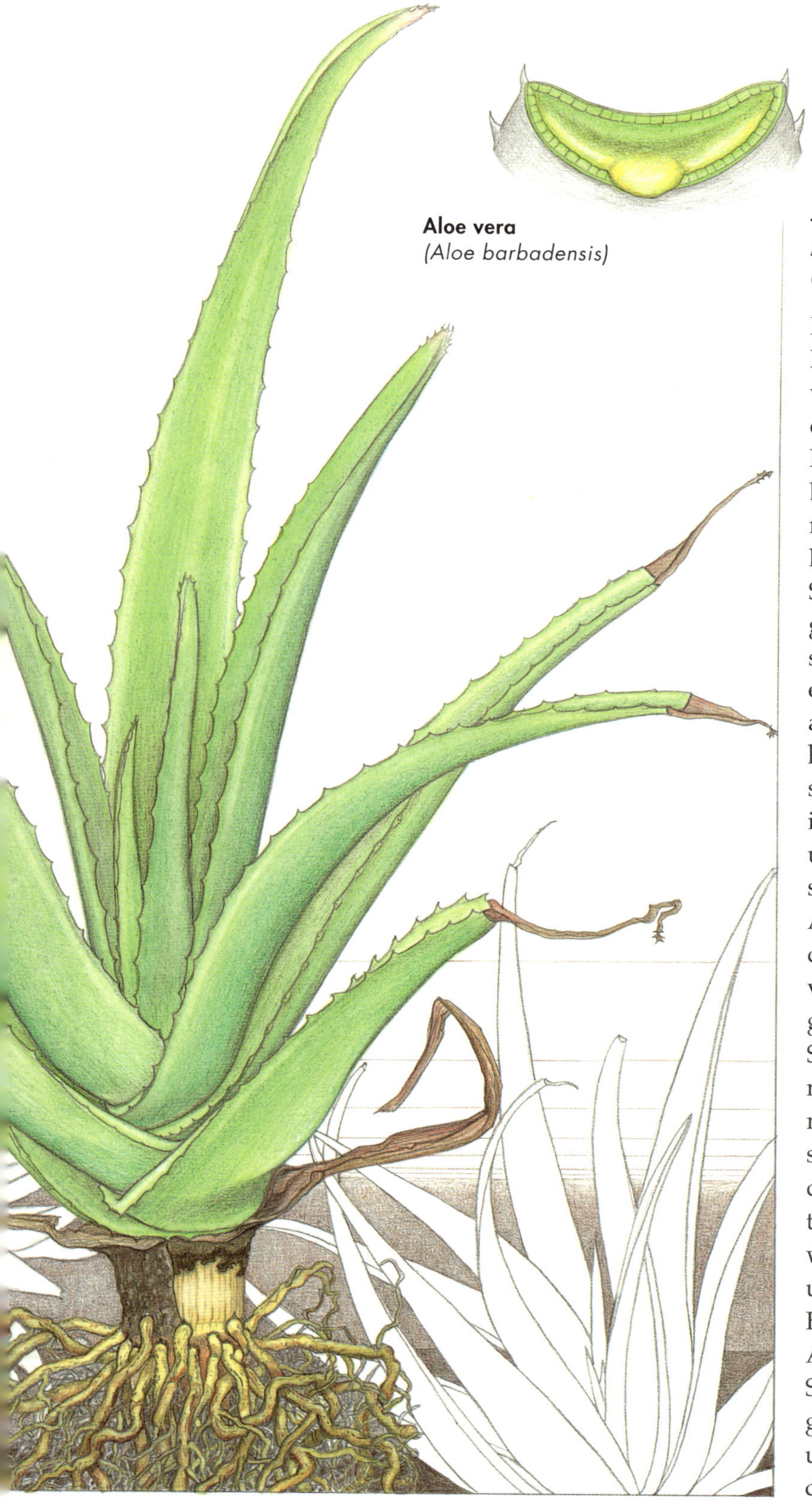

Aloe vera
(Aloe barbadensis)

AGAVE

(Agave americana)

Keine Pflanze wird von den Indianern Mexikos vielfältiger verwendet als die Agave, von den Azteken *mejoistli*, »die das Herz hat« genannt. Aus ihren Blattfasern werden Hängematten, Netze und Seile geknüpft, aus den Blättern wird Seife und eine Art Papier hergestellt. Den Saft des Blütenschafts vergärt man zu *meoktli*, einem bitteren und milchigen, acht- bis zehnprozentigen alkoholischen Getränk, das geschmacklich an Weizenbier erinnert. Reich an Vitaminen und Mineralien, wurde *meoktli* schon im vorkolumbianischen Amerika medizinisch verwendet: gegen Rückenschmerzen verschiedener Ursachen, Augenleiden und allgemeine Schwäche. Heiler nennen einen kräftigen Schluck frühmorgens getrunken als entsprechende Dosierung. Die der Länge nach geteilten Blätter legen die Indianer bei Verwundungen, Verbrennungen und Pilzerkrankungen der Haut auf. Mit gekochtem Agavensaft werden dagegen Schürfungen und Hautrisse geheilt, in Stücke geschnittene und gesalzene Blattrinden lindern Gelenkschmerzen. Auch

die bis zu acht Zentimeter langen und sehr harten Agavenspitzen fanden Verwendung. Aztekische Ärzte benutzten sie als Akupunkturnadeln. Agavensaft ist stark abführend und sollte deshalb nicht während der Schwangerschaft eingenommen werden.
Die Agave kommt ursprünglich aus Mexiko. Weil sie immergrün ist, gilt sie bei den Indianern als Symbol für Unsterblichkeit und Ewigkeit. Heute trifft man sie auch im Süden der USA sowie in allen mediterranen Regionen der Erde an. Die bis zu drei Meter hohen Pflanzen bevorzugen trockenen Untergrund und können enorme Wassermengen speichern. Vertiefte Poren in den fleischigen, stacheligen Blättern verhindern das Ausdörren der Pflanze in der heißen Wüstenluft. Vor dem Absterben, sie erreicht ein Alter von annähernd zwanzig Jahren, bildet die Pflanze einen mehrere Meter hohen Blütenstand aus.
Anwendung: frisch, ansonsten als Saft und Salbe.

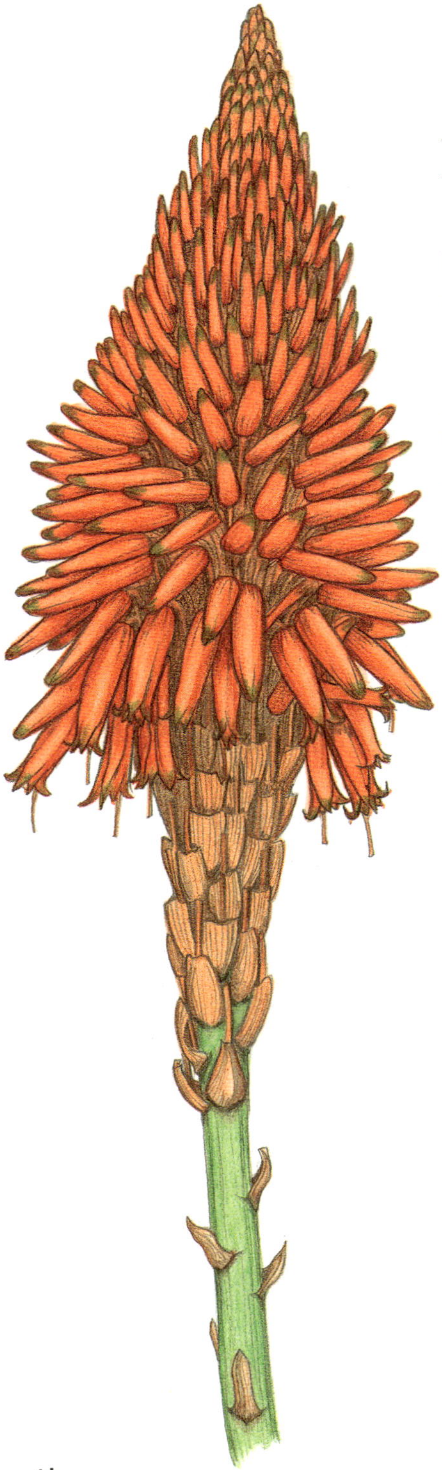

Aloe vera
(Aloe barbadensis)

ALOE VERA

(Aloe barbadensis)

Die Indianer Mesoamerikas nennen sie nicht umsonst die »heilige Wissende«. Die nachweislich älteste Rezeptur mit Aloe vera stammt aus einem Kräuterbuch der Maya, das sie zur Heilung einer gewissen »Sonnenmaß-Krankheit« empfiehlt. Der Überlieferung zufolge wird sie beim Betrachten einer Eidechse ausgelöst, wenn deren Geist sich in den Kopf eines Menschen einnistet. Deshalb heißt die Aloe auch »Agave der Sonnenmaß-Echse«. Westliche Forschungen bestätigen, was den Indianern schon lange bekannt war: »Die heilige Wissende« ist ein universales Heilmittel bei allen Arten von Hautverletzungen; besonders bei Brandwunden zeigt sie außergewöhnliche Erfolge. Aloe vera beschleunigt die Bildung neuer Hautzellen und unterstützt damit die Wundheilung, sie lindert Verbrennungen, Hautentzündungen und Geschwüre. Auf die Schläfen gerieben bessert der Saft ihrer Stengel Kopfschmerzen; innerlich hilft er gegen Husten, Halskratzen und Verstopfung. Seminolen-Frauen tranken den frischen Saft aus den Blattspitzen zur

Förderung der Menstruation. Man weiß von ihnen auch, daß sie ihre Brüste zur Desinfektion vor und nach einer Entbindung damit einrieben. Zu Salbe eingedickten Aloesaft nehmen die mexikanischen Yaqui und die Sonora-Apachen gegen arthritische Beschwerden, Gelenkschmerzen und -schwellungen. Bis zu den Stämmen Nordamerikas verbreitet war die Verwendung von mit Wasser verdünntem Aloesaft zur Mundpflege und als Augenspülung gegen Bindehautentzündung. Die Wurzel der »heiligen Wissenden« wird, in etwas Wasser aufgeschäumt, von den Indianern auch traditionell zur Pflege der Haare verwendet.

Außer im mittelamerikanischen Raum und dem Süden der USA ist die Aloe in Afrika, dem gesamten Mittelmeerraum sowie in einigen Teilen Indiens verbreitet. Die Blätter sind wie bei der Agave fleischig, mit purpurfarbenen, zahnartigen Stacheln an Unterseite und Rand. Sehr alte Pflanzen erreichen zum Teil eine Höhe von zehn Metern. Aloe vera ist stark abführend und sollte deshalb nicht über einen längeren Zeitraum eingenommen werden. Auch während einer Schwangerschaft sowie bei Darmverschluß ist von innerer Anwendung abzuraten.

Anwendung: frisch, ansonsten als Extrakt und Gel.

ANANAS

(Ananas comosus)

In ganz Lateinamerika ist die Ananas als harntreibendes und verdauungsförderndes Kräftigungsmittel bekannt. Das frische Fruchtfleisch enthält neben Kalzium, Phosphor, Eisen und Kalium auch viele Vitamine wie Vitamin C und Karotin, aus dem der Körper Vitamin A produziert. Der regelmäßige Genuß von Ananas ist deshalb ein hervorragendes Mittel zur Vorbeugung gegen Erkältungskrankheiten. Im Gegensatz zu uns essen die Indianer stets das Innere, das Ananasherz, mit, das ebenfalls viele Vitamine und Mineralstoffe enthält. Ebenso serviert man in Mexiko eine Ananas nie »pur«, sondern immer mit Salz und Chili, denn das macht sie besser verdaulich. Diese Kombination hilft auch hervorragend gegen Durchfall, Blähungen und sogar gegen Bandwürmer. Der frisch gepreßte Ananassaft lindert Fieber, Nierenbeschwerden und aktiviert die Verdauung. Darüber hinaus regt er die Menstruation an. Die zentralamerikanischen Indianer benutzten früher auch Abkochungen unreifer Früchte und frischer Blätter zur Abtreibung. Das Fruchtfleisch der Ananas enthält ein eiweißspaltendes Enzym, das Bromelain. Es fördert, ebenso wie der Papaya-Wirkstoff Papain, die Verdauung von Eiweiß und hat aus diesem Grund eine unterstützende Wirkung bei Abmagerungskuren.

Die wilden Vorfahren der Ananas stammen aus Brasilien und Paraguay. Aus ihnen entstand die Kulturform, die heute vor allem in Mittelamerika, auf den Azoren und auf Hawaii in riesigen Plantagen angebaut wird. Sie ist an Trockenheit angepaßt und kann monatelang ohne Regen auskommen. Die buschige Dauerpflanze hat bis zu einem Meter lange, gebogene Blätter mit Dornen an den Rändern.

Anwendung: das Fruchtfleisch und der frischgepreßte Saft.

ARNIKA

(Arnica chamissionis, Arnica montana)

Viele indianische Völker verwendeten Arnikaaufgüsse und Abkochungen der Blüten sowie der Wurzeln als Kompressen und Auflagen. Die Wurzeln werden dazu im Spätherbst gesammelt, nachdem die Blätter abgetrocknet sind. Als beste Erntezeit gelten dabei die ersten beiden Stunden unmittelbar nach Sonnenaufgang: Die Konzentration der Wirkstoffe ist dann am höchsten. Die Nativen setzten Arnika hauptsächlich zur äußeren Behandlung ein: bei Rheuma, Schürfwunden, Quetschungen, Verrenkungen, Schwellungen sowie schmerzhaften Verstauchungen und Zerrungen. Eine interessante Anwendung ist auch von den Catawba bekannt. Sie behandelten Rückenschmerzen und Beschwerden nach Zahnextraktionen mit einem dünnen Tee aus Arnikawurzeln.

Die aromatisch duftende Arnika ist überall in den gemäßigten Zonen Nordamerikas und Europas anzutreffen. Charakteristisch sind die dottergelb leuchtenden Blüten. *Arnica montana* bevorzugt trockene Matten und Heiden der Bergregionen und meidet Kalkböden. *Arnica chamissionis* wächst bevorzugt an Berghängen, in Hochmooren und auf sauren Moorwiesen.

Anwendung: als Tinktur, Salbe und Tee.

AVOCADO

(Persea americana)

Von den Azteken wurde die Avocado *ahuakatl* genannt, »die viel Wasser in sich hat«. Die äußerst ölhaltige Frucht ist ein geschätztes Nahrungs- und vor allem auch Heilmittel. Sie wird zur Behandlung von Durchfall und Menstruationsbeschwerden verwendet. Hierzu ißt man sowohl die Frucht als auch die in kleine Stücke geschnittenen Blätter. Avocado fördert die Verdauung, zudem wirkt sie lindernd bei übersäuertem Magen. Ein Umschlag mit Blättern hilft gegen Wunden, Verstauchungen und Verbrennungen, als Tee wirken sie beruhigend. In Mexiko ist es bis heute bei Heimgeburten üblich, Mutter und Neugeborenes mit dem Dampf gekochter Avocadoblätter zu beruhigen. Von den Maya ist überliefert, daß fiebrigen Patienten frische Avocadoblätter unter die Füße gebunden wurden. Husten behandelte man mit in Zuckerrohr gekochten Blättern. Avocado enthält viele Vitamine und Mineralstoffe, vor allem Vitamin E und Kalzium – mit ein Grund für ihre Verwendung zur Haut- und Haarpflege. Die Azteken benutzten bereits Avocadobrei als Hautcreme und als Heilsalbe, aus Blättersuden bereiteten sie eine Art Haarshampoo.

Der Avocadobaum erreicht in den tropischen Wäldern Mexikos eine Höhe bis über dreißig Meter. Von den etwa vierzig Arten gilt die schwarze mit ihrer sehr dünnen Schale als die medizinisch wertvollste.

Anwendung: als Tee und roh gegessen.

BALSAMTANNE

(Abies balsamea)

Indianer- oder Kanadabalsam wird aus dem Harz dieser Tanne gewonnen. Bei vielen Völkern verwendet man es bis heute zur Einreibung bei Erkältungen, Asthma, Husten und Schwindsucht. Auch Rheumatismus, Brand- und Verletzungswunden werden mit Indianerbalsam behandelt. Die Montagnais wendeten es als Umschlag gegen Brust- und Rückenschmerzen an, den Teeaufsud der inneren Rinde tranken sie bei Brustschmerzen. Die Ojibwa kochten eine Rindenlösung zur Schweißtreibung sowie zur Behandlung von Gonorrhö und Halsschmerzen. Äußerlich trug man diese Lösung auf Wunden auf. Den flüssigen Balsam nutzten sie zur Augenspülung, die Tannennadeln aßen sie zur Stärkung der Abwehrkräfte. Bei den kanadischen Pillager und Kwakiutl war es auch üblich, die Äste über heißen Steinen in Schwitzbädern verschmoren zu lassen und die entstehenden Dämpfe gegen Erkältungen einzuatmen. Sie kannten auch die heilende Wirkung der Baumwurzeln und kauten sie bei Infektionen der Mundhöhle.

Die Balsamtanne wächst von den Waldregionen Kanadas bis hinunter nach Kalifornien, Arizona und New Mexiko.

Anwendung: als Balsam.

BERBERITZE

(Berberis vulgaris)

Berberitzenfrüchte sind reich an Vitamin C. Die Indianer Kaliforniens verwendeten sie als wirksames Heilmittel gegen Skorbut und zur Reinigung von Wunden. Bei den Catawba kochte man Wurzelrinde, Stengel und getrocknete Früchte und gab diese Mischung als Tee gegen chronische Bronchitis, Angina und Erkältung. Die Penobscot aus dem heutigen New England zerstampften die Wurzelrinde zu einem Brei und legten ihn bei hartnäckigen Geschwüren oder Furunkeln auf. Das Kauen von Berberitzenharz, gemischt mit Wurzelrindenpulver und pulverisierten Früchten, ist von den Blackfeet bekannt. Dieser »Kaugummi« diente als Vorbeugung gegen Hals-Rachen-Infektionen, Lungenentzündung, Bronchitis, Rheuma und »Hexenschuß«.

Der dornige Berberitzenstrauch ist im gesamten nordamerikanischen Raum und in Europa weit verbreitet. Er bevorzugt sonnige Hügel und Waldlichtungen mit kalkreichem, trokkenem Boden.

Anwendung: frische Blätter und Früchte, die Rinden pulverisiert.

BILSENKRAUT

(Hyoscyamus niger)

Viele nordamerikanische Heiler empfehlen, bei Asthma und Keuchhusten eine Mischung aus den Blättern des Bilsenkrauts, des Stechapfels und verschiedener Salbeiarten zu rauchen. Auch als Schlaf- und Schmerzmittel ist es bekannt. Die Seri aus Kalifornien legten dazu Bilsenkrautblätter oder -samen in Maisbier ein. Das aus den Blättern gewonnene Öl wird heute noch zum Einreiben bei Gliederschmerzen und rheumatischen Beschwerden benutzt. Weitere Indikationen sind Bronchitis, Reizhusten, Neuralgien und Migräne. Bilsenkrautsamen verabreichte man zur Entkrampfung des Harntrakts, etwa bei Blasen- oder Nierenentzündungen. Die ganze Pflanze enthält Atropin und wirkt krampflösend, aufheiternd und erotisierend. Bei Überdosierung kann es starke Unruhe, Schwindelanfälle und Halluzinationen hervorrufen. Von einer Selbstbehandlung mit Bilsenkraut ist deshalb abzuraten.

Das dreißig bis sechzig Zentimeter hohe schwarze Kraut gehört zu den Nachtschattengewächsen und ist eng mit der Tollkirsche und dem Stechapfel verwandt. Man findet es im nordamerikanischen Raum und überall in Europa auf kargen, nährstoffarmen Böden. Bilsenkraut hat gezahnte Blätter und gelbweiße Blüten mit violetten Äderchen.

BIRKE
(Betula)

Die Birke war bei den nordamerikanischen Indianern ein geschätztes, weil vielseitig verwendbares Heilmittel. Im Herbst, wenn es mit Ölen gesättigt war, wurde das Holz in dünne Scheiben geschnitten und auf heiße Steine gelegt. Die dabei entstehenden Dämpfe wurden eingeatmet und dienten zur Vorbeugung und Behandlung von Erkrankungen der Atemwege. Mit einem Kaltauszug aus Weißbirkenrinde galt diese Anwendung als probates Mittel bei Bronchitis. Delaware-Heiler behandelten mit Asche von Birkenholz auch bakterielle Hautkrankheiten wie Krätze und Mundfäule. In Hütten und Zelten, in denen ansteckende Kranke isoliert waren, verräucherte man zur Desinfektion Birkenrinde. Bei äußeren Verletzungen, Schnitten und Schwellungen legten sie die Indianer gekocht und zu Brei zerstampft auf. Tee aus getrockneter Rinde und Blättern wurde zur Fiebersenkung, Schmerzstillung, zum Lösen von Krämpfen, zur Blutreinigung und Desinfektion gegeben. Von den Potawatomi, einem am Ohio River lebenden Algonkin-Volk, ist bekannt, daß sie aus den jungen Ästen ein vitamin-C-haltiges Öl gewannen, das sie ihren Mahlzeiten als Würze beimischten. Die Irokesen kochten Holz und Rinde in Wasser und stellten auf diese Weise ein Öl her, das zu Salbe verdickt ausgezeichnet bei allergischen Hautekzemen half.
Von den weltweit etwa dreißig Birkenarten sind zwölf in Nordamerika heimisch. Der mittelgroße Baum bevorzugt saure, karge Böden in halbtrockenen Mischwäldern, Mooren und Heiden.
Anwendung: als Tee und Saft.

BLÜTENPOLLEN

Pollen, die männlichen Samenzellen blühender Pflanzen, wird von Bienen gesammelt und als Futter in den Bienenstock gebracht. Die Indianer setzen ihn zur Ergänzung der Nahrung sowie als Tonikum bei starken körperlichen und geistigen Belastungen ein, denn er gilt bei allen Stämmen als bestes Mittel zur Erhaltung der Gesundheit. Das von Medizinmännern überlieferte Wissen um seine Heilkraft ist inzwischen von der modernen Naturwissenschaft bestätigt: Blütenpollen enthält alle lebenswichtigen Vitamine, Mineralstoffe und Spurenelemente. Er beruhigt die Nerven, spendet Kraft, fördert die Konzentration und ist sehr wirkungsvoll bei Augenschmerzen und Herzbeschwerden. Heutige Medizinmänner empfehlen, Blütenpollen (jeweils einen Teelöffel) in Joghurt, Salaten, Gemüsen, Fruchtsäften oder mit Honig oder Marmelade vermischt zu essen. Man kann ihn auch in einem Mörser zerreiben und mit etwas destilliertem Wasser verdünnt vor den Mahlzeiten trinken.

BOLDO
(Peumus boldus)

Bei den Indianern Mexikos gilt ein über die Tür gehängter Strauß aus Boldoblättern als Schutz für Haus und Bewohner vor schlechten Energien und bösen Geistern. Rational kann man diese magische Anwendung mit der beruhigenden Wirkung der Pflanze auf Nerven und Psyche erklären. Medizinisch sinnvoll ist die Anwendung von Boldotee bei Verdauungsbeschwerden, Gallenblasenleiden, Kopfschmerzen und rheumatischen Beschwerden.

Der immergrüne Boldostrauch kommt ursprünglich aus Chile, mittlerweile ist er im gesamten mittelamerikanischen Raum verbreitet. Die Blätter riechen leicht nach Pfefferminze und Kampfer. Boldo bevorzugt trockene Standorte.
Anwendung: als Tee.

BRENNESSEL

(Urtica dioica)

In der indianischen Medizin gilt die Brennessel als universelles Mittel zur Gesunderhaltung. Sie regt den gesamten Körperstoffwechsel an, wirkt harntreibend und blutreinigend. Zeitgenössische indianische Heiler empfehlen, Brennnessel regelmäßig in Form von Tees, Saft oder als Beilage zu Salaten oder Gemüsegerichten zu verwenden.
Sowohl die kleine *(Urtica urens)* als auch die große Brennessel *(Urtica dioica)* sind in ganz Nordamerika sowie in Europa verbreitet. Sie wachsen bevorzugt an Straßenrändern und auf Ödland.
Anwendung: als Saft und Tee.

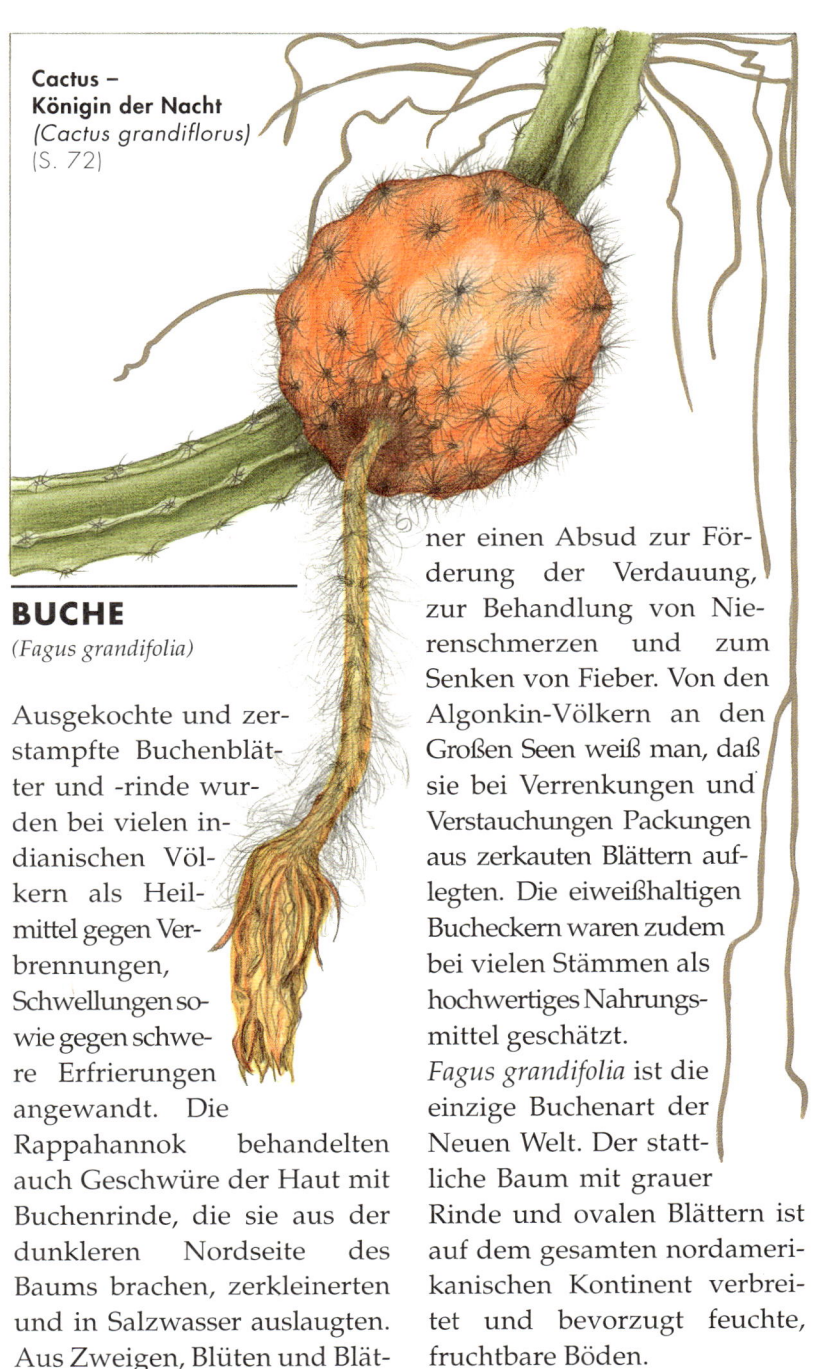

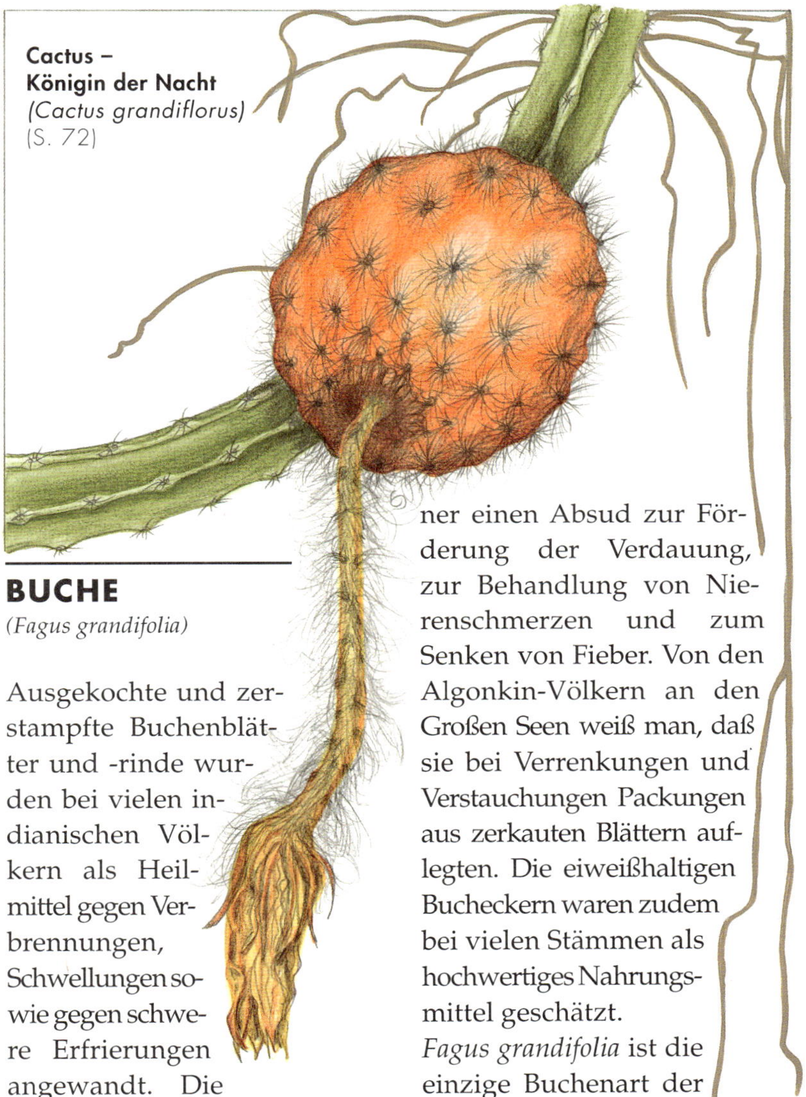

Cactus – Königin der Nacht
(Cactus grandiflorus)
(S. 72)

BUCHE

(Fagus grandifolia)

Ausgekochte und zerstampfte Buchenblätter und -rinde wurden bei vielen indianischen Völkern als Heilmittel gegen Verbrennungen, Schwellungen sowie gegen schwere Erfrierungen angewandt. Die Rappahannok behandelten auch Geschwüre der Haut mit Buchenrinde, die sie aus der dunkleren Nordseite des Baums brachen, zerkleinerten und in Salzwasser auslaugten. Aus Zweigen, Blüten und Blättern kochten die Prärieindianer einen Absud zur Förderung der Verdauung, zur Behandlung von Nierenschmerzen und zum Senken von Fieber. Von den Algonkin-Völkern an den Großen Seen weiß man, daß sie bei Verrenkungen und Verstauchungen Packungen aus zerkauten Blättern auflegten. Die eiweißhaltigen Bucheckern waren zudem bei vielen Stämmen als hochwertiges Nahrungsmittel geschätzt.
Fagus grandifolia ist die einzige Buchenart der Neuen Welt. Der stattliche Baum mit grauer Rinde und ovalen Blättern ist auf dem gesamten nordamerikanischen Kontinent verbreitet und bevorzugt feuchte, fruchtbare Böden.
Anwendung: als Tee.

CACTUS – KÖNIGIN DER NACHT

(Cactus grandiflorus)

Seinen Namen hat *Cactus grandiflorus* seinen prächtigen Blüten zu verdanken, die sich nur für eine Nacht öffnen. Die Völker der nordamerikanischen Wüstengebiete trinken bei Herzleiden einen Tee aus seinen Blüten und Stengeln. Die Königin der Nacht enthält Glykoside, welche die Herzmuskulatur stimulieren und den Herzrhythmus regulieren. Deshalb wird diese Pflanze in der Schulmedizin auch bei nervösen Herzbeschwerden, Angina pectoris und Herzinsuffizienz angewendet. Mexikanische Indianer nehmen Tee aus den Kaktusblüten auch bei Rheuma. Der Name »Königin der Nacht« hat noch eine zweite Bedeutung. Indianische Frauen kennen die sexuell stimulierende Wirkung des Kaktus. Sie trinken den Absud seiner Blüten – mit spezieller Wirkung. Allerdings auch nur für eine Nacht!

Der Kaktus ist ausschließlich im südwestlichen Nord- und in Mittelamerika anzutreffen. Die Blüten duften stark nach Vanille.

Anwendung: als Tee und fertige Tinktur.

CHILIPFEFFER

(Capsicum)

Kaum ein indianisches Gericht in Mexiko ohne die scharfen Schoten. Chilipfeffer wurde schon von den Tolteken, Azteken und Maya kultiviert. Allein in Mexiko sind an die siebzig Arten bekannt, die sich in Aussehen und Geschmack sehr voneinander unterscheiden. Etwa ein Drittel davon ist nicht scharf und wird als Gemüse gegessen; das dient zur Anregung der Verdauung und wirkt gegen Verstopfung. Früher wurde Chili zusammen mit Salz bei Erkrankungen des Rachenraums genommen. Ein Tee aus den Blättern soll Asthma und Brustschmerzen, ein Tonikum aus den Wurzeln Bauchschmerzen und Koliken lindern. Vor allem Kindern, die häufig aufstoßen, erbrechen und unter Blähungen leiden, mischt man einige dieser Schoten in ihr Essen. Auch stillende Mütter nehmen regelmäßig davon, um diese Wirkung über die Milch an ihre Kinder weiterzugeben.

Chilipfeffer wird heute weltweit in allen tropischen und mediterranen Regionen in verschiedenen Arten kultiviert.

Anwendung: die Schoten.

CHINARINDENBAUM

(Cinchona pubescens)

Eine Geschichte aus der ersten Hälfte des 17. Jahrhunderts erzählt von einem Jesuitenmissionar, der von einem indianischen Heiler durch ein »Zauberpulver« aus der zermahlenen Rinde eines Baums von schweren Fieberanfällen geheilt wurde. Einige Jahre später verhalf dieses »Medikament« auch der spanischen Vizekönigin Cinchon in Peru zur Genesung von ihren Fieberschüben. Nach solch bemerkenswerten Heilerfolgen führte man das geheimnisvolle Pulver auch in Spanien ein. Die Namengebung beruht eigentlich auf einem Mißverständnis: Bei den peruanischen Indios heißt Rinde *kina*, und *kina kina* ist der Superlativ, also »Rinde der Rinden«. Die Spanier machten daraus *quinquina*, das sich zu *china* abschliff. Der schwedische Naturforscher Carl von Linné gab der Pflanze schließlich ihren botanischen Gattungsnamen *Cinchona*, zur Erinnerung an die Heilung der Gräfin Cinchon. Das Fiebermittel wurde in weiten Teilen Amerikas und Europas sehr bekannt, über die Pflanze als solche wußte man jedoch sehr wenig. Erst

Samuel Hahnemann, der Begründer der Homöopathie, testete die Wirkung der Chinarinde an sich selbst und postulierte daraufhin seine Ähnlichkeitsregel. Mit seinen Forschungen untermauerte er altes indianisches Wissen: Chinarinde senkt Fieber und verdünnt und reinigt das Blut. Mit Entwicklung der modernen Pharmakologie wurde ihr Hauptwirkstoff, das 1820 erstmals isolierte Chinin, zum vorrangig eingesetzten Medikament bei Malaria und häufiger Zusatz vieler fiebersenkender Grippemittel.
Die Heimat des bis dreißig Meter hohen Baums liegt ursprünglich in den Anden. Seine Verbreitung reicht mittlerweile bis nach Mexiko. Charakteristisch sind die großen, eiförmigen Blätter und roten Blüten, die in Rispen stehen.
Während der Schwangerschaft, bei Magen- und Darmgeschwüren und natürlich bei Chininüberempfindlichkeit darf Chinarinde keinesfalls eingenommen werden.
Anwendung: als Tinktur.

DAMIANA

(Turnera aphrodisiaca)

»Die dem Mann das Hemd herunterreißt«, so nannten die Azteken Damiana, eine auch heute noch häufig angewendete Heilpflanze mit stark aphrodisierender Wirkung. Seinen europäischen Namen bekam das Kraut von Juan Maria de Salvatierra, einem spanischen Missionar des 17. Jahrhunderts. Er benannte es nach dem heiligen Damian, dem Schutzpatron der Apotheker. Salvatierra lernte die Pflanze bei den mexikanischen Indianern auch als Stärkungs- und Beruhigungsmittel kennen. Dazu trinkt man Damianakraut als Tee oder inhaliert die Dämpfe. Zieht Damianatee über mehr als zehn Stunden, so verstärkt sich seine Wirkung erheblich. Auch Nierenerkrankungen, Durchfall, Menstruationsbeschwerden und Erkrankungen der Atemwege werden mit ihm behandelt. Vor allem bei Asthma soll Damiana (als Öl und Tee) wahre Wunder wirken, weshalb die Maya auch von *misib kok*, »Asthma-Besen«, sprachen. Damianakraut findet bei den mexikanischen Nativen nach wie vor Verwendung zum Gerben von Fleisch. Dazu wickelt man es in die Blätter ein und vergräbt das Paket für einige Tage etwa metertief im Boden.
Das kleinwüchsige, aromatisch duftende Kraut gedeiht in den trockenen Felsregionen Mexikos.
Anwendung: als Kraut und Tinktur.

ENGELWURZ

(Angelica atropurpurea)

Die Indianer der Ostküste ernteten Engelwurz im späten Frühjahr kurz vor Bildung der Blütendolden, denn dann, so wußten sie, erhält sich die Pflanze ihre Heilkraft über Jahre. Auch bei uns ist die Engelwurz schon seit langem als vielseitiges Arzneikraut bekannt. Den Indianern waren jedoch wesentlich mehr Wirkungen und entsprechend mehr Indikationen bekannt. So behandelten die Creek Magen-Darm-Beschwerden und Koliken mit einem Tee aus Engelwurzblättern, und die westlich des Michigansees lebenden Menominee legten einen aus frischen Wurzeln gekochten Brei bei schmerzhaften Schwellungen der Haut sowie Brust- und Rückenschmerzen auf. Weitere Verwendung fand Engelwurz

auch bei Nieren- und Blasenleiden. Seine schleimlösende Wirkung machten sich die Heiler zunutze, indem sie bei Erkältungen Tabak mit getrockneten Engelwurzblättern vermischt rauchen ließen.
Das bis zu zwei Meter hohe Doldengewächs mit halbkugelförmigen, gelbgrünen Dolden ist hauptsächlich in den östlichen Regionen der USA verbreitet. Engelwurz gedeiht am besten an feuchten, schattigen Flußufern und Wiesen.
Anwendung: als Tee.

ESCHE

(Fraxinus americana)

Wurde ein Delaware von einer Klapperschlange gebissen, gab man ihm zur Linderung der Vergiftungserscheinungen einen Absud aus Knospen und Rinde der Weißesche zu trinken. Trapper und Siedler, die ins Delaware-Gebiet kamen, berichteten sogar von einer »prophylaktischen« Anwendung durch Auslegen frischer Blätter, dem eine abschreckende Wirkung auf die Reptilien zugesprochen wurde. Viele Völker wie die Kiowa und Comanche kannten auch die fiebersenkende Eigenschaft eines Rindenabsuds der Esche. Tees und Packungen aus den jungen Blättern wurden bei Gicht, Arthritis, rheumatischen Schmerzen und Schwellungen eingesetzt. Von den Wichita und Tonkawa aus Texas und Oklahoma ist überliefert, daß sie Blätter, Rinde und Saft junger Astenden zur Regulierung der Durchblutung nutzten. Und die kanadischen Penobscot gaben nach einer Geburt der Mutter einen starken Eschenblättertee zur inneren Reinigung. Daneben fanden auch die Fruchtkerne der Esche wegen ihrer höheren Wirkstoffkonzentration medizinische Verwendung.
Der über dreißig Meter hohe Baum ist in den gemäßigten Breiten Nordamerikas weit verbreitet. Eschen sind an ihren schwarzen Knospen und Fiederblättchen zu erkennen. Sie bevorzugen feuchte Standorte an Fluß- und Bachufern.
Anwendung: als Tee.

FAULBAUM

(Rhamnus purshianus)

Bei den Indianern Mexikos erzählt man sich noch heute, daß einst ein spanischer Missionar, der an chronischer Verstopfung litt, von ihren Vorfahren durch Faulbaumrinde von seinem Leiden kuriert wurde. »Die heilige Rinde«, von den Spaniern nach indianischem Vorbild *cascara sagrada* genannt, gilt in der amerikanischen Kräuterheilkunde – nicht nur der indianischen – als eines der wirksamsten natürlichen Abführmittel. Bislang konnte ihm kein chemisches Präparat den Rang ablaufen. Entsprechend ist Faulbaumrinde mit das bekannteste indianische Medikament.

Es ist in den USA in Form von Tabletten, Pulvern, Kapseln in jedem Drugstore zu bekommen. Indianer messen einer ausgewogenen Verdauung eine wesentliche Bedeutung für die Gesundheit bei. Viele Medizinmänner, darunter der bekannte Heiler Lame Deer, gehen davon aus, daß der regelmäßige Genuß der »heiligen Rinde« Krankheiten, die im Zusammenhang mit einer gestörten Verdauung stehen, vorbeugt. Seit einigen Jahren läuft eine Studie indianischer Mediziner, deren Ergebnisse ihre umfassend gesundheitsfördernde Wirkung bestätigen: Tee aus Faulbaumrinde stärkt die Abwehrkräfte und stabilisiert langfristig den Gesundheitszustand. In Mexiko wird er sogar zur Behandlung von Malaria und bei Gallensteinen genommen. Langsam zerkaut ist Faulbaumrinde auch ein Schmerzmittel, speziell gegen Zahnweh. Sie wird in den Frühlings- und Frühsommermonaten gesammelt, zwei bis vier Jahre getrocknet und erst kurz vor Gebrauch pulverisiert. Indianische Heiler warnen vor zu hohen Dosierungen und empfehlen kleine Mengen über einen längeren Zeitraum. Bei chronischen Magen- oder Darmgeschwüren ist generell von Präparaten mit Faulbaumrinde abzuraten.

Der bis zu sieben Meter hohe strauchartige Faulbaum wächst an der nordamerikanischen Westküste und in Mexiko bevorzugt auf humusreichen oder sandigen Böden mit wenig Wasser. Er hat kleine Blätter und schwarze Beerenfrüchte.

Anwendung: als Tee und Extrakt.

FIEBERBAUM – SASSAFRAS

(Sassafras albidum)

Sassafras, die »gute Medizin«, ist eine *der* heiligen Pflanzen der Indianer Nordamerikas – sicher ihrer spirituellen, aber auch der vielfältigen therapeutischen Anwendungen wegen. Aus Wurzelrinde, Rinde, Blättern und Beeren werden Tees gebraut: Gegen Rheuma und Geschlechtskrankheiten, gegen Husten und Blasenschmerzen sowie zur Blutreinigung und zur Beruhigung der Psyche. Aus frischen, zerriebenen Blättern bereiteten die Nativen bei Verletzungen ein Wundpflaster. Ausgekochtes Wurzelmark gaben die Ojibwa zur Narkose bei Behandlungen von Knochenbrüchen und Verrenkungen; das Mark junger Sprößlinge, in heißem Wasser gekocht, diente zur Spülung bei Augenleiden. Von den Choctaw wissen wir, daß sie aus den Blättern *gumbo* bereiteten, ein Pulver, das als kräftigende Würze in die Suppe kam. Verbreitet war auch die Verwendung von Sassafras bei Heilzeremonien: getrocknete Wurzelrinde wurde mit Tabak vermischt und der Rauch wie bei Salbei über den Patienten geblasen.

Der über dreißig Meter hohe Sassafrasbaum bildet von Florida bis Kanada ausgedehnte Wälder. Man findet ihn auch in den Südstaaten der USA und in Mexiko. Blätter und Rinde duften aromatisch nach Orange, Zitrone und Vanille. Sassafras ist winterhart und bevorzugt fruchtbaren, feuchten Boden. Vor einer längeren Einnahme ist abzuraten, da einige Inhaltsstoffe toxische Wirkung entfalten.
Anwendung: als Tee.

FRAUENWURZEL

(Caulophyllum thalictroides)

Cohosh kommt aus der Algonkin-Sprache und heißt »behütet die Frauen«. Damit ist angedeutet, wozu Frauenwurzel in der indianischen Heilkunde vorwiegend verwendet wird: zur Linderung von Frauenbeschwerden. *Cohosh* fördert die Menstruationsblutung und stimuliert die Uterusmuskulatur. Ein heißer Auszug aus der Wurzel wurde auch als wichtiges Mittel zur Erleichterung bei Entbindungen genommen. Damit verlief die Geburt schmerzfreier und rascher. Der Wurzelauszug mußte bereits eine Woche vor der Niederkunft täglich getrunken werden. Die Menominee, Ojibwa, Meskaki und Potawatomi behandelten darüber hinaus Rheuma, Gicht und Wassersucht mit heißen Teeauszügen der Frauenwurzel, Delaware und Irokesen setzten sie sogar gegen Epilepsie ein.
Die bis zu einem Meter hohe Frauenwurzel ist nur in Nordamerika heimisch. Man findet sie vor allem an Flußufern und auf feuchten, humusreichen Böden.
Anwendung: als Tee.

Fieberbaum – Sassafras
(Sassafras albidum)

GELBWURZEL

(Hydrastis canadensis)

Gelbwurzel, *golden seal,* ist eine der am häufigsten verwendeten Heilpflanzen der indianischen Medizin. Sie regt Verdauung und Gallefluß an, erhöht den Blutdruck, führt ab und wirkt heilend auf die Magenschleimhaut. Von den Irokesen weiß man, daß ihnen *golden seal* zur Behandlung von Keuchhusten, Leberleiden, Fieber und Herzbeschwerden diente. Und von den Creek ist sogar ein Rezept zur Salbenherstellung bekannt: Gelbwurzelblätter verrührt mit Bärenfett dienten zur Behandlung von Insektenstichen. Die Stämme westlich des Mississippi nutzten einen kalten Absud der Wurzeln zur Behandlung von Augenentzündungen. Hauptwirkung von *golden seal* ist jedoch die Stärkung des Immunsystems. Gelbwurzel wurde von den europäischen Siedlern übernommen und kam Mitte des 18. Jahrhunderts nach Europa. Weil sie die Uterusmuskulatur

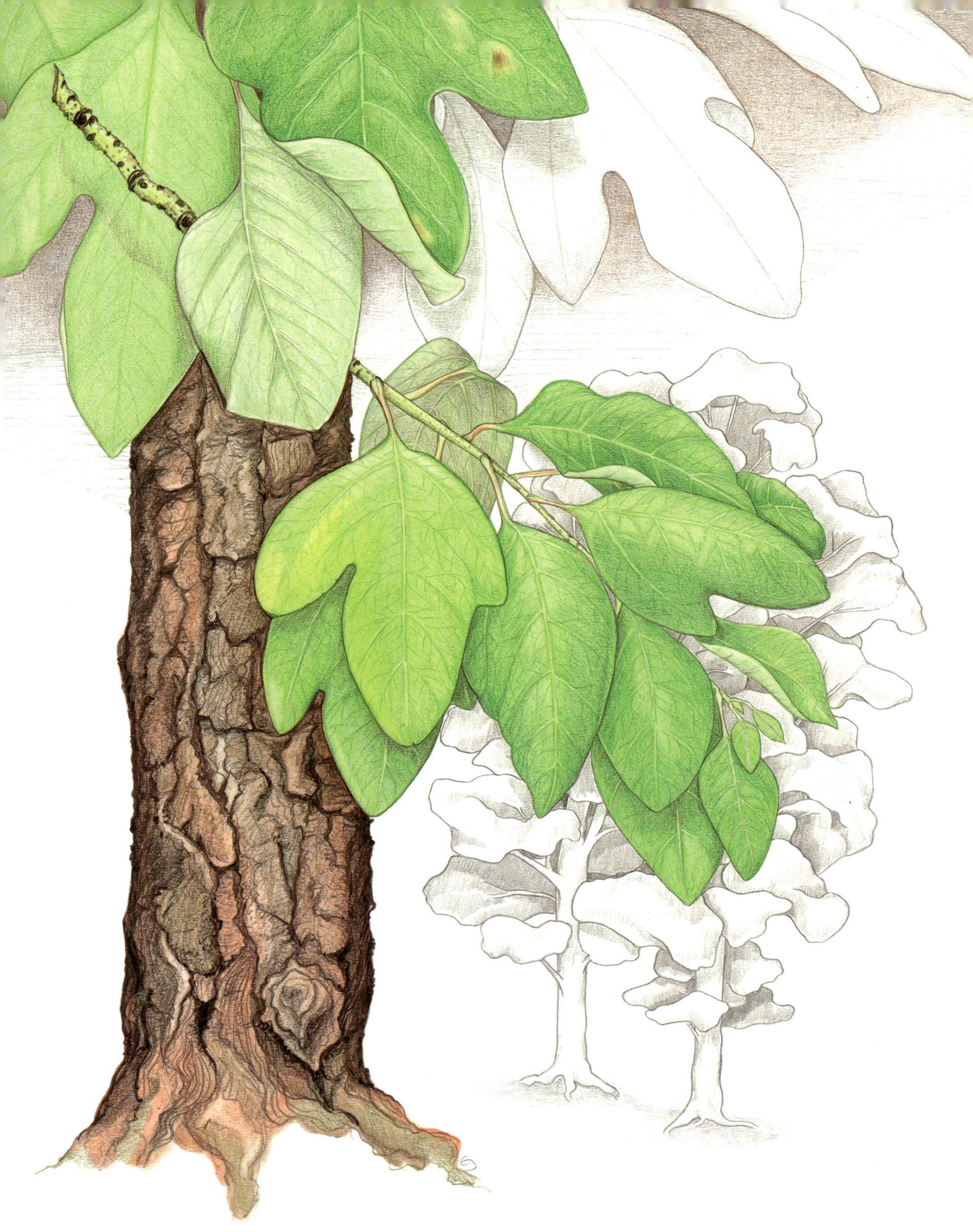

stimuliert, sollte sie nicht während der Schwangerschaft eingenommen werden. Auch bei Bluthochdruck ist von ihrer Einnahme abzuraten.
Anwendung: als fertige Tinktur, pulverisiert und als Kapseln. *Golden seal* ist in Deutschland nicht erhältlich. Man bekommt sie in den USA in Gesundheitsläden (*health stores*).

KAKAO

(Theobroma cacao)

Viele altamerikanische Mythen erzählen von der himmlischen Herkunft des Kakao, der »Speise der Götter«. *Kakahuatl*, das bedeutet »hart und gut«, wurde bei den Azteken vielfältig verwendet: die rohe Kakaobohne als Tauschmittel oder geröstet als Grundlage eines schäumenden, scharfen und gesalzenen Getränks. Eine heute noch in Mexiko beliebte, weil stärkende, für europäische Gaumen allerdings ungewöhnliche Zubereitung ist eine Mixtur aus Kakaopulver, Honig, Wasser und Maismehl. Sie wird vorwiegend zu scharfen Gerichten getrunken. Die süße Variante mit Milch ist übrigens ein Rezept spanischer Nonnen aus dem 16. Jahrhundert. Mit Mais- oder Maniokmehl und Honig zu einer Paste vermischt und in Platten ausgewalzt wurde Kakaopulver auch zu *xokoatl* – dem Urahn der Schokolade. Heute schätzt man *kakahuatl* in Mexiko immer noch wegen seiner aphrodisierenden Wirkung und seiner Heilkraft: Kakaopulver mit Wasser vermischt benutzt man zur Behandlung von Angina, indem man den Hals damit einstreicht und die Paste antrocknen läßt. Wegen seiner harntreibenden Wirkung wird es von den Indianern auch bei Nierenleiden genommen.
Der etwa zehn Meter hohe Baum wurde schon in vorkolumbianischer Zeit in Mexiko kultiviert. Der gerade Stamm trägt verzweigte, grünrindige Äste, an denen die stiellosen Blüten und gelbe oder rote Steinfrüchte, die Kakaoschoten, sitzen.
Anwendung: Handelsübliches Kakaopulver ist für medizinische Zwecke nicht geeignet. Man sollte deshalb auf unbehandelte Kakaobohnen oder fertige Kakaohülsentees zurückgreifen.

KÜRBIS

(Cucurbita pepo)

Neben Mais zählt Kürbis zu den ältesten indianischen Nutzpflanzen. Für die Navajo ist er eine der vier heiligen Pflanzen; er wird mit der Himmelsrichtung Norden in Verbindung gebracht. In den Totenkulten vieler mexikanischer Nativen, in denen sich indianische Spiritualität und christliche Religiosität vermischt haben, wird Kürbis mit eingeschnittenem Mund, Nase und Auge den Verstorbenen zur Ehrung und Ernährung bei den jährlich stattfindenden Zeremonien überreicht. Kürbiskerne nutzen indianische Heiler als harntreibendes Mittel sowie als Aphrodisiakum. Bei Verrenkungen und Verstauchungen werden die großflächigen Blätter erhitzt und aufgelegt. Roh gegessen hilft Kürbisfleisch gegen Heuschnupfen. Über einen längeren Zeitraum genommen wirkt diese Anwendung auch vorbeugend. Das gilt auch bei nervlicher Anspannung. Die Catawba und Menominee kauten frische oder getrocknete Kürbiskerne gegen Nierenleiden und zur Unterstützung der Harnbildung. Weitere Indikationen sind Bronchitis

und unreine Haut, die mit in etwas Salz gekochten Kernen behandelt werden. Kürbis stammt aus Mexiko und bevorzugt sonnige Standorte.
Anwendung: Fruchtfleisch, Kerne und das Öl.

LEBENSBAUM

(Thuja occidentalis)

Im Winter 1535 saß der französische Seefahrer Jaques Cartier mit seinem Schiff am Sankt-Lorenz-Strom fest. Die Besatzung litt unter Skorbut, Lungenerkrankungen und Gicht, so daß wenig Hoffnung auf Rettung bestand. Dort lebende Irokesen kurierten die Mannschaft innerhalb kurzer Zeit mit Absuden immergrüner Astspitzen der Thuja und halfen ihr damit aus einer verzweifelten Lage. Cartier brachte einige Thujen von seiner Expedition mit nach Europa, wo man sie in Anlehnung an den indianischen Namen »Wunderbaum, der Leben spendet« Lebensbaum nannte. Die Indianer verwenden die universale Heilpflanze nicht nur bei Skorbut und Erkältungskrankheiten (Blätterabkochungen dienten als schweißtreibendes Mittel), sondern auch bei rheumatischen Schmerzen. Ein Breiumschlag aus den zerstampften Blättern wurde bei Schwellungen an Händen und Füßen aufgelegt (von den Penobscot überliefert), schwere Kopfschmerzen und chronische Migräne behandelte man mit auf glühenden Kohlen verdampften Blättern (bei den Ojibwa). Bekannt war den Nativen auch die Förderung der Abwehrkräfte durch das Kauen der Wurzel und die günstige Wirkung der inneren Baumrinde bei Menstruationsstörungen.
Der immergrüne, bis zu dreißig Meter hohe und kegelförmige Lebensbaum ist in ganz Nordamerika heimisch. Die Blätter sind länglich oval und duften beim Zerreiben nach Apfel und Gewürznelke.
Anwendung: als Extrakt.

LOBELIE

(Lobelia inflata)

Lobelienkraut wurde schon in vorkolumbianischer Zeit für verschiedene Heilzwecke medizinisch genutzt. Bei vielen nativen Völkern wird Lobelientee gegen Husten, Bronchitis und andere Erkältungskrankheiten getrunken. Die Indianer sprachen der Lobelie auch magische Eigenschaften zu: Sie konnte böse Geister aus dem Körper vertreiben. In der medizinischen Praxis äußert sich das in Schwitz- und Brechkuren, zu denen Lobelienkraut verräuchert oder eingenommen wurde. Häufig rauchte man auch die getrockneten Blätter, weswegen weiße Siedler Lobelienkraut auch »Indian Tobacco« nannten.
Das bis zu einem halben Meter hohe Lobelienkraut wächst in ganz Nordamerika. Seine fahlblauen Blüten hängen in Trauben herab.
Anwendung: als Tee und Tinktur.

MAIS

(Zea mays)

Archäologische Funde belegen: Mais wurde bereits vor siebentausend Jahren in Mexiko und den südwestlichen USA kultiviert. Bei Olmeken, Maya, Tolteken, Azteken, Pueblo und Hopi gehörte und gehört diese »heilige« Nutzpflanze zu den Säulen ihrer Kultur. Vom Mais gibt es über sechzig verschiedene Arten, aus denen die Indianer heute noch Hunderte diverser Gerichte und Getränke bereiten. Für eine und nach einer reichen Ernte bitten und bedanken sich die Indianer mit einer Maiszeremonie bei »Mutter Erde«. Aus Mexiko ist folgendes Ritual bekannt: Ein Maiskolben wird zum Himmel, zur Erde und in alle vier Himmelsrichtungen gehalten und anschließend vergraben. Die Zeremonie findet viermal im Jahr statt: vor der Saat, während der Reifezeit, bei und nach der Ernte. Mais wird in verschiedenen Sorten bei den Indianern Nord- und Mittelamerikas auf vielfältige Weise verwendet: als Nahrungsmittel (er enthält viele lebenswichtige Nährstoffe und Vitamine), als Futter für das Federvieh (die kleingeschnittenen Maisblätter), als Indikation für den Zustand eines Kranken (wer keinen Mais mehr essen wollte, galt als unheilbar krank) und natürlich auch als Heilmittel selbst. Die Fasern der Kolbenspitze sind roh gegessen indiziert bei Nervenleiden und gekocht bei Bluthochdruck; als Tee helfen sie gegen rheumatische und arthritische Beschwerden. Mit Tee aus Maisgriffeln, den Staubfäden der Blüten, werden Verstopfung, Durchfall, Harnverhalten, Unfruchtbarkeit und Menstruationsschmerzen behandelt. Der entkornte Kolben, gekocht und ausgepreßt, lindert Schwindelanfälle bei Kreislaufschwäche. Speziell schwarzer Mais dient der Reinigung von Blut, Magen und Darm: Frauen und Männer essen ihn deshalb während eines rituellen Mahls (aus Mexiko bekannt) auch vor der Zeugung eines Kindes. Geschwüre, Brandwunden, Entzündungen und Schwellungen werden von indianischen Heilern mit Maisbreiumschlägen kuriert. Maisöl hilft gegen Fieber, Migräne, Asthma und Heuschnupfen. Der Rauch getrockneter Maiskolben wurde zur Heilung entzündlicher und eitriger Kratzwunden auf die betroffenen Hautstellen geblasen. *Chicha*, ein aus Mais gebrautes Bier, wird auch heute noch in Mexiko als Heilmittel bei Seitenstechen und Beschwerden im Nieren-Blasen-Bereich getrunken. Indianer, die *chicha* trinken, spucken den ersten Schluck auf den Boden – als Geschenk für »Mutter Erde«.

Der ursprünglich in Mittelamerika beheimatete Mais ist mittlerweile weltweit verbreitet und wird in vielen verschiedenen Arten kultiviert.

Anwendung: der Kolben, die Blätter und Griffel.

PAPAYA

(Carica papaya)

Alle mesoamerikanischen Nativen kennen die Papaya als gutes und verträgliches Magenmittel. Vor allem bei Problemen, die auf einen Mangel an Verdauungsenzymen zurückgehen, hilft diese Frucht. Zudem sind Tees aus Blättern und Samen der Papaya ein probates Wurmmittel. Blütentee nimmt man bei Asthma, den Saft als universelles Gegengift bei Tierbissen. Papaya saniert die Darmflora und wirkt antibakteriell, weshalb sie Heiler als Durchfallmittel (roh mit etwas Salz) geben. Bei Verstauchungen, Blutergüssen und kleinen Verletzungen legen mexikanische Indianer getrocknete Papayakerne mit Wasser und Kürbiskernen vermischt in die Sonne und tragen den eingedickten Brei auf die betroffenen Stellen auf. Papain, das in Frucht und Blättern enthaltene Enzym, spaltet Eiweiß, weshalb die Papaya sich gut zum Abnehmen eignet. Diese Wirkung macht man sich auch zum Beizen von Fleisch (Einwickeln in die Papayablätter) zunutze.

Der bis zu sechs Meter hohe Melonenbaum, in seiner Wuchsform einer Palme ähn-

lich, ist in allen tropischen Regionen Mittelamerikas heimisch.
Anwendung: die Blätter und das Fruchtfleisch.

PAPPEL

(Populus)

Die vielen verschiedenen, in Nordamerika heimischen Pappelarten werden von fast allen Indianervölkern medizinisch genutzt. Verwendung findet vor allem das Harz aus den balsamhaltigen Knopsen als Heilmittel gegen Erkältungen. Zum gleichen Zweck wird auch ein Knospentee getrunken, wie von den mexikanischen Pima überliefert. Von den Choctaw östlich des unteren Mississippi kennt man ein Rezept gegen Schlangenbisse: Pappelblätter und -rinde werden in Wasser aufgekocht und die Wunde über den Dampf gehalten. Knochenbrüche und Verstauchungen heilten die Creek aus dem nordöstlichen Kanada mit einem Auszug der gekochten Rinde. Einer der seltenen Fälle einer Salbenzubereitung ist von den Menominee und den Ojibwa bekannt: Aus zerlassenem Bärenfett und den harzigen Knospen der Balsampappel rührten sie eine Salbe zur Wundbehandlung. In Nasenlöcher gerieben, hilft sie auch gegen Erkältung, Bronchitis und entzündete Nebenhöhlen.
Die in gemäßigten und subtropischen Regionen wachsende Pappel bevorzugt feuchte, periodisch überschwemmte Böden über tiefgrundigem Sand oder Kies.
Anwendung: die Pappelknospensalbe.

PASSIONSBLUME

(Passiflora violacea)

Auf seinen Reisen fand der spanische Pater Simone Parlasca in den Regenwäldern Mexikos eine blühende Kletterpflanze, die er nach einer Vision »Passiflora«, Passionsblume, taufte. Der Missionar sah in den Blüten Symbole des Martyriums Christi: die Blütenkrone als Dornenkrone, die fünf Staubbeutel als Wundma-

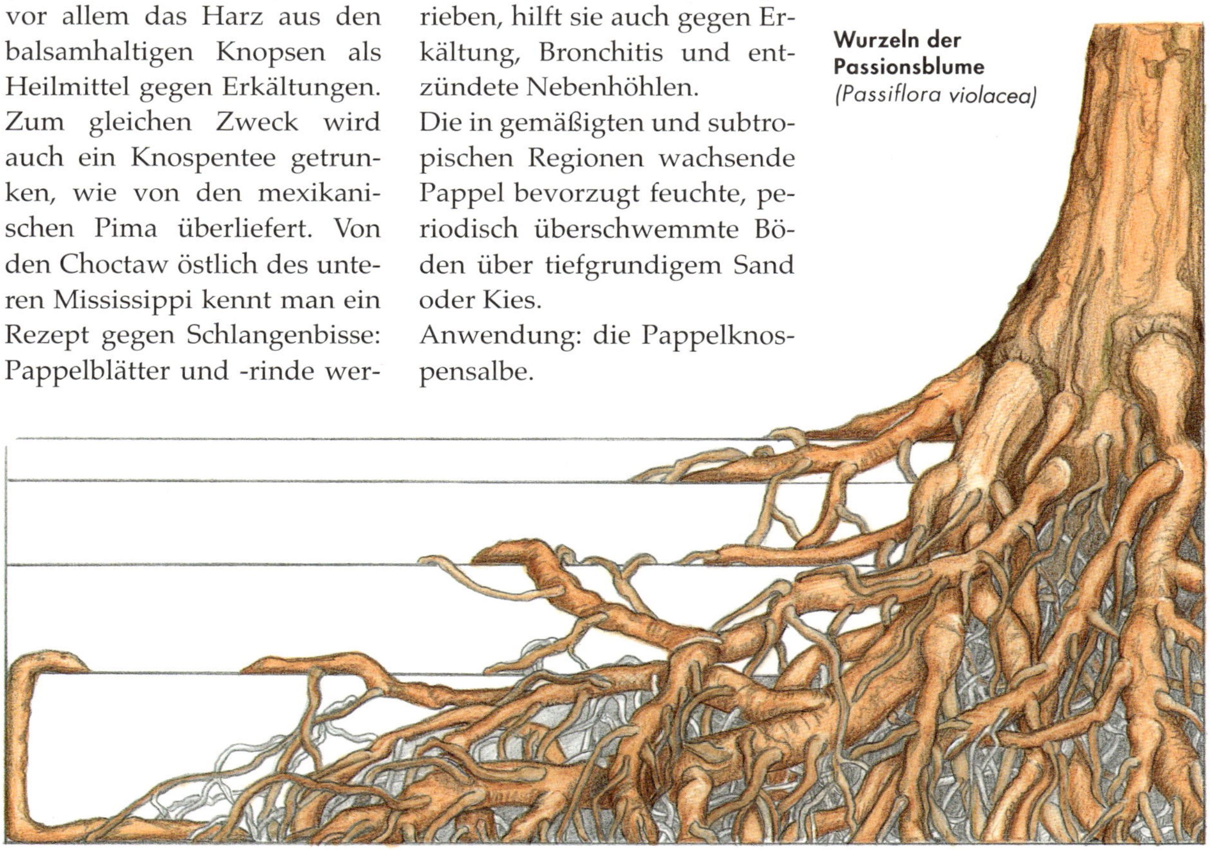

Wurzeln der Passionsblume
(Passiflora violacea)

le und die drei Griffel als Kreuznägel. Für den Klerus war diese Entdeckung ein eindeutiges Zeichen und ein Anlaß mehr, die christliche Lehre in der Neuen Welt zu verbreiten. Lange vor der spanischen Eroberung wußten die Maya und Azteken sowie die Völker im südlichen Nordamerika von den nervenberuhigenden und entkrampfenden Eigenschaften der Passiflora. Heute noch wird deshalb Passionsblumenkraut von indianischen Heilern gegen Verstopfung, Schlaflosigkeit und Nervosität angewendet. Bei den Maya war auch bekannt, zerstampfte Blätter auf Wunden aufzulegen und den Saft, gemischt mit Baumwollblüten, zur Behandlung von Augenentzündungen zu verwenden. Von den Houma-Indianern aus Lousiana weiß man, daß sie pulverisierte Passiflorarinde Getränken zur Blutreinigung beimischten. Das in den Wurzeln enthaltene Passiflorin, ein morphinähnlicher Stoff, wird in der westlichen Medizin als Narkotikum und zur Entkrampfung bei epileptischen Anfällen verwendet.

Die Passionsblume stammt aus den amerikanischen Tropen.

Anwendung: das Kraut als Tee.

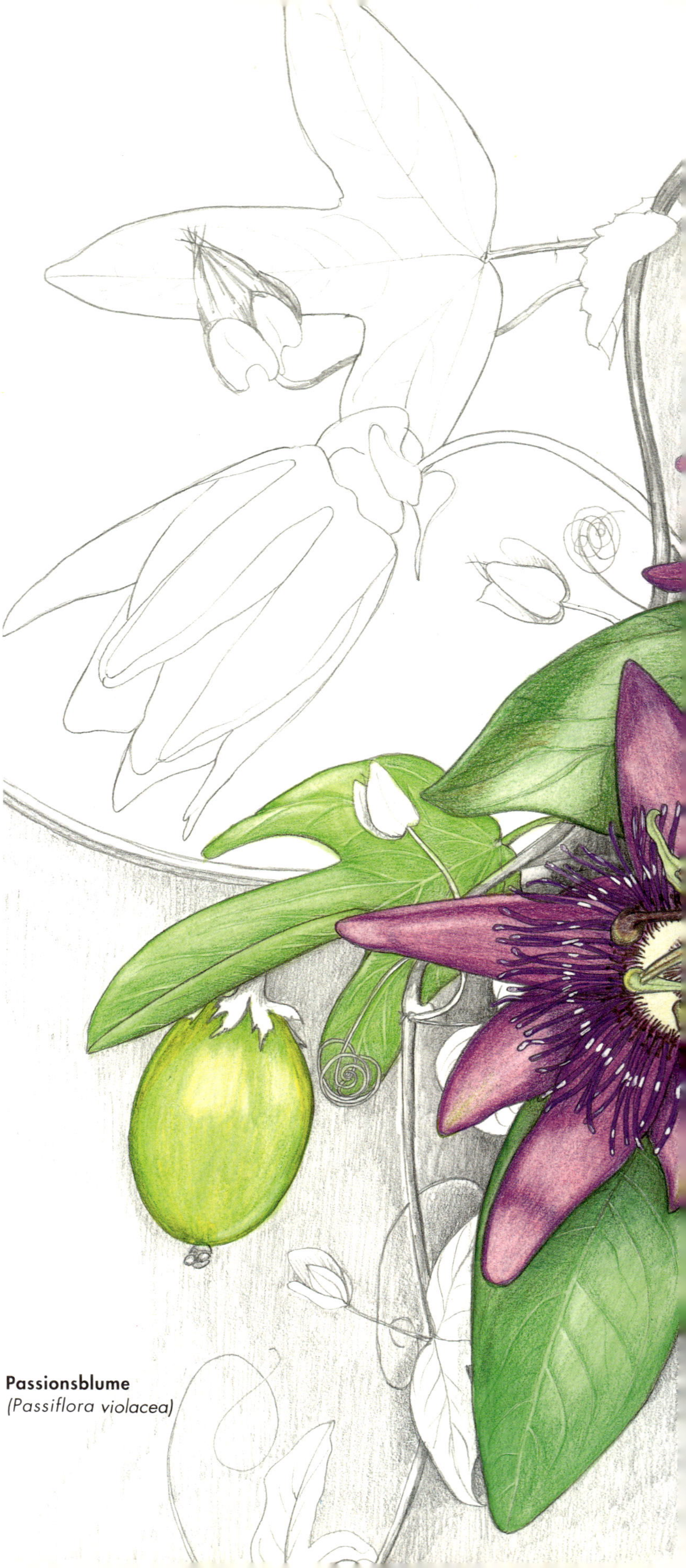

Passionsblume
(Passiflora violacea)

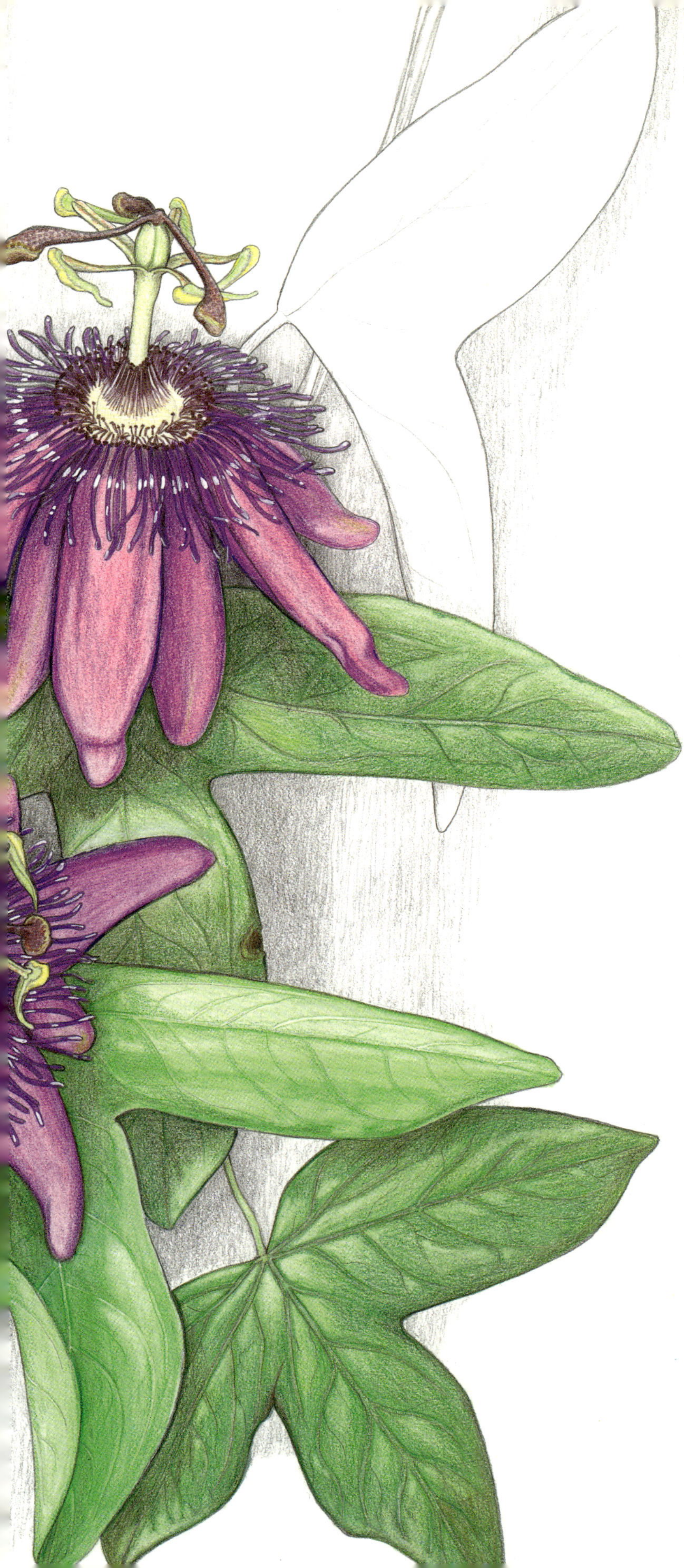

PERUBALSAM

(Myroxylon balsamum)

Sein Name läßt zu Unrecht vermuten, Perubalsam stamme aus Peru. In Wirklichkeit ist der Balsambaum in den tropischen Regenwäldern Zentralamerikas heimisch. Allerdings kam er über den Andenstaat nach Europa. Soviel zur Erklärung der Namengebung. Perubalsam wird ähnlich wie Kautschuk gewonnen. Die ältesten Hinweise auf seinen medizinischen Gebrauch finden sich in einigen erhaltenen Kodizes der yukatekischen Maya: vermischt mit Honig zur Behandlung verschiedener Hauterkrankungen, als universales Mittel bei Menstruationsstörungen und als Räuchermittel zur Behandlung von Erkältungen. Die mittelamerikanischen Völker verwenden nicht nur das Harz zu medizinischen Zwecken, sondern nahezu alle Teile des Baums: Tee aus den Wurzeln gegen Hämorrhoiden und aus den Blättern zur Reinigung von Niere und Blase, eine Abkochung der getrockneten Früchte nach der Niederkunft zur Stärkung.

Anwendung: der fertige Balsam.

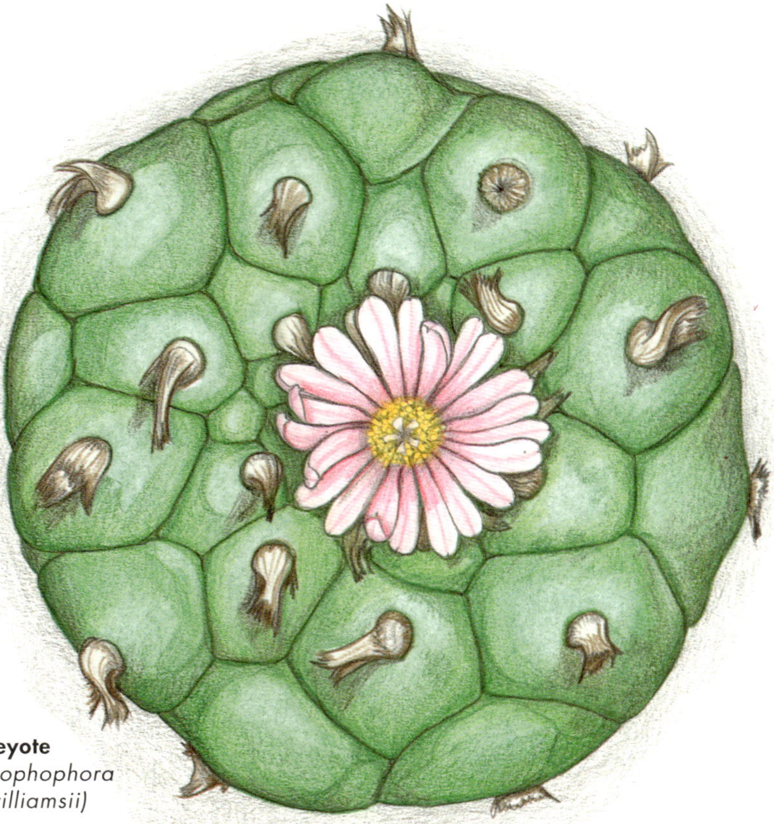

Peyote
(Lophophora williamsii)

PEYOTE

(Lophophora williamsii)

Die Wurzeln des kultischen Gebrauchs von Peyote reichen bis in präaztekische Zeiten zurück. Immer schon war der »göttliche« Kaktus aufgrund seiner halluzinogenen Wirkung fester Bestandteil magischer Praktiken. Als die Spanier Mexiko erobert hatten, gelang es ihnen trotz strengster Verbote nicht, die Peyoterituale zu unterdrücken. Sie sind teilweise bis heute fester Bestandteil vieler indianischer Kulturen. So pilgern die Huichol, ein mexikanisches Indianervolk in den Bergen der südlichen Sierra Madre, einmal im Jahr zu den Plätzen, an denen besonders viele Peyotekakteen wachsen. Sobald sie die »Pflanzen, welche Wunder schauen lassen«, gefunden haben, stellen sie sich im Kreis um die Kakteen auf. Mit einem Messer trennt ein Schamane den Kopf des Peyote ab und gibt allen davon zu essen. Der unscheinbare Kaktus hilft den Indianern, in der Meditation eine andere geistige Ebene zu erreichen und die reale Welt zu verlassen, um über Visionen Wissen über Vergangenes und Zukünftiges und über Ursachen von Krankheiten zu erlangen. Nach Einnahme von Peyote folgen auf eine Phase der Euphorie intensive Farb- und Formhalluzinationen und eine paranormale Wahrnehmung der Wirklichkeit. Peyote wird bei den Indianern immer im Zusammenhang mit einer rituellen Zeremonie, die Geist und Seele auf die »Reise« vorbereitet, gebraucht. Außerdem ist die Teilnahme an den Peyoteritualen auf ältere Menschen beschränkt, denn erst mit dem Erreichen des 52. Lebensjahres, so sagen Medizinmänner und Medizinfrauen, besitzt man die nötige geistige Reife, um Peyote für sein spirituelles Wachstum zu nutzen. Sie warnen auch vor einem Mißbrauch aus Neugier, Lust am

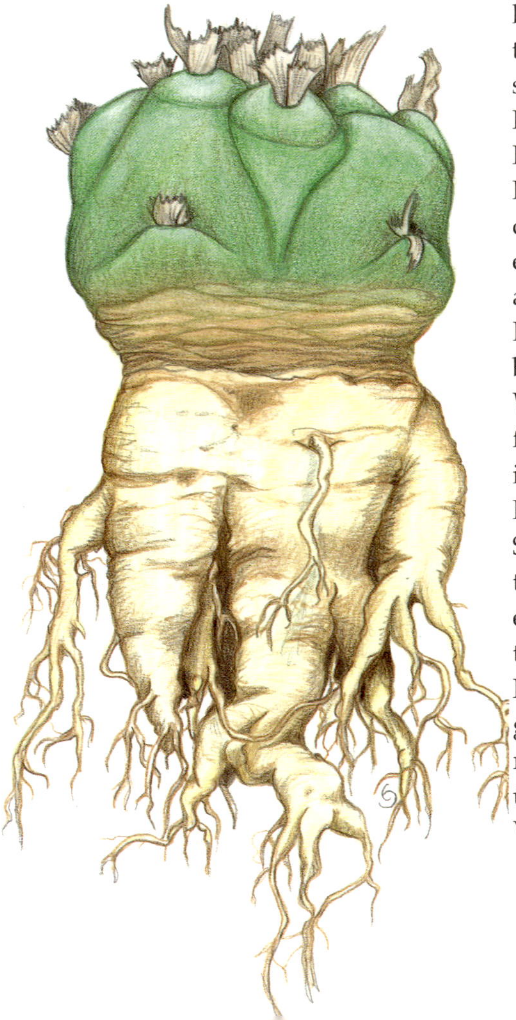

Drogenkonsum oder vor Unkenntnis der richtigen Dosierung. In getrocknetem Zustand sind die Peyoteköpfe nahezu unbegrenzt haltbar. Es gibt aber auch die Praxis, die Köpfe für einige Zeit in Wasser zu weichen und den so entstandenen berauschenden Auszug zu trinken. Neben psychedelischen hat der Peyotekaktus auch heilende Wirkung: Aztekische Ärzte gaben bei starkem Fieber ein Klistier aus einer Peyoteabkochung, eine Praxis, die bei den Huichol heute noch Anwendung findet. In Mexiko ist der Gebrauch des Kaktus so weit verbreitet, daß sich der Ausdruck *empeyotizarse*, »sich selbst mit Peyote behandeln«, für Selbstmedikation eingebürgert hat. Die magischen Qualitäten des Kaktus machen sich Einheimische auch mit Amuletten aus getrockneten Peyotescheiben zunutze. Sie schützen gegen den bösen Blick und alle Formen von Schadenzauber und Hexerei. Peyote gilt auch als wirksames Aphrodisiakum und als äußerst wirkungsvolles Medikament gegen jede Art von Schmerzen, vor allem Kopfweh. Zu den nordamerikanischen Indianern kam Peyote, die heilende und heilige Pflanze, vor gut hundert Jahren. Als der Peyotekult 1918 von der US-Regierung verboten werden sollte, prozessierte eine Gruppe von Indianern (unter anderen Angehörige der Native American Church) vor dem Obersten Gericht gegen die amerikanische Regierung. Das Urteil fiel schließlich zugunsten der Kläger aus. Die Legalisierung von Peyote ausschließlich für Indianer gründet auf der Einschätzung, daß seine spirituelle Verwendung fester Bestandteil der indianischen Kultur ist. Viele Medizinmänner unterstützen ihre Heilrituale mit einer Gabe zerstampfter Peyoteköpfe oder einer Peyotetinktur – so bei Krankheiten mit Gelenk- und Knochenschmerzen und bei Herzbeschwerden. In den zwanziger Jahren war der meskalinhaltige Peyote Modedroge okkultistischer Kreise in Europa, die sich von seiner Einnahme hellseherische und telepathische Fähigkeiten erhofften. Der englische Romanautor und Essayist Aldous Huxley setzte sich ausführlich mit den halluzinati-

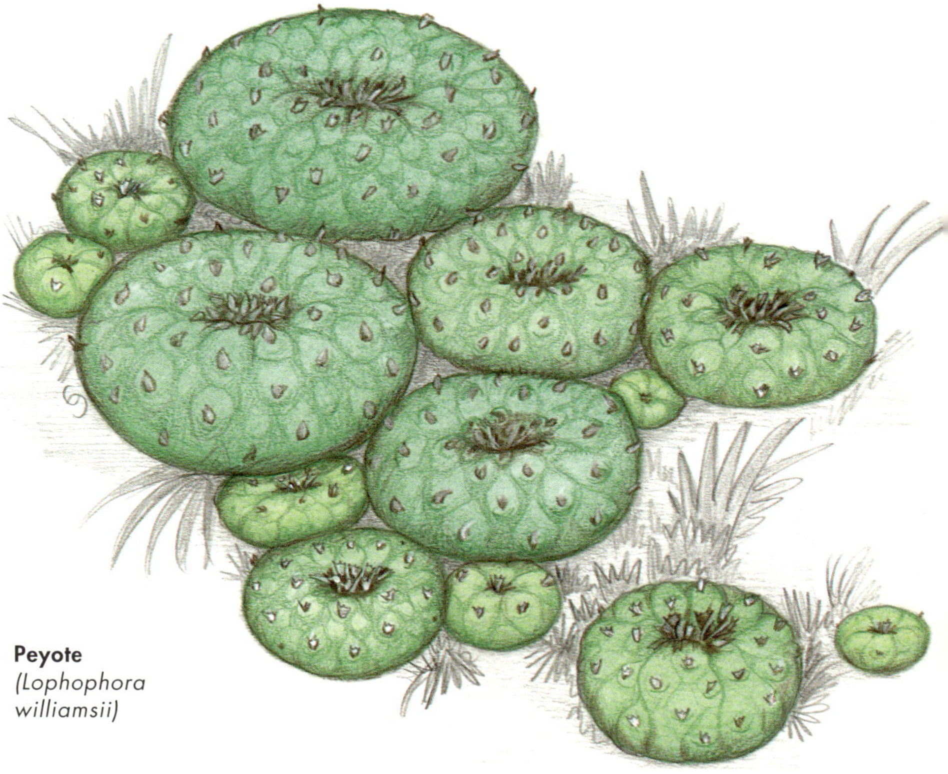

Peyote
(Lophophora williamsii)

ven und spirituellen Aspekten des Meskalinrausches in seinem Erfahrungsbericht *Die Pforten der Wahrnehmung* auseinander. Einem großen Publikum wurde der kleine Kaktus durch die Erzählungen Castanedas über den mexikanischen Schamanen Don Juan bekannt.

Der Peyotekaktus ist ursprünglich in den nördlichen Wüstengebieten Mexikos, den sogenannten »Peyote-Gärten« heimisch. Seine Verbreitung reicht von Zentralmexiko über das Tal des Rio Grande bis nach Texas. Peyote ist knollig, stachellos und hühnereigroß. Oberhalb der fleischigen Wurzeln wächst eine knollige, aus sieben oder mehr Segmenten bestehende Rosette, die den Wirkstoff des Peyote, Meskalin, enthält. Deshalb wird Peyote auch *meskal button* genannt.

SALBEI

(Salvia officinalis)

Salbei, englisch *sage*, gehört neben Tabak, Mais, Sassafras und Peyote zu den wichtigsten Pflanzen indianischer Heilkultur – nicht nur seiner vielfältigen medizinischen, sondern besonders auch seiner rituellen Verwendung wegen. *Sage* wird hauptsächlich zur spirituellen Reinigung gebraucht; er fehlt bei fast keiner Zeremonie. Der Rauch glimmender Salbeiblätter wird auf die geistig zu reinigende Person geblasen. Ähnlich verfahren Medizinmänner bei der magischen Säuberung von Zeremonieplätzen. Neben dem Rauch des Salbeis wird auch den Blättern, in Kreis- und Schlangenform ausgestreut, schützende Kraft beigemessen. Die Wirkung der Pflanze, die nach indianischer Weisheit Inspiration fördert und Gedanken öffnet, wird auch zur Meditation genutzt, indem man frische oder auch getrocknete Blätter kaut. Medizinisch wird Salbei wegen seiner beruhigenden Wirkung gegen Erkältungskrankheiten von Husten bis Bronchitis und generell bei Atembeschwerden genommen. Gegen Gelenkrheumatismus helfen Auflagen aus den Blättern. Auch in der Küche der amerikanischen Nativen spielt das Kraut eine wichtige Rolle: als Gemüse, Heiltee, Gewürz und zum Beizen von Fleisch. Dazu werden die Blätter um das Fleischstück gewickelt und für einen Tag in der Erde vergraben.

Wer Salbei selbst ziehen möchte, sei darauf aufmerksam gemacht, daß die europäische Art *Salvia pratensis* in Aussehen und vor allem Wirkung nicht identisch mit der amerikanischen ist. Der bis zu einem halben Meter hohe Halbstrauch mit seinen hell- bis violettblauen Blüten ist in ganz Nordamerika heimisch. *Indian sage* gibt es bei uns in gut sortierten Kräutergeschäften und natürlich in den USA und Kanada (in vielen Reservaten und bei Indianerveranstaltungen) zu kaufen.

Anwendung: die Blätter als Tee und Räuchermittel.

SCHWERTLILIE

(Iris versicolor)

Schwertlilien waren bei einigen Stämmen Nordamerikas medizinisch so bedeutend, daß beispielsweise die Creek eigene Anpflanzungen davon in ihren Dörfern hatten. Nicht

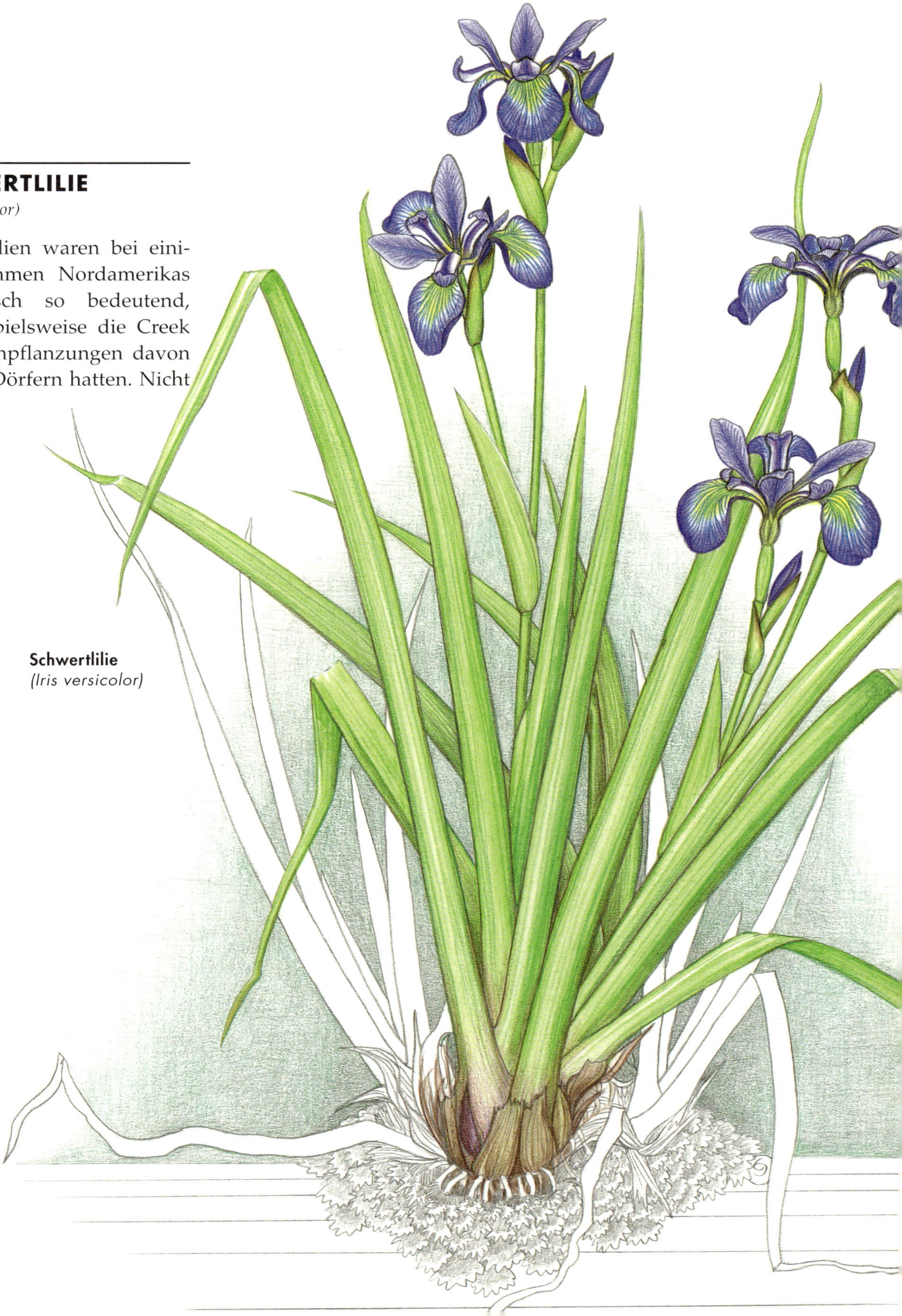

Schwertlilie
(Iris versicolor)

zuletzt wegen ihrer stärkenden Wirkung auf die Abwehrkräfte benutzte man sie bei Erkrankungen der Atemwege sowie auch bei Hoden- und Nebenhodenentzündungen. Von Ponca, Omaha und Nakota, die im Missourital leben, weiß man, daß sie einen mit Wurzelpulver und Speichel durchtränkten Baumwollbausch in die Ohren einführten. Das half gegen Mittelohrentzündung und Schwellungen im Innenohr. Auch bei der Schwitzhüttenzeremonie fand die Schwertlilie Verwendung; die Heiler verdampften das angefeuchtete Wurzelpulver auf heißen Steinen. Viel verwendet wurde die Pflanze auch zur äußeren Wundbehandlung. Man kochte die Wurzel und zerstampfte sie zu Brei. Quetschungen, Schwellungen, Brandwunden, Muskel- und Sehnenzerrungen konnten damit geheilt werden. Die Schwertlilie gehört zu jenen indianischen Heilpflanzen, deren exakter Erntezeitpunkt besonders wichtig ist. Man sammelte sie stets in mondlosen Nächten in den Stunden nach Mitternacht, denn die Indianer wußten, daß die Schwertlilien ihnen dann ihre volle Heilkraft schenkten. Von den rund hundertfünfzig Arten sind über zwanzig in den USA heimisch. Vor allem die *blue flag (Iris versicolor)* wurde von indianischen Heilern häufig verwendet. Die bis zu einem Meter hohen, ganzjährigen Pflanzen haben schwertförmige Blätter und dunkelviolette oder blaue Blüten. Schwertlilien bevorzugen sumpfige, feuchte und niedrige Wiesen mit schweren Böden. Europäische Arten sind hinsichtlich ihrer Inhaltsstoffe und ihrer medizinischen Wirkungen den amerikanischen nur teilweise ähnlich.

Anwendung: die pulverisierten Wurzeln.

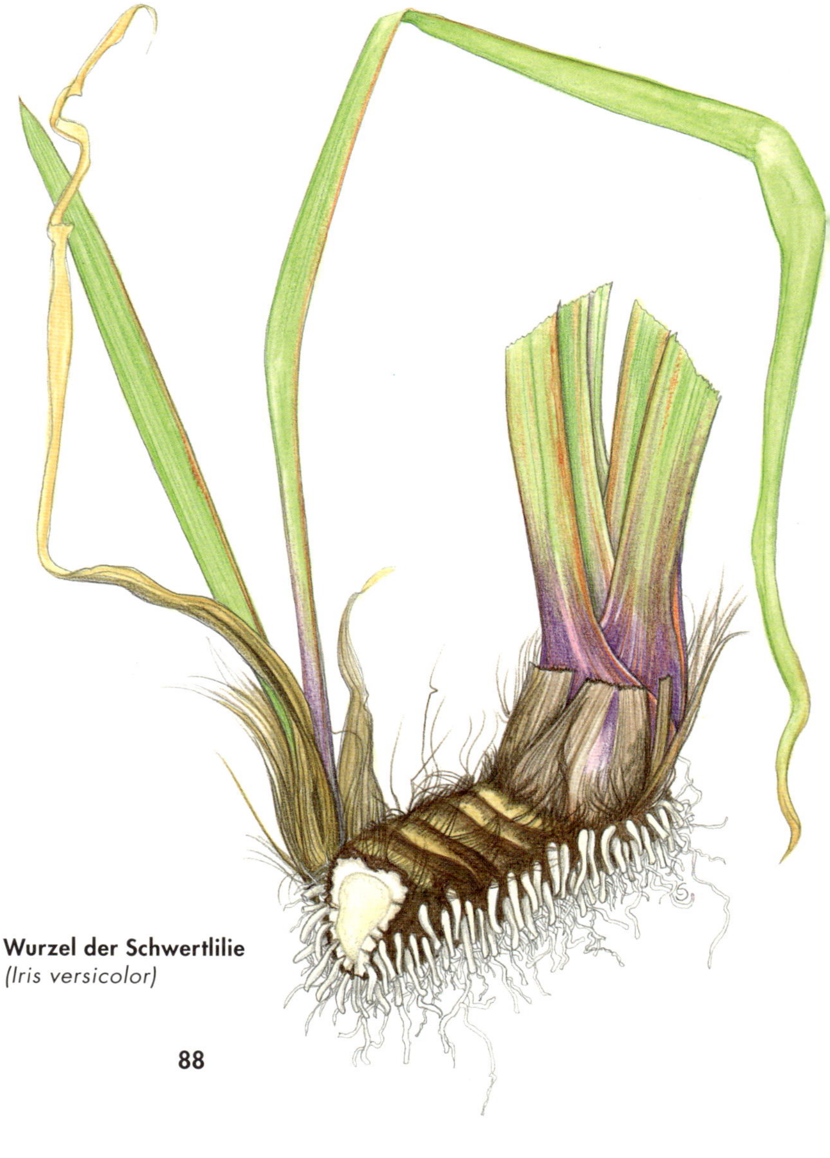

Wurzel der Schwertlilie
(Iris versicolor)

SONNENHUT

(Echinacea angustifolia)

Was heute aufgrund seiner immunstärkenden Wirkung gängiger Bestandteil vieler natürlicher Grippemedikamente ist, ist im Ursprung ein altes indianisches Heilmittel – der Sonnenhut. Die Wirksamkeit seiner Inhaltsstoffe, vor allem Echinacin, ist seit einigen Jahrzehnten pharmakologisch belegt. Speziell Prärieindianer wie Dakota, Lakota und Pawnee verwendeten den Sonnenhut für eine Reihe von Beschwerden: bei Verletzungen das Wurzelpulver, als Wundpflaster die Blätter, einen Absud bei Blutvergiftung und frisch zerkaute Wurzeln zur allgemeinen Stärkung. Sonnenhut wächst auf Savannenland, auf Waldlichtungen und in Wiesengründen.

Er ist in den USA, im südlichen Kanada und im nördlichen Mexiko verbreitet. Seiner auffälligen, purpurroten Blüten wegen hielt der Sonnenhut als Zierpflanze auch Einzug in europäische Gärten.

Anwendung: als Kraut, das im Frühjahr oder Herbst geerntet und im Schatten getrocknet werden soll.

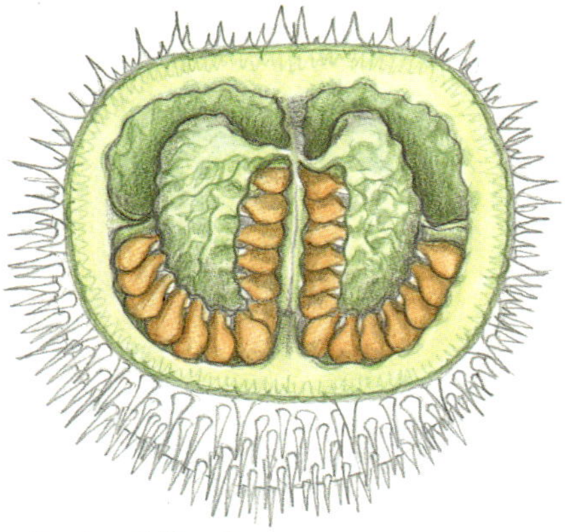

Stechapfelfrucht

STECHAPFEL

(Datura stramonium L.)

Aufgrund seiner halluzinogenen und aphrodisierenden Wirkung hat der Stechapfel bei nahezu allen nord- und mittelamerikanischen Indianervölkern seinen festen Platz in Zeremonien und Heilritualen. Die Hopis wußten, daß der Geist in den Wurzelspitzen einem jungen Mann bei der Suche nach seinem Schutzgeist beisteht. In diesen Visionen erscheinen den Indianern ihre Totems in tierischer Gestalt: als Büffel, Bär, Adler, Klapperschlange und Otter. Stechapfelzeremonien dienen bei vielen Stämmen auch zu prophetischen Zwecken. Die indianischen Bezeichnungen weisen auf diese Wirkung hin. Die Navajos nannten die Datura »Trank des schönen Wegs« oder »Große Blume der Sonne«. In den Nahuatl-Sprachen heißt sie »die Pflanze, die mit dem Herzen spricht«. Daß Datura das Bewußtsein reisen läßt, wurde inzwischen von Neurologen und Pharmakologen bestätigt. Hauptwirkstoff des Stechapfels ist ein Alkaloid, Scopolamin, das mit dem des Bilsenkrauts und der Tollkirsche eng verwandt ist und als Narkotikum in der Psychiatrie zur Beruhigung dient. Stechapfel ist stark wirksam und ruft bei Überdosierung tagelang anhaltende Delirien und Halluzinationen hervor. Vor eigenen Zubereitungen und unkontrollierter Anwendung ist deshalb dringend abzuraten. Neben dem schamanistischen Gebrauch findet der Stechapfel auch Verwendung in der medizinischen Heilkunde: Die Blätter werden geraucht oder als Tee gegen Schmerzen getrunken, dienen fein zerhackt als Wundpflaster und frisch zerquetscht als Breiauflage bei schmerzenden Narben, Verbrennungen, Abschürfungen und schlecht hei-

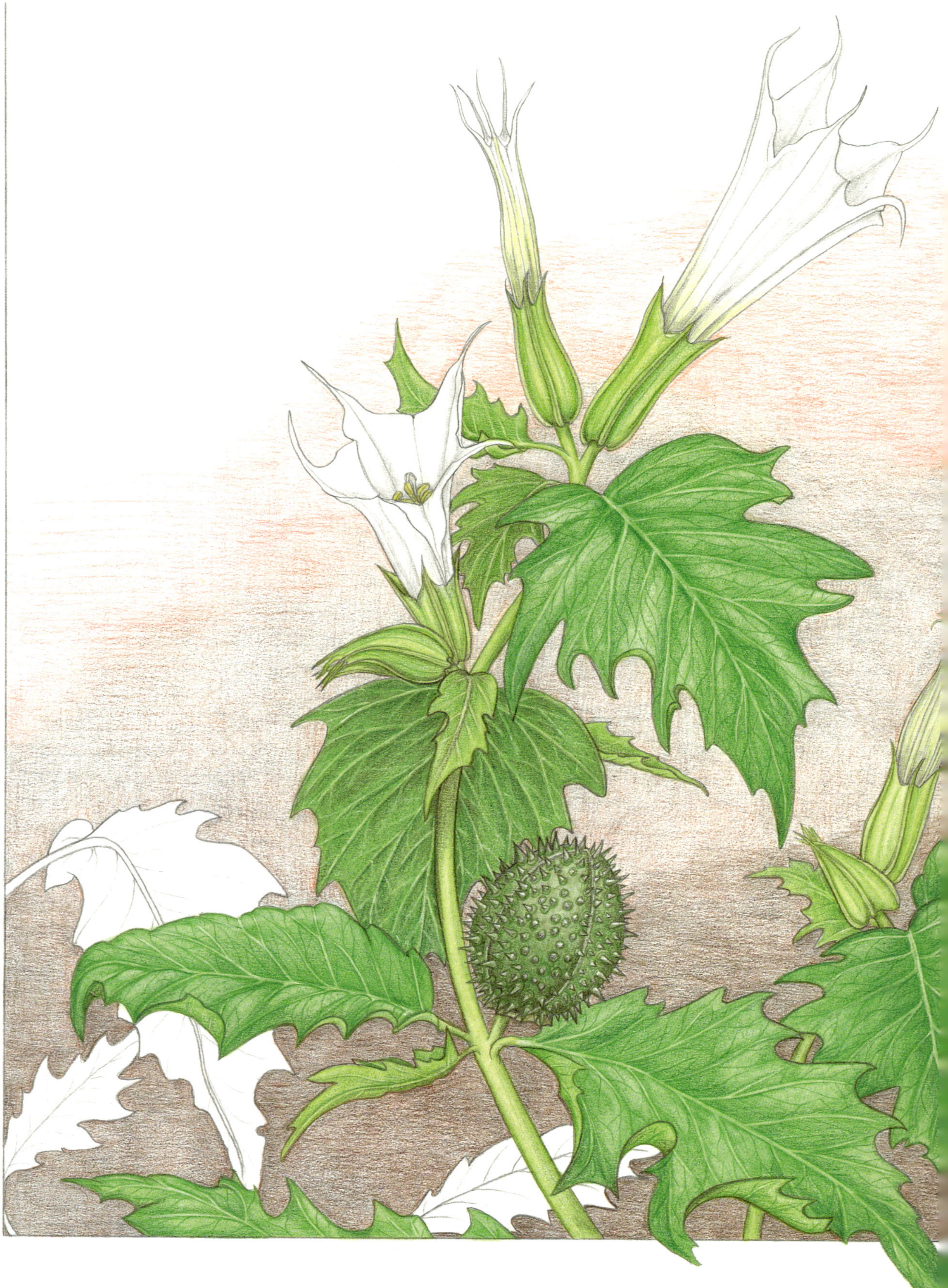

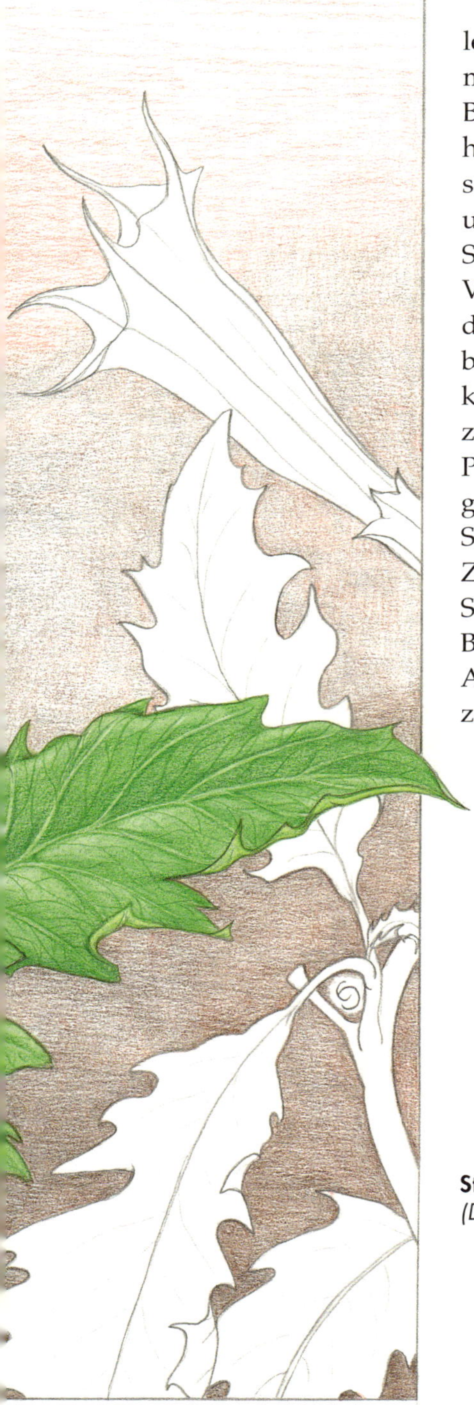

lenden Wunden. Vermischt mit tierischen Fetten fand der Blätterbrei als Salbe zur Behandlung rheumatischer Beschwerden, Verrenkungen und Prellungen, aber auch von Schlangenbissen Verwendung. Von den Rappahannok aus dem heutigen Virginia ist eine besondere Anwendung bekannt: Sie zerrieben die Wurzelspitzen und rauchten das Pulver vermischt mit Tabak gegen Asthma. Auch aus Stechapfelblättern gedrehte Zigarren waren bei vielen Stämmen als Husten- und Bronchitismittel verbreitet. Aus alten aztekischen Medizinbüchern sind Rezepte bekannt, wonach Heiler mit Stechapfeltee klistierten oder eine Art Zäpfchen aus gerollten Daturablättern verwendeten. Interessantes gibt es auch von der Ernte zu erzählen: Bei vielen Stämmen bedanken sich die Indianer, nachdem sie Blätter und Blüten geerntet haben, mit einem kleinen Geschenk bei der Pflanze. Sie vergraben einen kleinen Türkis, ein Muschelstück oder einen besonders schön geformten Stein bei ihren Wurzeln.

Der Stechapfel kommt aus Mexiko sowie aus dem südöstlichen Nordamerika. Heute ist er über den ganzen Nordkontinent bis in die Wüstengebiete verbreitet. Im 16. Jahrhundert brachten ihn die Spanier nach Europa. Das krautige Nachtschattengewächs erkennt man an seinen spitz zulaufenden Blättern und den trompetenförmigen, weißen bis hellvioletten Blüten. Die Früchte sind zunächst grün und stachelig wie eine Kastanie, später klappen sie auf. Stechapfel bevorzugt Brachland und Waldränder sowie lockeren, stickstoffhaltigen Boden.

Stechapfel
(Datura stramonium L.)

TABAK

(Nicotiana tabacum)

Archäologische Funde belegen: Das Pfeiferauchen hat bei den Indianern eine jahrtausendealte Tradition. Ausgrabungen auf der Schildkröteninsel belegen das vielfach. Überhaupt sind Pfeife und Zigarre indianischen Ursprungs. Das Rauchen von und Räucherungen mit Tabak waren immer schon fester Bestandteil indianischer Kultur. Allerdings sind »indianische Tabake« eine Mischung mit heilenden und berauschenden Kräutern wie Kamille, *sage* (Salbei), Bilsenkraut und sogar Fliegenpilz. Zusammen mit zerkleinerten, getrockneten Stechapfelblättern wird auch Rauchzeug gedreht, als »Papier« dienen Maisblätter. Tabak ist *die* heilige Medizin der Indianer. Er gilt als hellsichtig machend und spirituell reinigend, weswegen das Rauchen bei allen Zeremonien eine zentrale Rolle spielt. Über den Rauch des Tabaks tritt man in Kontakt mit dem Großen Geist. Die Tabakrituale der einzelnen Stämme und Völker des gesamten Kontinents sind sich bis auf wenige Varianten sehr ähnlich: Tabakrauch wird in alle vier Himmelsrichtungen, gen Himmel und gen Er-

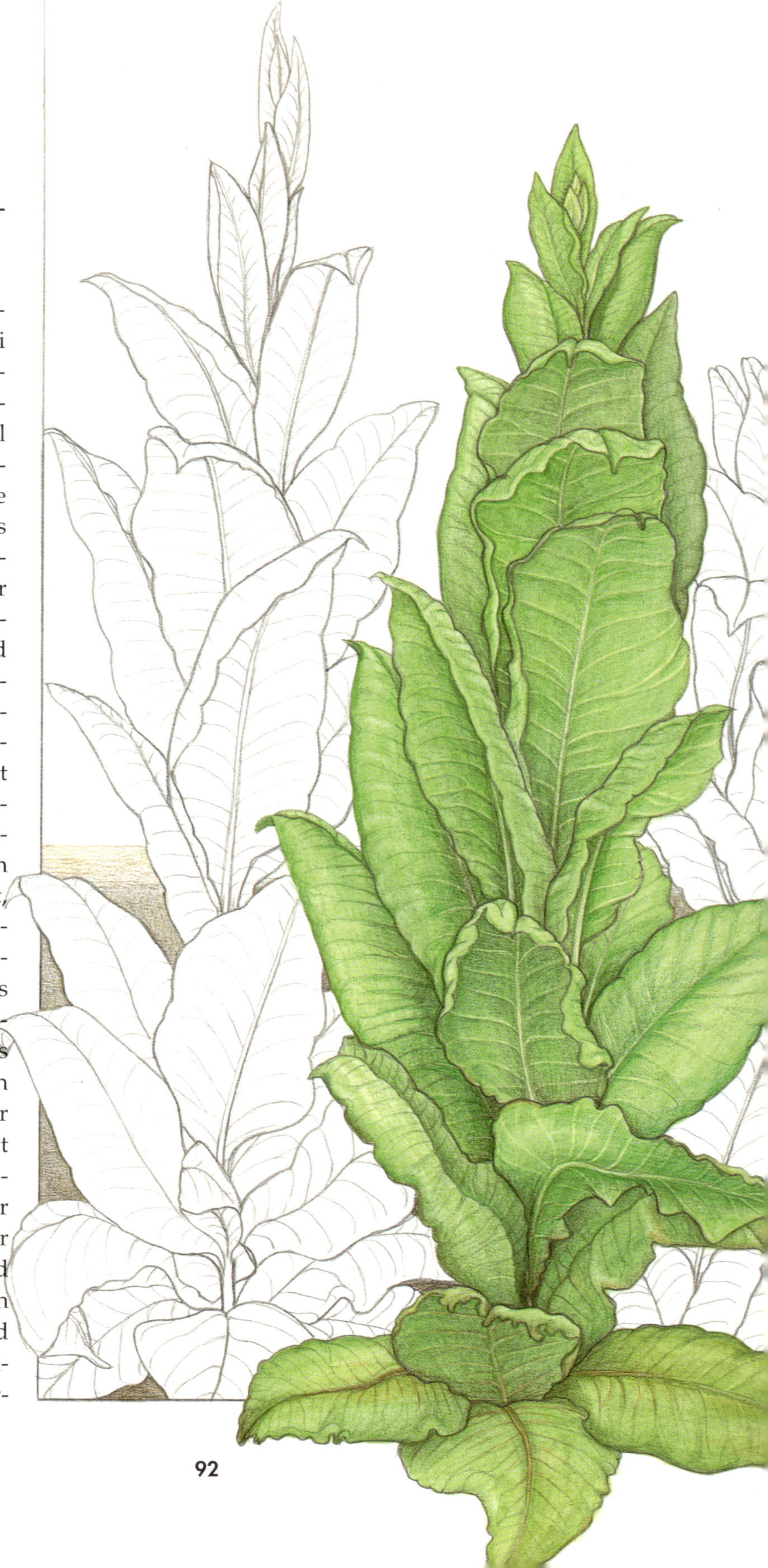

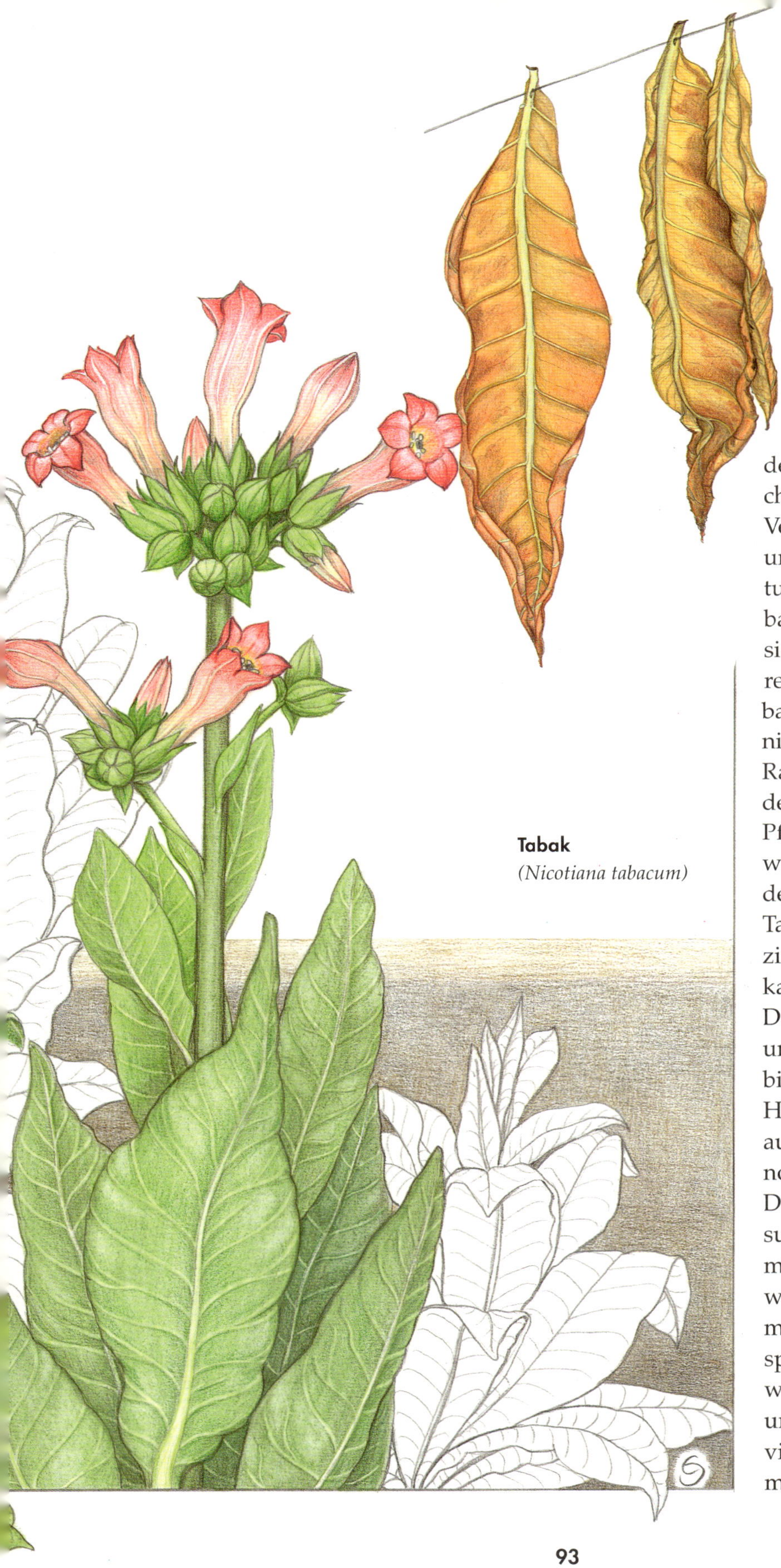

Tabak
(Nicotiana tabacum)

de geblasen, als Dank für reiche Ernten genauso wie zur Verehrung von »Vater Sonne« und »Mutter Erde«. Die spirituelle Art des indianischen Tabakrauchens unterscheidet sich grundsätzlich von unserem profanen Umgang mit Tabak. Die Nativen inhalieren nicht, sondern halten den Rauch lediglich im Mund, um den darin wohnenden heiligen Pflanzengeist anschließend wieder auszuatmen. Neben der magischen Bedeutung des Tabaks sind auch einige medizinische Anwendungen bekannt. So diente Tabaksaft zur Desinfizierung von Wunden und als Mittel gegen Zeckenbisse. Vermengt mit anderen Heilpflanzen wurde Tabak auch als Schmerzmittel genommen.

Der ursprünglich aus dem subtropischen Amerika kommende Tabak gedeiht mittlerweile in allen gemäßigten Klimazonen der Erde. Das anspruchslose Nachtschattengewächs hat mächtige Blätter und trichterförmige weiße bis violette Blüten mit großen Samenkapseln.

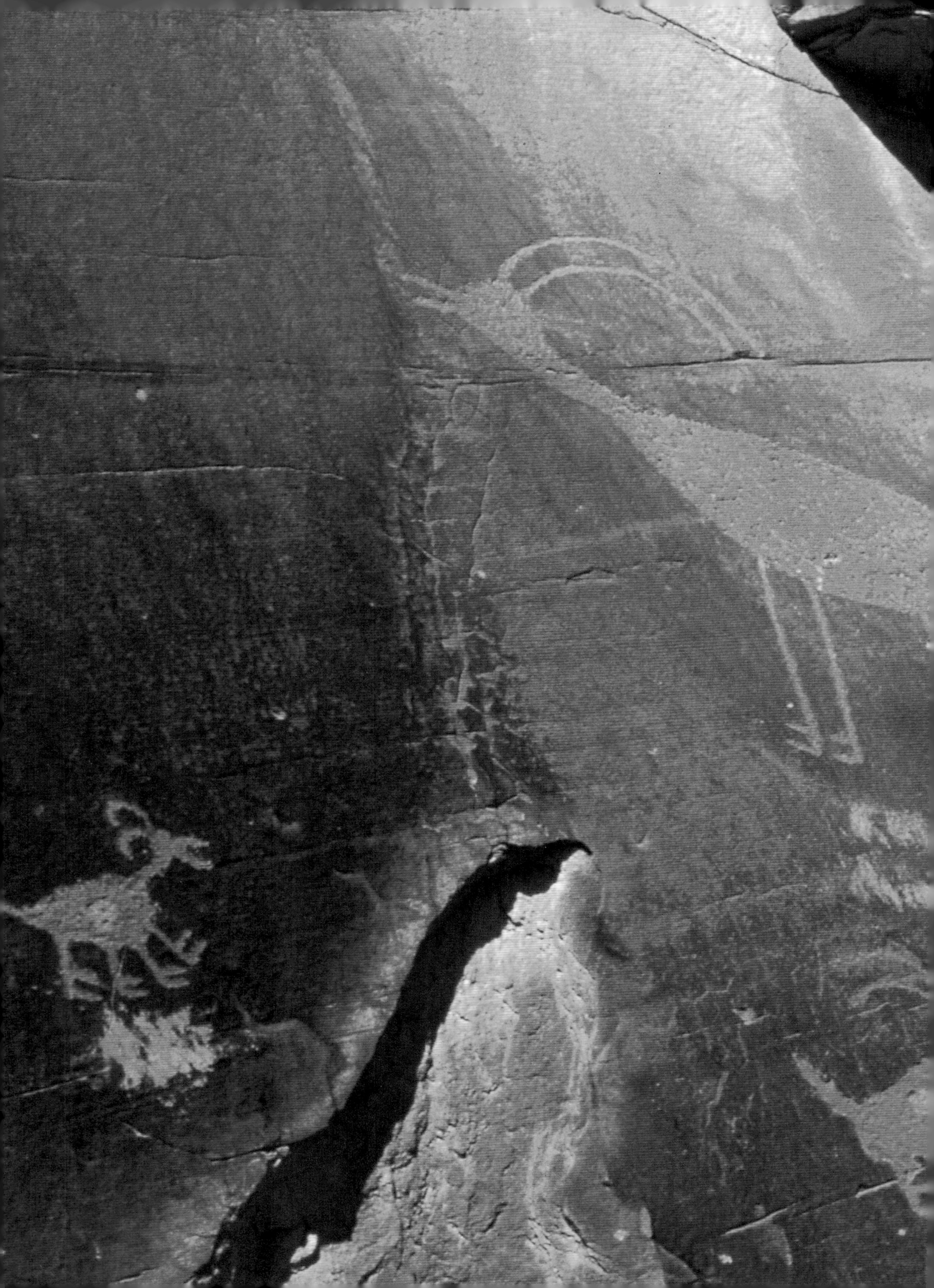

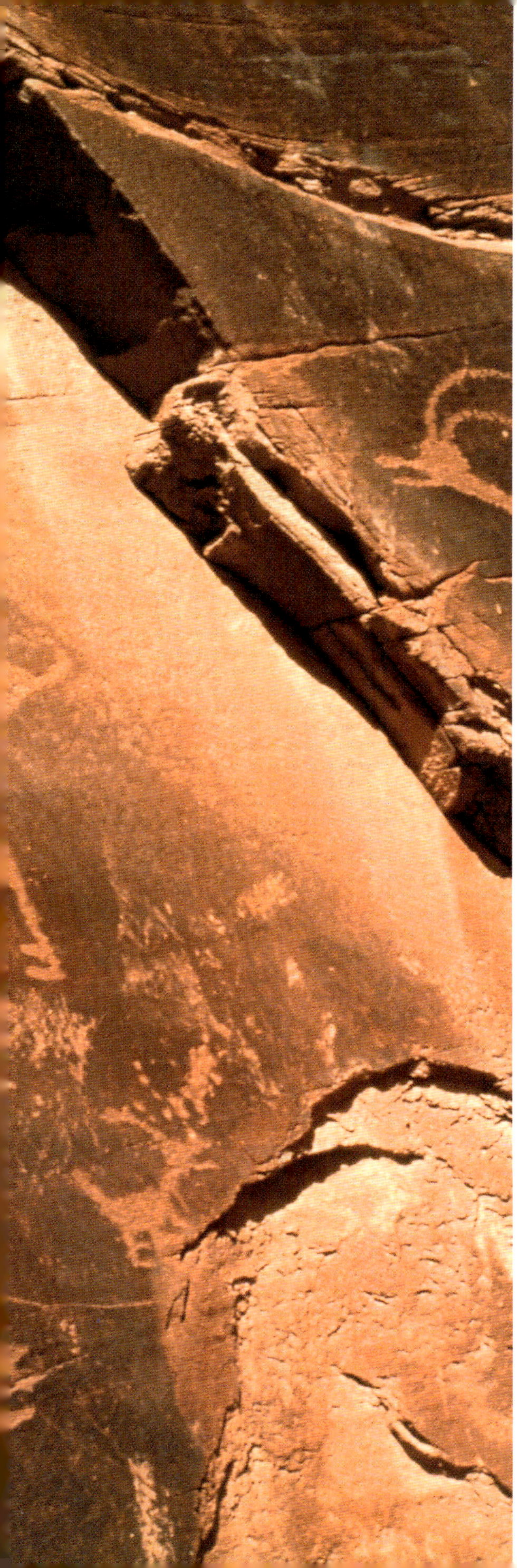

HEILE DIE ADLER-ANSTECKUNG

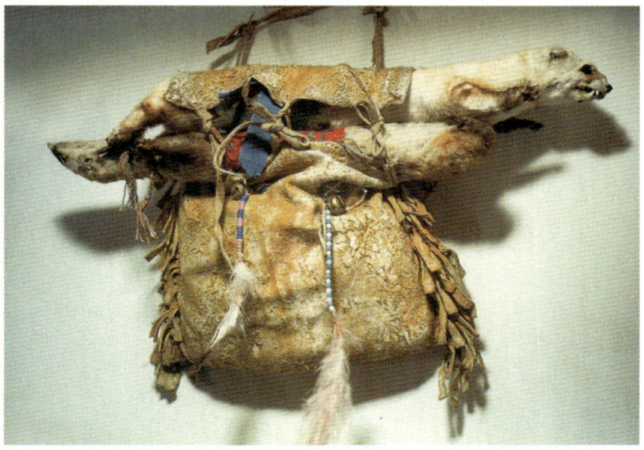

»JEDE KRANKHEIT, JEDER SCHMERZ HAT SEINEN URSPRUNG. DAS IST DER PREIS, DEN MAN ZAHLEN MUß, FÜR EINE TAT IN DER VERGANGENHEIT ODER ABER IN DER ZUKUNFT. DOCH WAS SICH IM KÖRPER AUSDRÜCKT, IST NICHT DAS WESENTLICHE. DIE FÄHIGKEIT ZU HEILEN VERLANGT MEHR ALS DAS BLOSSE WISSEN UM DEN KÖRPER. SIE UMFASST ALLE LEBENSBEREICHE.«

ROLLING THUNDER,
MEDIZINMANN VOM VOLK DER CHEROKEE

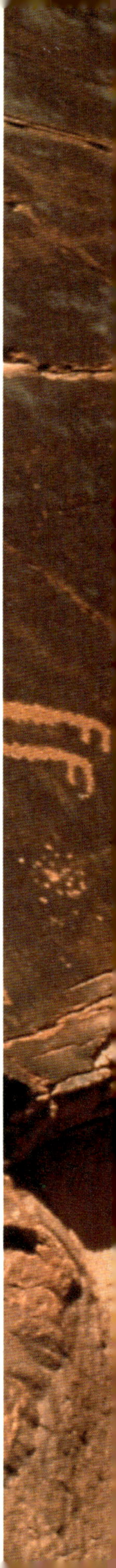

HEILE DIE ADLER-ANSTECKUNG

Die Indianer verfügten über ein breitgefächertes Wissen, was Heilkraft und Heilwirkung der Pflanzen anging. Überwiegend wurden sie in Form von Tees in unterschiedlichsten Zubereitungen genutzt. Der Leser wird im Anschluß bei den jeweiligen Behandlungen entsprechend konzentriert auf Kräuterteerezepte stoßen. Dies geschieht nicht aus Bevorzugung durch die Autoren, sondern entspricht der medizinischen Praxis der amerikanischen Nativen. Auch angloamerikanische Schriftsteller, wie der im letzten Jahrhundert den Westen bereisende George Catlin, berichten immer wieder mit großem Erstaunen vom Variantenreichtum der indianischen Teeküche. Dabei waren diese Kräuterabsude Bestandteil der täglichen Ernährung. In diesem Sinn »behandelten« die indianischen Völker sozusagen nebenbei eine Reihe von möglichen Erkrankungen. Indianische Kräuterheiler weisen immer wieder darauf hin, daß der regelmäßige und abwechslungsreiche Konsum von Heiltees die beste Prophylaxe gegen viele, selbst schwere Krankheiten ist.

Neben den für uns Europäer gewohnten Heilanwendungen mit Kräutertees, Pflanzensäften, Breiauflagen und Einreibungen hat die indianische Medizin auch Ungewohntes in sicher gleichem Umfang zu bieten. Weil diese Anwendungen jedoch sowohl vom kulturellen Umfeld her als auch praktisch kaum bei uns durchführbar sind, haben wir darauf verzichtet, sie bei den Heilempfehlungen mit aufzunehmen. Dennoch sind sie so interessant – nicht zuletzt, weil sie die Vielfalt indianischer Heilmethoden zeigen –, daß wir sie zumindest in einer Auswahl nennen wollen. So findet man bei den Indianern immer wieder ein grauweißes Pulver, das bei Kopfschmerzen genommen wird: getrocknete und pulverisierte Holzmaden. Erstaunlich ist, daß die Körper dieser Insekten in relativ hoher Konzentration (je nachdem, unter welcher Baumrinde sich die Made fettgefressen hat) Substanzen enthalten, die eine weitende und entkrampfende Wirkung auf die Blutgefäße haben. Es kommt also nicht von ungefähr, daß Pharmakonzerne in den letzten Jahren verstärkt derartig »exotische« Heilmethoden erforschen, um verträglichere, weil naturnahe, Medikamente zu entwickeln. Für unseren Gaumen sicher ähnlich unappetitlich ist ein Rezept, das wir in Mexiko kennenlernten, das aber auch teilweise bei den Indianern in den Wüstenregionen Nordamerikas angewendet werden soll: das Essen von luftgetrockneten Klapperschlangen. Xokoschletl, unser aztekischer Berater, trägt immer in handspannenlange Stücke gebrochene Schlangenteile mit sich und behauptet, einerlei, ob wir es ihm glauben wollen oder nicht, daß regelmäßiges Essen von pulverisierten Klapperschlangen eines der besten Mittel zur Krebsvorbeugung sei. Es darf jedoch nicht jede beliebige Klapperschlange sein, sondern eine ganz bestimmte Art, für die es in der Zoologie nicht einmal einen Namen gibt. *Nauikoatl* heißt sie in Nahuatl, das bedeutet »Schlange vier«. Der Name erklärt sich aus einer bestimmten Anordnung der Rückenschuppen, die ein Trapezmuster aus dreizehn mal vier Schuppenplatten ergibt, den magisch heiligen Zahlen der Azteken, die in ihren Bauwerken, in ihrer Astronomie und in ihrem Kalender zentrale Bedeutung haben. Das zeigt, wie sehr sich bei den Indianern das praktisch Medizinische mit

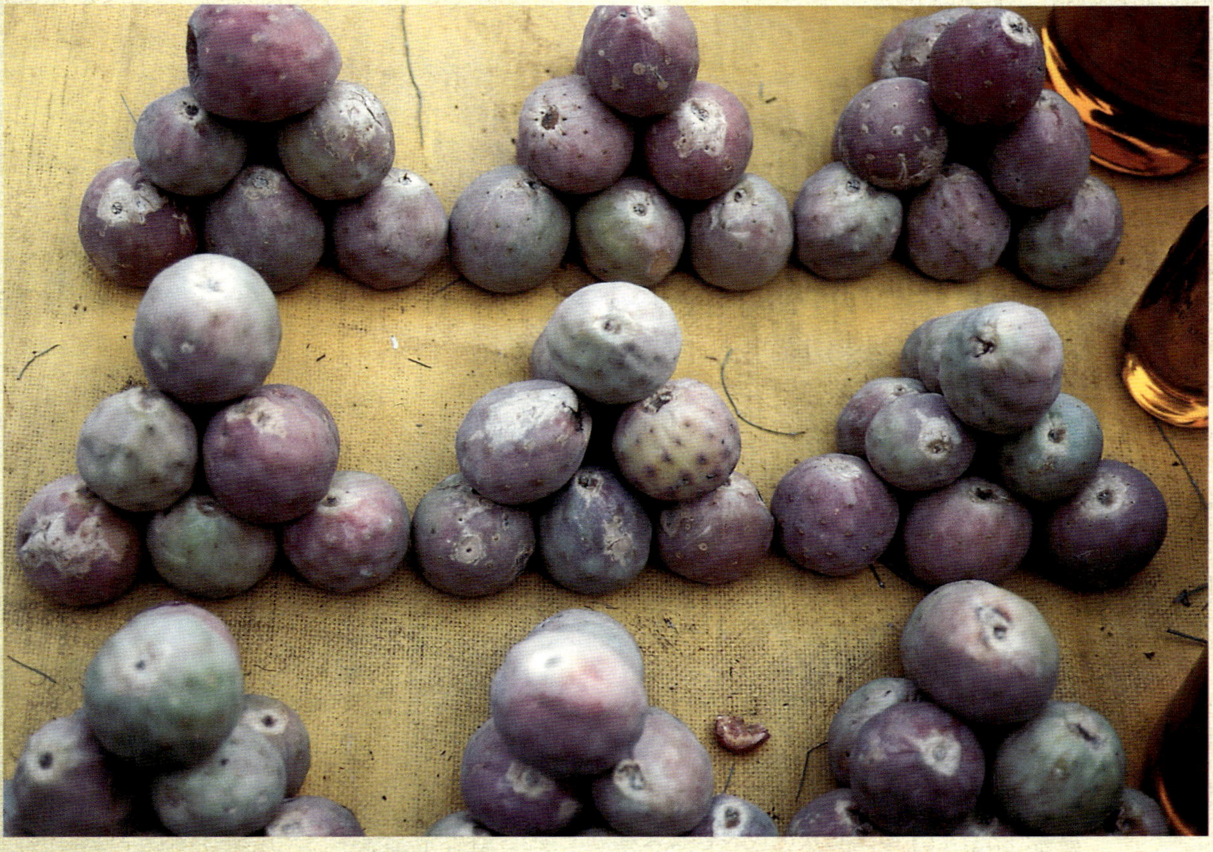

Die Früchte des Feigenkaktus, Opuntia, dienen als Nahrung und als »Medizin«.

Magischem nahtlos ineinander fügt, mehr noch, wie es eine untrennbare Einheit bildet. Die gleiche Klapperschlangenart mit allerdings anderem Schuppenmuster käme als Heilmittel nicht in Frage.

Derartiges sollte man im Hinterkopf behalten, wenn man das eine oder andere Rezept selbst anwendet. So wirkungsvoll und erstaunlich heilkräftig die einzelnen Tees, Breis und Säfte auch sein mögen, sie sind immer nur ein Teil der auf magischen Methoden und magischem Wissen basierenden Heilkunst der Indianer.

Rezepte dieser Art lassen sich noch viele nennen: das Netz einer bestimmten Spinnenart, das, mehrmals übereinandergelegt, als Auflage bei Schnitt- und Brandwunden verwendet wird und das auch noch, wie Pharmakologen herausgefunden haben, antiseptische Wirkung hat. Oder der Tee von den Blättern des mexikanischen Boldobaums, der unter dem Licht des Vollmonds ziehen muß, um seine volle Heilkraft zu entfalten. Erstaunlich ist, daß viele dieser Methoden bei rationaler Betrachtung keinen oder wenig Sinn ergeben, in der Heilpraxis der Medizinmänner jedoch deutliche Unterschiede zeigen, die auch von alternativen Heilmethoden gegenüber aufgeschlossenen Schulmedizinern bestätigt werden.

Das gilt auch für die häufige Verwendung von Mineralien und Metallen in der »Medizin der Mutter Erde«. Jade und Rosenquarz, Bergkristall und Kupfer, reines Gold und Silber werden fein zermahlen und gegessen. Die einzelnen Substanzen haben fein abgestimmte Wirkungsfelder: So wird pulversiertes Gold bei jeder Art von Nervenleiden und Jade gegen Blasen- und Nierenerkrankungen gegeben. Bergkristall soll geistige Regheit fördern und bis ins hohe Alter erhalten. »Er spricht wie ein Bergkristall« ist ein geflügeltes Wort in einigen Nahuatl-Sprachen.

Die Indianer waren auch in anderer Hinsicht pharmakologische Pioniere. Sie nutzten bereits Antibiotika, lange bevor in unserer naturwissenschaftlich orientierten Medizin die Wirkung von Penicillin erkannt wurde. *Kukzum* (das Wort bedeutet »das, was uns heilig macht«) wird heute noch in der Volksmedizin Mexikos angewandt, ein Schimmelpilz, der auf Maisfladen

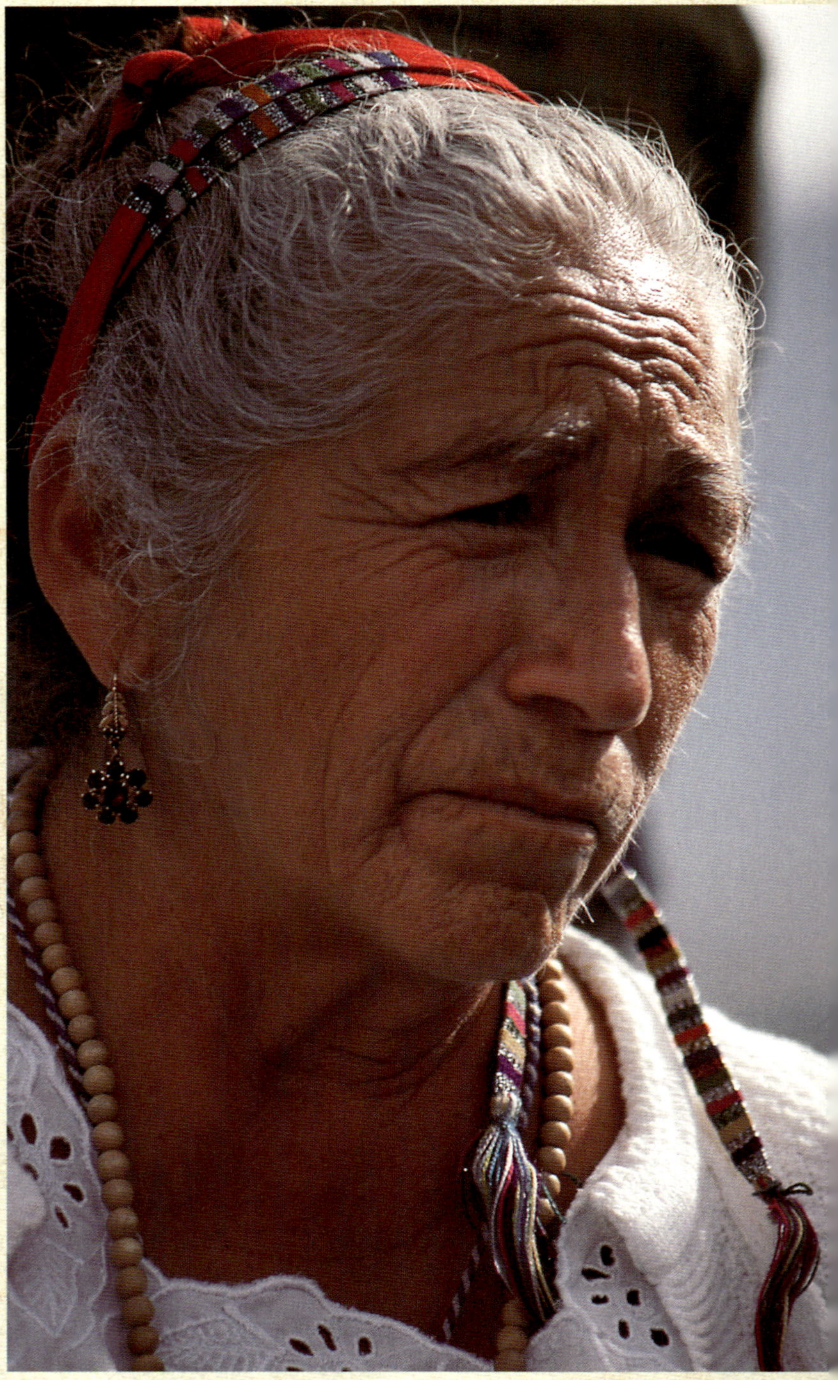

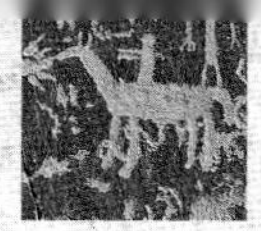

Ebenso häufig wie Medizinmänner sind Medizinfrauen. In Mexiko heißen sie *curandera* oder *sabia*, je nachdem, ob sie mit Kräutern oder mit magischen Kräften heilen.

wächst und speziell zu Heilzwecken gezüchtet wird. Dazu legen die Indianer einen Tortillafladen genau vier Stunden in Wasser, um ihn danach im Schatten ruhen zu lassen. Nach vier Tagen wachsen Pilze in vier verschiedenen Farben auf dem Maisfladen. Sie symbolisieren die »Brüder der vier Himmelsrichtungen«. Geerntet werden sie, indem man vorsichtig mit einem Messer die Schimmelschicht abhebt. Bei Krankheit wird man damit eingerieben, ißt oder trinkt sie in Wasser aufgelöst.

Überhaupt war die indianische Medizin aus heutiger, westlicher Sicht sehr modern. So kannte man bereits die Aromatherapie: Bei bestimmten Beschwerden sollte man sich für eine Zeit unter blühende Bäume und Sträucher legen und tief durchatmen.

Und man kannte längst, was wir heute Psychotherapie und tiefenpsychologisches Heilen nennen würden. Gemeint sind Rituale, die (und das ist von der westlichen Medizin in einigen Fällen klinisch eindeutig nachgewiesen) sogar ernsthafte Erkrankungen wie Epilepsie heilen oder zumindest drastisch lindern können, beispielsweise die Einrichtung der Schwitzhütte. Anders als von vielen Weißen oft vermutet, hat sie außer dem heißen Dampf wenig mit unserer Sauna, dafür aber um so mehr mit einer tiefenpsychologischen Analyse- und Heilprozedur gemein. Das ist vor allem auch bei den Heilritualen der Fall, die die Navajo im Zusammenhang mit ihren Sandbildern (S. 36) entwickelt haben.

Von ihnen ist übrigens auch die Einteilung der Krankheitsbilder in diesem Kapitel übernommen (S. 152). Nach einem dem westlichen rationalen Denken nicht schlüssigen System teilen sie Krankheiten in Mottenverrücktheit (das sind unter anderem Verkrampfungen und Zuckungen, Gewalt und Raserei sowie Nervosität), Adler-Ansteckungen (Kopfkrankheiten, Furunkel, Halsschmerzen, Juckreiz), Pfeilkrankheiten (Bauchschmerzen, Fieber, Lähmungen) oder Hirsch-Ansteckungen (Rheuma) ein. Daneben gibt es Wind-Ansteckungen, Schlangen-Ansteckungen, Feuersteinkrankheiten, Hagel-Anstekkungen und so weiter. Dieses System der Navajo ist derart komplex, daß ein Vergleich mit den Systemen der chinesischen und indischen Medizin durchaus gewagt werden darf. Für jede einzelne Krankheit gab es ein eigenes, oft tage- und nächtelang andauerndes Ritual. Die einzelnen Rituale werden von Gesängen begleitet, die lang sind und teilweise Buchumfang haben und von den Medizinmännern auswendig und fehlerlos rezitiert werden müssen. Davon gibt es mehrere hundert, je nachdem, ob eine bestimmte Stachelschweinkrankheit, eine Rote Ameisenkrankheit oder eine Kaktus-Ansteckung zu heilen ist. Die Krankheiten wurden nach Vorstellung der Navajo von den nach ihnen benannten mächtigen Tiergeistern ausgelöst, wobei schon der Kontakt mit einem dieser Tiere oder auch mit dem Wind für eine Ansteckung genügen konnte. Dazu reichte es, daß man einem Tiervertreter dieses Geistes zu intensiv in die Augen sah oder auch nur von ihm träumte.

Aus offensichtlichen Gründen berücksichtigen und empfehlen wir bei den nachfolgend vorgestellten Heilanwendungen diese und andere schamanistisch ausgerichteten Heilrituale nicht. Wir beschränken uns auf «Hausmittel», wie wir sie nennen würden. Zubereitungen – Salben, Tees und Säfte –, die zum medizinischen Allgemeinwissen eines jeden Indianers und einer jeden Indianerin gehörten, um, wie wir sie nennen, «Alltagsbeschwerden« zu kurieren. Erst wenn diese Mittel nicht greifen, und das heißt im indianischen Sinn, wenn übernatürliche, magische Gründe für eine Erkrankung vorliegen, werden eine Medizinfrau, ein Medizinmann oder ein Schamane um Beistand gebeten (S. 26).

Und natürlich werden auch keine operativen Eingriffe vorgestellt. Zum einen, weil sie sich nicht zur Selbstbehandlung eignen, zum anderen, weil Chirurgie den Indianern in unserem westlichen Sinn unbekannt war, von Extraktionen vereiterter und fauler Zähne, der Entfernung von Fremdkörpern in der Haut sowie dem Nähen klaffender Wunden einmal abgesehen. Dazu wurden Rehsehnen, Menschenhaar oder Pflanzenfasern wie von der inneren Rinde der amerikanischen Linde benutzt. In Mexiko verwendete man je nach Vorkommen Blattschneiderameisen als Hautklammern bei derartigen Kleineingriffen, indem man die Insekten mit ihren Scherenkiefern an den Wundrändern ansetzte und anschließend den Kopf abzwickte.

Der Vollständigkeit halber sei hier auf Funde hingewiesen, die sehr wohl nahelegen, daß es bei den mittelamerikanischen Hochkulturen der Maya und Azteken eine hochentwickelte und differenzierte operative Chirurgie gab. So sind im anthropologischen Museum in Mexico City Schädel aus dieser Zeit zu sehen, die deutliche Spuren von operativen Eingriffen erkennen lassen. Mancher Altamerikanist und auch viele heutige Native Mexikos, die sich mit der Kultur ihrer Vorfahren beschäftigen, halten deshalb die Annahme von damals durchgeführten Hirnoperationen am offenen Schädel für keineswegs spekulativ. Zur Narkose mag man spezielle Hypnose- und Trancetechniken zusammen mit stark schmerzstillenden und betäubenden Pflanzen wie Peyotekaktus oder *teonanakatl*, dem Zauberpilz, angewendet haben. Allerdings bewegt man sich in diesem Punkt auf sehr unsicherem Terrain, was wir letztlich der einst brandschatzend und mordend durch Mittelamerika ziehenden spanischen Soldateska zu verdanken haben. Denn ihren Eroberungszügen fiel so gut wie die gesamte, meist in Schaubildern aufgezeichnete »Fachliteratur« der aztekischen Ärzte zum Opfer.

Ein weiteres Beispiel dafür, wie wenig sich die Eroberer, Kolonisatoren und Siedler in die fremden Kulturen einfühlen konnten, sind die erstaunlich abfälligen Kommentare über das häufige und für sie sündige Nacktbaden der Indianer. Nicht nur, daß sich die Indianer nackt wuschen, sie pflegten auch ihre Genitalien mit Kräutermischungen – in den Augen der Weißen eine grenzenlose Sittenlosigkeit und weiteres Indiz für die mindere Kultur der »Heidenvölker«. Denn die katholische Kirche verbot solche Art von Körperpflege mit der Begründung, sie sei Gotteslästerung und ermutige zu sexuellen Ausschweifungen. Für die Indianer waren dagegen die ersten Weißen, denen sie begegneten, stinkende und zerlumpte Gesellen. Weil sie Angst um ihre körperliche Gesundheit und ihre spirituelle Unversehrtheit hatten, wurden die

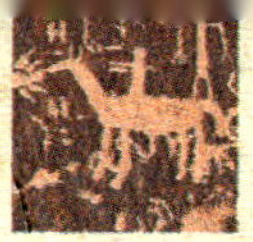

wenigen von Europäern überbrachten Geschenke zwar höflich entgegengenommen, dann aber sofort vergraben.

Wenn über die Gesundheitsvorsorge der Indianer gesprochen wird, darf man natürlich nicht ihre Ernährung außer acht lassen. Sie kannten keinen raffinierten Zucker und lehnten Kochsalz entgegen anderslautender Behauptungen ab. Zum Süßen diente Ahornsirup verschiedener Ahornarten. Und zum Würzen wurden bestimmte pflanzliche Aschereste genommen, die Kochsalz und Pottasche enthalten.

Fester Bestandteil des indianischen Lebens war auch das regelmäßige Fasten, einerlei, ob zu gesundheitlichen oder magisch religiösen Zwecken. Sämtliche indianischen Völker verbinden damit die Vorstellung von körperlicher, geistiger und seelischer Reinigung. Auch bei Krankheiten wurden spezielle Fastenkuren als Bestandteil der Behandlung eingehalten – so das Aushungern bei Fieber, wo außer Kräutertees allenfalls Kraftbrühe getrunken wurde. Auch während der Menstruation gab es für die Frauen eine spezielle Ernährung. Sie tranken sehr viele verschiedene Kräutertees, kräftigende Fleisch- oder Wurzelbrühen und aßen zartes, junges Gemüse sowie kleine Portionen aufgeweichter Trockenfrüchte. Auch zu Beginn einer Schwangerschaft nahmen die Frauen reichlich kräftigende Nahrung zu sich, wie Gemüse, Mais, Indianerreis, Kartoffeln und vor allem Kochfleisch und Fisch.

INDIANISCHE BEHANDLUNGEN

ANGSTZUSTÄNDE

Eine Bärenkrankheit

Angst ist eine natürliche und wichtige Reaktion unseres Nervensystems. Es gibt jedoch auch Ängste, die nicht im Zusammenhang mit realen Gefahren stehen und die, wenn sie gehäuft und stark ausgeprägt auftreten, zu einem psychischen und körperlichen Problem werden können. Die Betroffenen geraten in Panik und können kaum noch in sinnvollen Zusammenhängen denken und handeln. Die Wahrnehmung ist stark eingeschränkt, die Medizin spricht vom sogenannten »Angsttunnel«. Begleitet wird dieser innere Aufruhr von starkem Herzklopfen und Herzschmerzen, von Schwindel, Zittern sowie von Atemstörungen, geweiteten Pupillen und einem Anstieg von Puls und Blutdruck. Weitere Symptome sind Übelkeit, Erbrechen, Diarrhö und starke Transpiration, der sogenannte «Angstschweiß».

Zur Selbstbehandlung eignen sich nur leichte Formen von Angstzuständen, deren Ursache bekannt ist. In schweren Fällen sollte umgehend therapeutische Hilfe in Anspruch genommen werden.

Seiner beruhigenden Wirkung wegen verwendet man in der indianischen Medizin Salbei zur Behandlung: Für Heiltee aus Salbeiblättern kocht man etwa vier Gramm mit einem halben Liter Wasser auf und trinkt über einen längeren Zeitraum täglich morgens und abends eine Tasse.

Mexikanische Medizinmänner geben bei Angstzuständen sowie bei depressiven Verstimmungen (die sie vorwiegend nur von Weißen kennen) auch Tee aus Boldoblättern: Vier Gramm in einem halben Liter Wasser mit etwas Honig aufkochen und zwei Tage ziehen lassen. Der Tee soll morgens auf nüchternen Magen sowie abends getrunken werden. Besonders wirkungsvoll ist der Boldotee, wenn man ihn in Vollmondnächten ins Freie stellt.

APPETITLOSIGKEIT

Eine Kojotenkrankheit

Appetitlosigkeit ist vor allem bei Kindern verbreitet. Körperliche Ursachen können fieberhafte Erkrankungen, selten auch eine ungenügende Magensaftproduktion sein.
In vielen Fällen liegen Appetitstörungen jedoch psychische Probleme zugrunde: Übermäßige nervliche Anspannung bei Streß und Kummer, aber auch falsche und unregelmäßige Ernährung sowie häufiges Essen von Süßigkeiten sind hier zu nennen.

Zur Abhilfe bei Appetitlosigkeit empfiehlt sich ein Rezept aus Mexiko: Vor und nach dem Essen eine Tasse Boldotee trinken. Er regt den Appetit an und stärkt zudem auch die Verdauung: Dazu vier Gramm Blätter in einem halben Liter Wasser mit etwas Honig aufkochen und zwei Tage ziehen lassen. Besonders wirkungsvoll ist der Tee, wenn man ihn in Vollmondnächten ins Freie stellt.

Weitere Behandlungen von Beschwerden der Verdauungsorgane siehe Seite 135.

ARTHRITIS

Eine Hirsch-Ansteckung

Arthritis, eine akute oder chronische Gelenkentzündung, gehört zu den Erkrankungen des rheumatischen Formenkreises (S. 144). Typische Beschwerden sind morgendliche Steifheit und länger anhaltende Schwellungen der Gelenke, Schmerzen bei Bewegung oder Druck, rheumatoide Knoten sowie knorpelige Verformungen der Hände. Die Ursachen für diese Krankheit sind bis heute ungeklärt. Diskutiert wird eine Störung des Immunsystems durch Viren oder Bakterien, wobei der Organismus Antikörper bildet, die schließlich zu Entzündung und Abbau der Gelenke führen.

Bei länger anhaltenden Schmerzen sollte ein Arzt konsultiert werden. Die nachstehenden Empfehlungen sind als Unterstützung seiner Therapie zu verstehen.

Mit Glasperlen bestickter Medizinbeutel einer Kiowa-Häuptlingsfrau. Neben dem Beutel die getrocknete Nabelschnur ihres ersten Sohnes

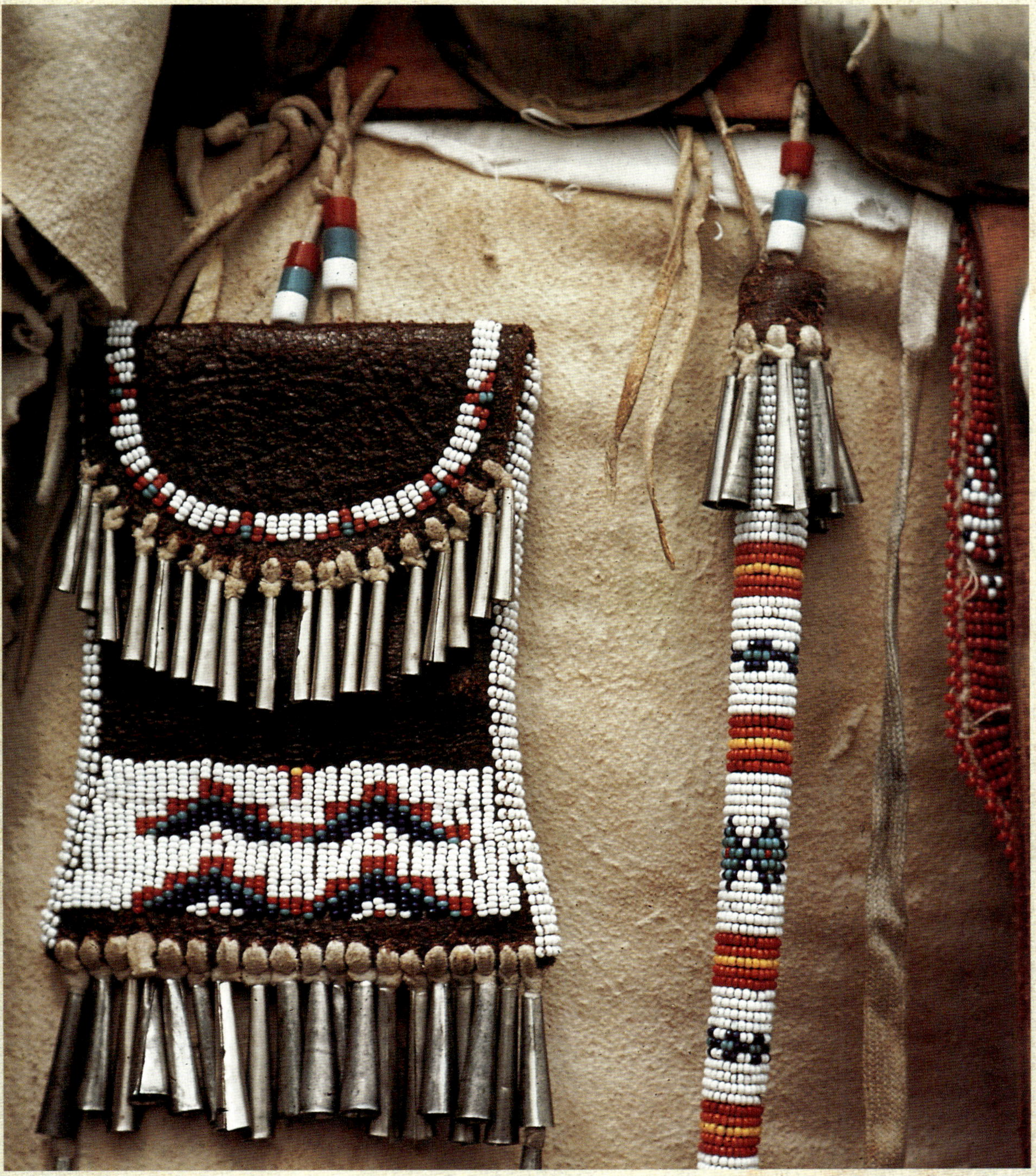

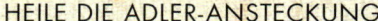

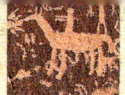

Viele nordamerikanische Völker behandeln Arthritis mit Tee aus Eschenblättern: Einen Teelöffel getrocknete Blätter mit einer Tasse kochendem Wasser übergießen und dreißig Minuten ziehen lassen. Täglich zwei bis vier Tassen.

Ein anderes Rezept ist Tee aus den Blättern der amerikanischen Roßkastanie: Dreißig Gramm frische oder, wenn nicht vorhanden, getrocknete Blätter mit einem halben Liter kochendem Wasser übergießen und fünfzehn Minuten ziehen lassen. Täglich eine Tasse.

Mit der Medizin der Weißen kam, wenn auch äußerst selten, die Verwendung von Alkohol in die indianische Heilkunde. Eines der wenigen Beispiele hierfür ist eine Einreibung mit in Alkohol gelösten Salbeiblättern: Eine Handvoll Salbeiblätter wird kleingeschnitten, zerquetscht und für zwei Tage in etwas reinen Alkohol eingelegt und eingedickt. Mit diesem Blätterbrei werden die schmerzenden Stellen eingerieben.

ASTHMA

Eine Wind-Ansteckung

Asthma ist eine meist allergische Erkrankung, die häufig bereits im Kindesalter auftritt. Typische Anzeichen sind Atemnot und kurze, flache Atemzüge mit verlängerter Ausatmung. Hinzu kommen Enge- und Druckgefühl in der Brust sowie Husten. Im weiteren Verlauf verstärken sich diese Symptome, die Häufigkeit der Anfälle nimmt zu. Asthma kann durch eine genetische Anlage bedingt sein, die sich schon im Säuglingsalter zeigt. Auch eine Überempfindlichkeit gegen bestimmte Allergene, wie Pflanzen, Tierhaare, manche Nahrungsmittel oder chemische Substanzen, können die Hustenanfälle auslösen. Als weitere Ursache kommt ein geschwächtes Immunsystem durch häufige, nicht ausgeheilte Infekte oder durch psychische Überlastung in Betracht.

Chronisches Asthma war den indianischen Völkern weitestgehend unbekannt. Bei asthmatischer Atemnot, die im Zuge von Erkrankungen der Atemwege auftrat, erzielten die Medizinmänner jedoch sehr gute Heilerfolge. Die bevorzugten Behandlungsmethoden waren Inhalationen in Dampfbädern oder in der Schwitzhütte. Dabei verdampfte man Heilkräuter auf heißen Steinen und atmete den heißen Dampf von Auszügen und Absuden dieser Pflanzen ein.

Die dazu von den indianischen Heilern verwendeten Pflanzenzubereitungen sind sehr zahlreich. Die im Anschluß vorgestellten Anwendungen sind lediglich eine grobe Auswahl und als Unterstützung der ärztlichen Therapie zu verstehen. Asthma sollte in jedem Fall vom Arzt behandelt werden.

Die wegen ihrer immunstärkenden Wirkung am häufigsten zur Behandlung von Erkrankungen der Atemwege gebrauchte Pflanze ist *golden seal,* die Gelbwurzel: Man nimmt sie als Tee oder Tinktur aus den Wurzeln dieses Heilkrauts.

Selbstporträts der Geister: Felsmalerei in Utah

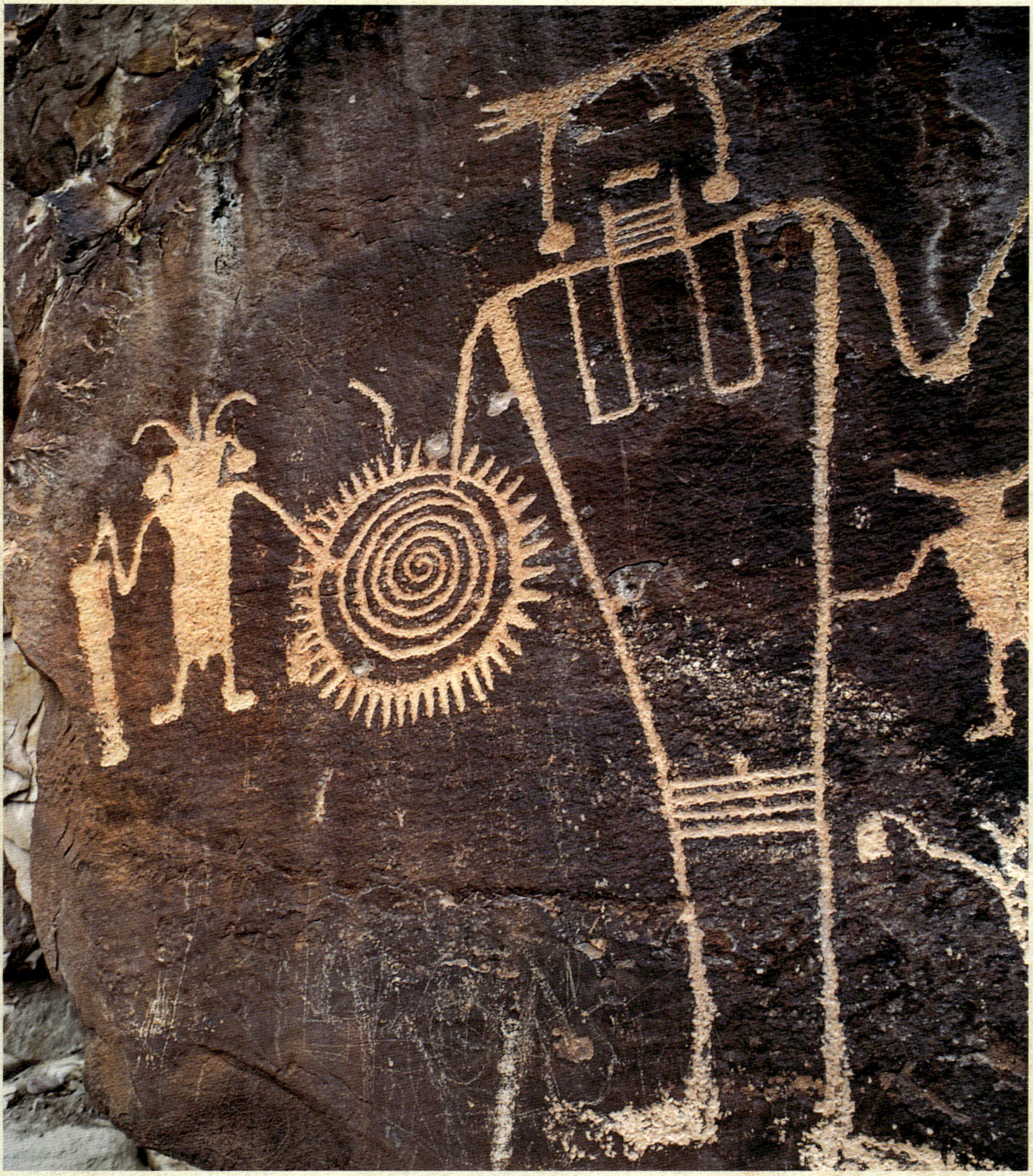

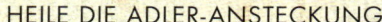

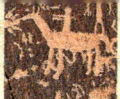

Gelbwurzel gehört zu den wenigen hier empfohlenen Pflanzen, die nicht in unseren Apotheken erhältlich sind. Präparate aus *golden seal* – Tees, Kapseln oder Tinkturen – gibt es nur in den USA und in Kanada, dort allerdings in jedem Gesundheitsladen *(health store)*. Da diese Pflanze bei vielen Beschwerden, nicht nur bei Erkältungskrankheiten, eine so überzeugende Heilwirkung zeigt, sollte man sie sich von einer Amerikareise mitbringen.

Mexikanische Heiler behandeln Asthma mit Einreibungen von heißen Tomaten. Dazu werden mehrere Kirschtomaten gekocht und zerstampft. Dieser Brei wird so heiß wie möglich auf der Brust eingerieben. Sobald die Tomaten abgekühlt sind, wird der Brei abgewaschen. Anschließend empfiehlt sich eine weitere Einreibung mit *kopalli*, dem Harz aus dem Holz des Amberbaums. Es ist unter der Bezeichnung Kopal oder Styrax in Apotheken erhältlich.

Ein anderes Rezept aus der indianischen Medizin Mexikos: Einige, am besten frische, sonst getrocknete Papayablätter mit einem halben Liter Wasser aufkochen und abseihen. Den Absud zweimal täglich, frühmorgens und abends, heiß und in kleinen Schlucken trinken.

Auch Tee aus Berberitzenfrüchten hilft gegen Asthma. Dazu fünfzehn Gramm zerquetschte Beeren mit einem halben Liter kochendem Wasser überbrühen und zehn Minuten ziehen lassen. Täglich zwei bis drei Tassen trinken.

Eine weitere Anwendung der Indianer Nordamerikas ist die Einnahme von Holundertinktur aus den Beeren – fünfmal täglich zwanzig Tropfen in etwas Wasser gelöst.

Ebenfalls ein Rezept nordamerikanischer Heiler ist Tee aus Odermenning; dazu dreißig Gramm des Krauts mit etwas mehr als einem halben Liter warmen Wasser übergießen und auf einen halben Liter einkochen lassen. Alle vier Stunden eine halbe Tasse trinken.

Tee aus Damianakraut gilt unter den nordamerikanischen Völkern als ebenfalls sehr wirksam: Vier Gramm des Krauts mit einem halben Liter Wasser aufkochen und abends eine Tasse trinken.

Ebenso hilfreich wie Blutwurzeltee und -tinktur: Für den Tee einen Teelöffel der Wurzeln mit einem halben Liter kochendem Wasser übergießen, eine halbe Stunde ziehen lassen und drei- bis sechsmal täglich einen Schluck nehmen. Von der Tinktur nimmt man täglich zwanzig bis sechzig Tropfen in etwas warmem Wasser ein.

Häufige Anwendung finden auch Lungenkraut- und Huflattichtee. Für den Lungenkrauttee sechzig Gramm des Krauts mit einem halben Liter kochendem Wasser übergießen und einige Minuten ziehen lassen. Täglich in Abständen von drei bis vier Stunden eine Tasse trinken.
Für den Huflattichtee einen Teelöffel der frischen oder getrockneten Blätter mit einer Tasse kochendem Wasser überbrühen und eine halbe Stunde ziehen lassen. Täglich eine Tasse über drei Portionen verteilt trinken.

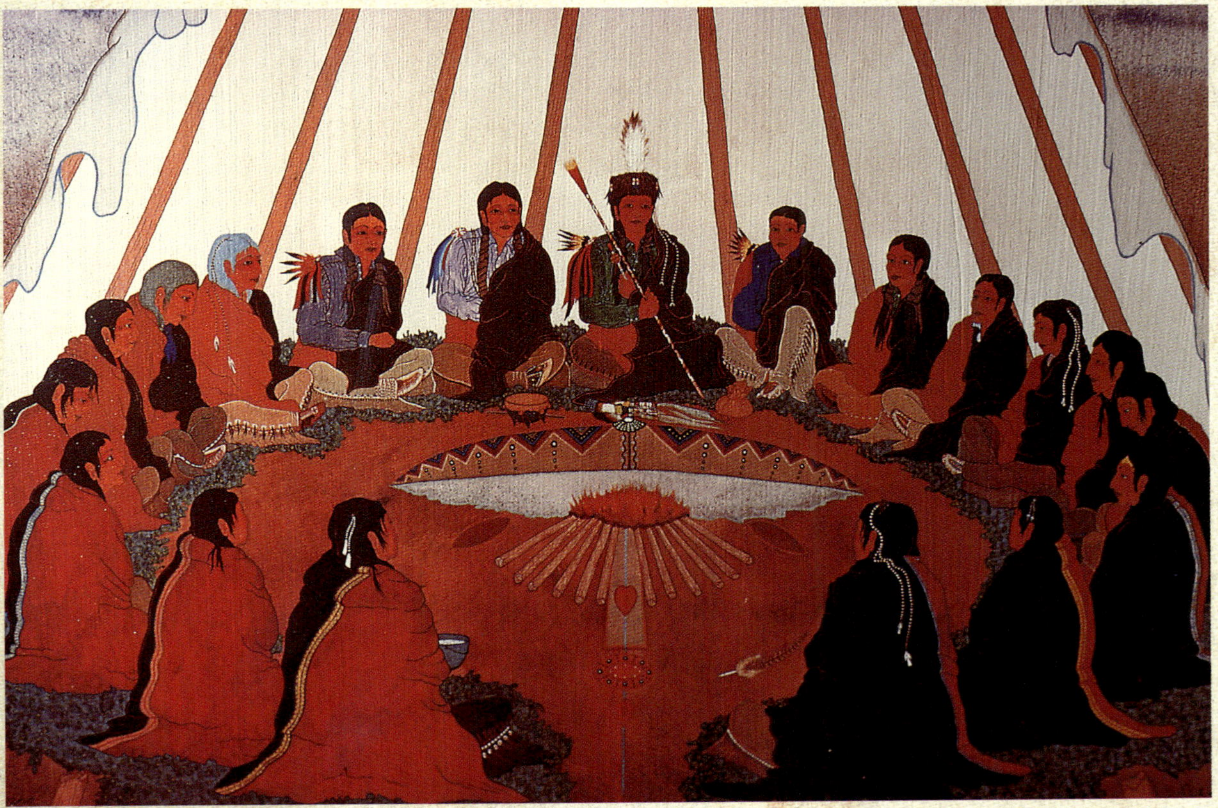

Der Peyotekaktus spielt aufgrund seiner halluzinogenen Wirkung bei Therapie und Visionssuche eine wichtige Rolle. Das Bild, eine indianische Webarbeit, zeigt eine dieser Peyotezeremonien.

Ein altes Asthmamittel der Indianer sind Kopfdampfbäder mit Salbei. Dazu kocht man eine Handvoll Salbeiblätter in einem großen Topf mit Wasser auf und inhaliert die aufsteigenden Dämpfe mit tiefen Atemzügen.

Häufig durchgeführt werden auch Einreibungen mit Kanada- oder Indianerbalsam. Beides gibt es in der Apotheke.

Eukalyptus ist auch hierzulande ein beliebtes Heilkraut bei Erkrankungen der Atemwege. Bei den nordamerikanischen Indianervölkern nimmt man täglich dreimal fünfzehn bis dreißig Tropfen ätherisches Eukalyptusöl in Wasser gelöst ein.

AUGENERKRANKUNGEN

Eine Kaktus-Ansteckung

Wir beschränken uns hier auf die einfache Bindehautentzündung sowie müde, überanstrengte Augen und die allgemeine Sehschwäche. Alle weiteren Augenerkrankungen bedürfen ärztlicher Therapie. Charakteristisch für die genannten Beschwerden sind eine Rötung beider Augen, Tränenfluß, Augenbrennen sowie ein «Fremdkörpergefühl« im Auge. Eine Bindehautentzündung kann teilweise auch mit Schmerzen, Lichtscheu und geschwollenen Schleimhäuten einhergehen. Sie ist meist durch Zugluft und allergische Reize bedingt. Die Ursachen überanstrengter Augen sind langes Lesen und Autofahren sowie Arbeiten am Computer, aber auch Luftverunreinigungen und hormonelle Fehlfunktionen.

Sollte die Bindehautentzündung länger als zwei Tage andauern, Schmerzen auftreten und die Symptome sich verschlimmern, muß ein Arzt konsultiert werden. Die nachstehenden Empfehlungen sind als Unterstützung der ärztlichen Therapie zu verstehen.

Augenentzündungen behandeln viele nordamerikanische Völker mit einer Spülung eines Wurzelauszugs der Gelbwurzel, *golden seal*. Gelbwurzel gehört zu den wenigen hier empfohlenen Pflanzen, die nicht in unseren Apotheken erhältlich sind. Präparate aus *golden seal* – Tees, Kapseln oder Tinkturen – gibt es nur in den USA und in Kanada, dort allerdings in jedem Gesundheitsladen *(health store)*. Da diese Pflanze bei vielen Beschwerden eine so überzeugende Heilwirkung besitzt, sollte man sie sich von einer Amerikareise mitbringen.

Von den Comanche ist eine spezielle Anwendung bekannt: Sie verbrannten Weidenzweige und nahmen die Asche verdünnt mit Wasser zur Spülung der Augen bei Augenentzündungen.
Auch mit etwas Wasser verdünnter Aloe-vera-Saft oder flüssiger Kanadabalsam (aus dem Harz der Balsamtanne) wurde hierzu verwendet.

Gegen überanstrengte Augen und gegen allgemeine Sehschwäche trinken die Indianer Mexikos Boldotee. Für den Tee vier Gramm Boldoblätter mit einem halben Liter Wasser und etwas Honig aufkochen, zwei Tage ziehen lassen und zweimal täglich, morgens auf nüchternen Magen sowie abends eine Tasse, trinken.

Auch *meoktli*, vergorener Agavensaft, täglich ein kleines Glas vor dem Frühstück getrunken, hilft bei Sehschwäche (S. 65).

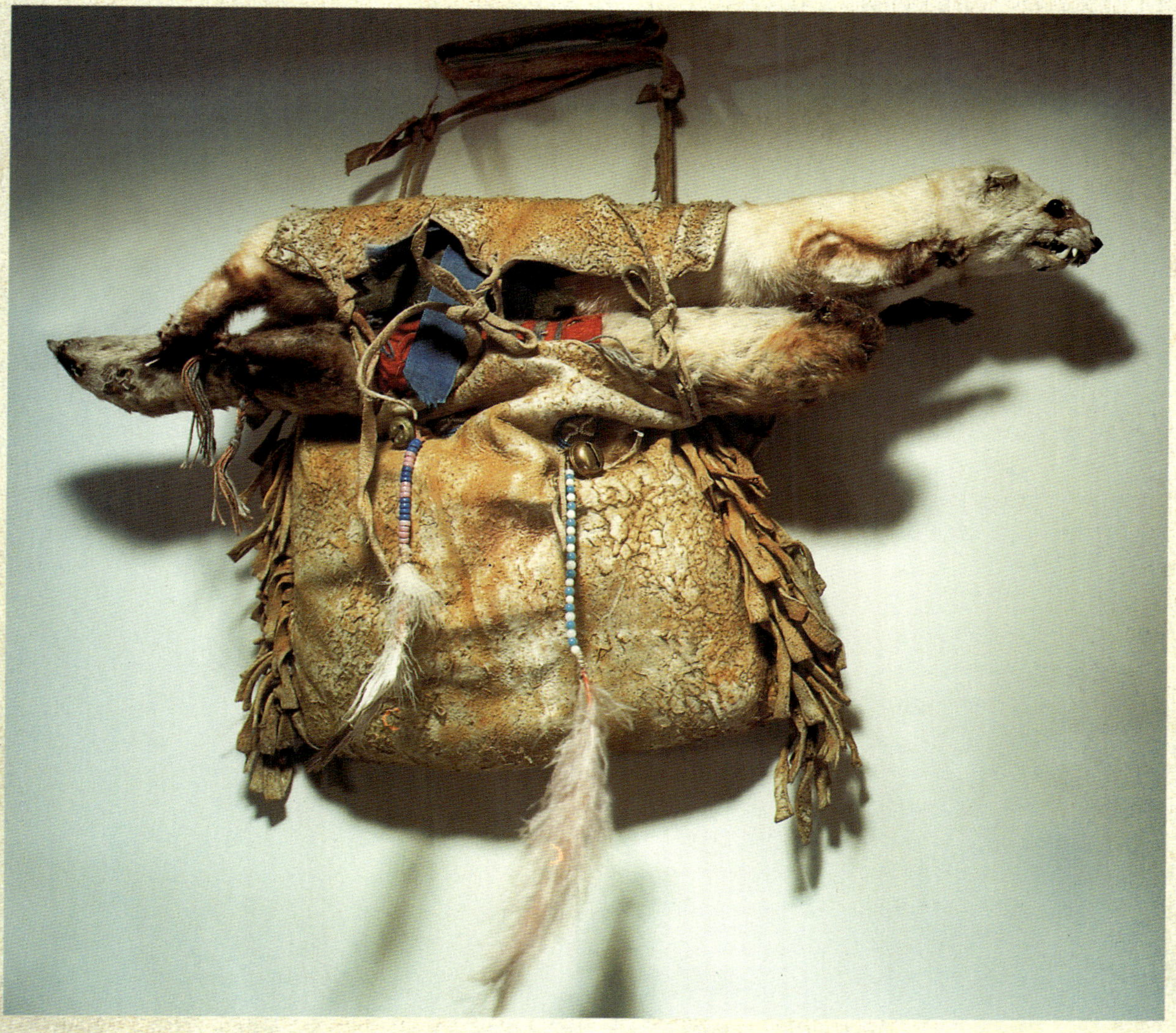

Aus einem Wieselbalg gefertigter Medizinbeutel von den Crow

BAUCHSPEICHEL-DRÜSENENTZÜNDUNG

Eine Stachelschweinkrankheit

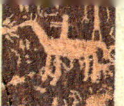

Deutlichstes Anzeichen einer akuten Entzündung der Bauchspeicheldrüse, Pankreatitis, ist ein stechender Schmerz im Oberbauch, der bis in den Rücken ausstrahlen kann. Darüber hinaus treten schon zu Beginn der Erkrankung Blähungen, Brechreiz, Übelkeit und Verstopfung auf. Meist ist der Bauch gespannt, und man hat Fieber. Die chro-

nische Pankreatitis, in deren Verlauf es zum kompletten Versagen der Bauchspeicheldrüse kommen kann, zeigt sich durch das wiederholte und verstärkte Auftreten dieser Symptome. Besonders nach dem Genuß von fetten und kohlehydrathaltigen Speisen sowie von Kaffee ist dies der Fall.
Als Hauptursache erkennt die moderne Medizin übermäßigen und langjährigen Alkoholkonsum. Darüber hinaus können auch Fettstoffwechsel- oder Mineralsalzstörungen, hormonelle Fehlregulationen sowie in seltenen Fällen auch die Einnahme von Schmerzmitteln zur Entzündung des Pankreas führen.

Die Behandlung einer entzündeten Bauchspeicheldrüse gehört immer in die Hand eines erfahrenen Arztes. Die nachstehenden Empfehlungen sind als Unterstützung seiner Therapie zu verstehen.

Zur Vorbeugung und Linderung geben nordamerikanische Heiler frisch gepreßten Meerrettichsaft, eine Tasse über den Tag verteilt, zu trinken.

Von den Cherokee ist, ebenfalls zur Vorbeugung, auch folgendes Rezept mit Meerrettich bekannt: Frische, zerkleinerte Meerrettichwurzeln (etwa 35 Gramm) mit zerdrückten Senfsamenkörnern (15 Gramm) mischen und mit einem halben Liter Wasser aufkochen. Den Brei in einem abgedeckten Topf vier Stunden ziehen lassen. Von dieser Medizin werden täglich drei bis vier Eßlöffel eingenommen.

Leichte Entzündungen der Bauchspeicheldrüse behandeln die Indianer Nordamerikas mit einem Tee oder einem alkoholischen Auszug aus Bärentraubenblättern. Für den Tee überbrüht man einen gehäuften Teelöffel Blätter mit einem halben Liter kochendem Wasser und läßt dies eine halbe Stunde ziehen. Viermal täglich eine Tasse trinken. Der Auszug wird mit Brandy zubereitet. Dazu übergießt man eine Handvoll Bärentraubenblätter mit vierzigprozentigem Brandy, bis sie vollkommen bedeckt sind, und läßt dies zugedeckt ein bis zwei Wochen ziehen. Von den eingelegten Blättern überbrüht man einen Teelöffel mit einer Tasse kochendem Wasser und trinkt täglich zwei bis drei Tassen.

BLASENENTZÜNDUNG

Eine Schlangen-Ansteckung

Charakteristisch für eine akute Blasenentzündung ist ein sich zunehmend verstärkender Harndrang, bei dem nur spärliche Urinmengen unter immer stärkeren Schmerzen ausgeschieden werden. Im Verlauf der Erkrankung verändert sich auch der Harn: Er wird trübe, manchmal sogar blutig. Kennzeichnend für eine Blasenentzündung sind auch die krampfartigen Schmerzen nach dem Wasserlassen, besonders unter dem Schambein, die sich vor allem im fortgeschrittenen Stadium bemerkbar machen.
Eine Blasenentzündung entsteht meist infolge einer Auskühlung des Unterleibs. Dadurch wird das Immunsystem so geschwächt, daß Bakterien in der Blase zum Ausbruch der Entzündung führen können. Sie gelangen entweder über die Harnröhre und den Harnleiter in die Blase oder befinden sich bereits in Blut und Lymphflüssigkeit. Eine Blasenentzündung kann auch als Folge von Geschlechtsverkehr entstehen, indem die Krankheitserreger von der Scheide

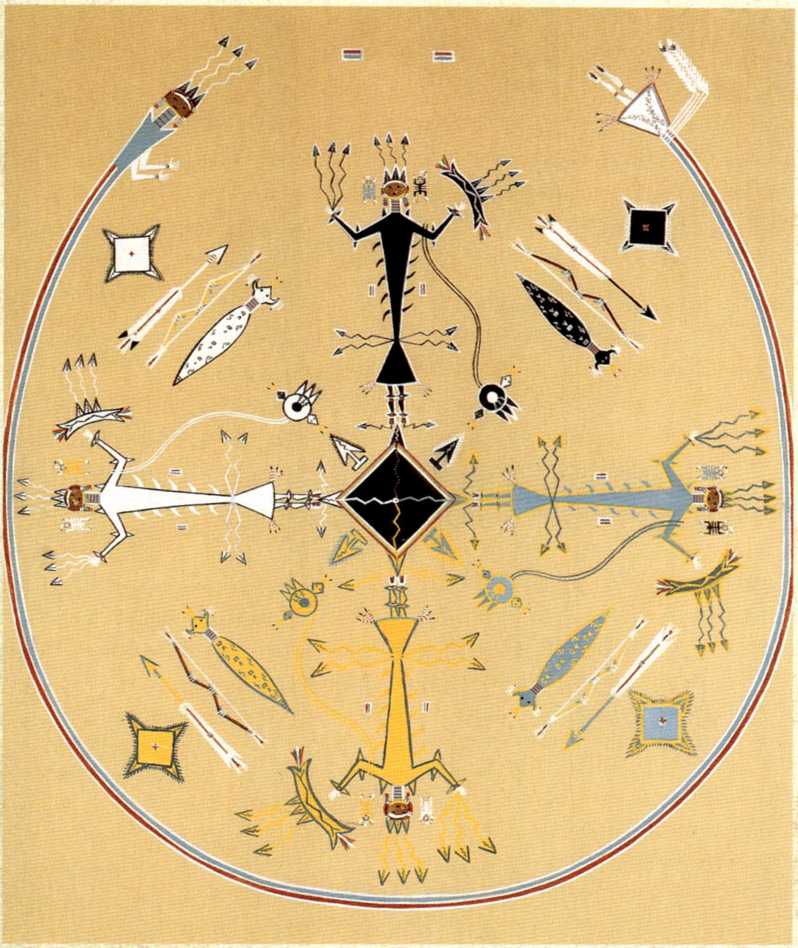

Sandbild der »Big star way«-Zeremonie der Navajo. Das Gemälde wird in dem fünf Tage und Nächte dauernden Heilritual verwendet.

aus in die Blase wandern. Die Erkrankung tritt fast nur bei Frauen auf, denn ihre Harnröhre ist wesentlich kürzer als die des Mannes, weshalb die Bakterien von der Mündung der Harnröhre leichter bis in die Blase gelangen.

Blasenentzündungen sind nur in seltenen Fällen mit Fieber verbunden. Sollte es sich jedoch einstellen, muß sofort ein Arzt konsultiert werden, zumal dann auch Nieren oder Harnleiter von der Entzündung betroffen sein können. Die nachstehenden Empfehlungen sind dann nur als Unterstützung der ärztlichen Therapie zu verstehen.

Mexikanische Kräuterkundige geben gegen Schmerzen beim Wasserlassen und zur Linderung einer Blasenentzündung eine Ananasabkochung. Eine Scheibe frische, aber reife Ananas wird in etwas Wasser mit ein bis zwei Teelöffeln Honig gekocht. Acht bis zehn Schluck des Suds nacheinander in den Mund nehmen, gurgeln und nach etwa zwei Minuten langsam schlucken. Mehrmals täglich wiederholen, bis sich die Beschwerden gebessert haben.

Auch der Saft der Aloe vera gilt als vorbeugend und heilend bei multiplen Blasenbeschwerden – mehrmals täglich einen Teelöffel in warmem Wasser aufgelöst.

Nordamerikanische Medizinmänner behandeln dagegen mit Tee aus Petersilien- und Beifußkraut: Einen gehäuften Teelöffel des Krauts mit einer Tasse kochendem Wasser überbrühen und einige Minuten ziehen lassen. Mehrmals täglich eine Tasse. Der Beifußtee dient auch zum Ausschwemmen von Blasen- und Harnleitersteinen. Dazu fünf- bis sechsmal täglich eine Tasse trinken.

Birkenblättertee gilt den nordamerikanischen Völkern generell als vorbeugend und heilend, da er harntreibend und blutreinigend wirkt. Deshalb wird er kurmäßig im Frühjahr zum Ausschwemmen von Stoffwechselschlacken, die sich über die Wintermonate im Körper angesammelt haben, und auch bei Erkrankungen der Blase und der Niere getrunken. Einen Teelöffel der Birkenblätter mit einer Tasse kochendem Wasser überbrühen und kurz ziehen lassen, mehrmals täglich eine Tasse trinken.

Diese Anwendung aus der indianischen Medizin Nordamerikas hilft ebenfalls bei Blasenentzündung: Einen Teelöffel zerkleinertes Goldrutenkraut oder alternativ Hopfenzapfen mit einer Tasse kochendem Wasser übergießen, kurz ziehen lassen und mehrmals täglich eine Tasse trinken.

Gegen Blasenleiden unterschiedlicher Ursache trinken nordamerikanische Indianer einen Tee aus Bärentraubenblättern. Dazu überbrüht man einen Teelöffel der zerkleinerten Blätter mit einer Tasse kochendem Wasser, läßt dies einige Minuten ziehen und trinkt mehrmals täglich eine Tasse.

Auch die Rinde des amerikanischen Schneeballs wird häufig zur Behandlung unspezifischer Blasenbeschwerden verwendet. Für einen Tee überbrüht man einen Teelöffel der zerkleinerten Rinde mit einer Tasse kochendem Wasser und trinkt mehrmals täglich eine Tasse.

Blasenreizungen und Schmerzen beim Wasserlassen behandeln nordamerikanische Medizinmänner mit einem Malventee. Dazu wird ein Teelöffel der Blätter mit einer Tasse kochendem Wasser überbrüht, kurz ziehen gelassen und mehrmals täglich eine Tasse getrunken.

Ebenfalls ein Rezept gegen Blasenreizungen und schmerzhaften Urinabgang aus der indianischen Medizin Nordamerikas ist ein Tee aus den Wurzeln der Sarsaparille: Einen Teelöffel der zerkleinerten Wurzeln mit einer Tasse kochendem Wasser übergießen, kurz ziehen lassen und mehrmals täglich eine Tasse trinken.

BLUTHOCHDRUCK

Eine Wind-Ansteckung

Bluthochdruck ist eine der klassischen Zivilisationskrankheiten, die bei Naturvölkern aufgrund ihrer Lebensweise so gut wie nicht bekannt war, weshalb es bei ihnen auch keine Methoden zu seiner Behandlung gibt. Allerdings haben viele Heilkräuter, die von den Indianern zur Blutreinigung und zur körperlichen Stärkung genommen wurden, eine ausgleichende und regulierende Wirkung auf Herz und Kreislauf, so daß sie sich auch zur Behandlung von erhöhtem Blutdruck eignen.

Erhöhte Blutdruckwerte verursachen zunächst, außer zeitweiligen Kopfschmerzen und Schwindelanfällen, kaum Beschwerden. Deshalb wird Bluthochdruck häufig als »Bagatellerkrankung« auf die leichte Schulter genommen. Zu Unrecht, denn durch hohen Druck sind die Blutgefäße ständig überbeansprucht. Die Spätfolgen sind Veränderungen an Arterien und Venen, die schweren Krankheiten wie Arteriosklerose, Herzinfarkt, Schlaganfall und Nierenversagen den Weg ebnen.

Der Blutdruck eines Menschen gilt als erhöht, wenn der zu verschiedenen Zeiten gemessene Wert über 165/95 mmHg liegt. Die Werte für gesunde Erwachsene setzt man zwischen 110/75 und 140/90.

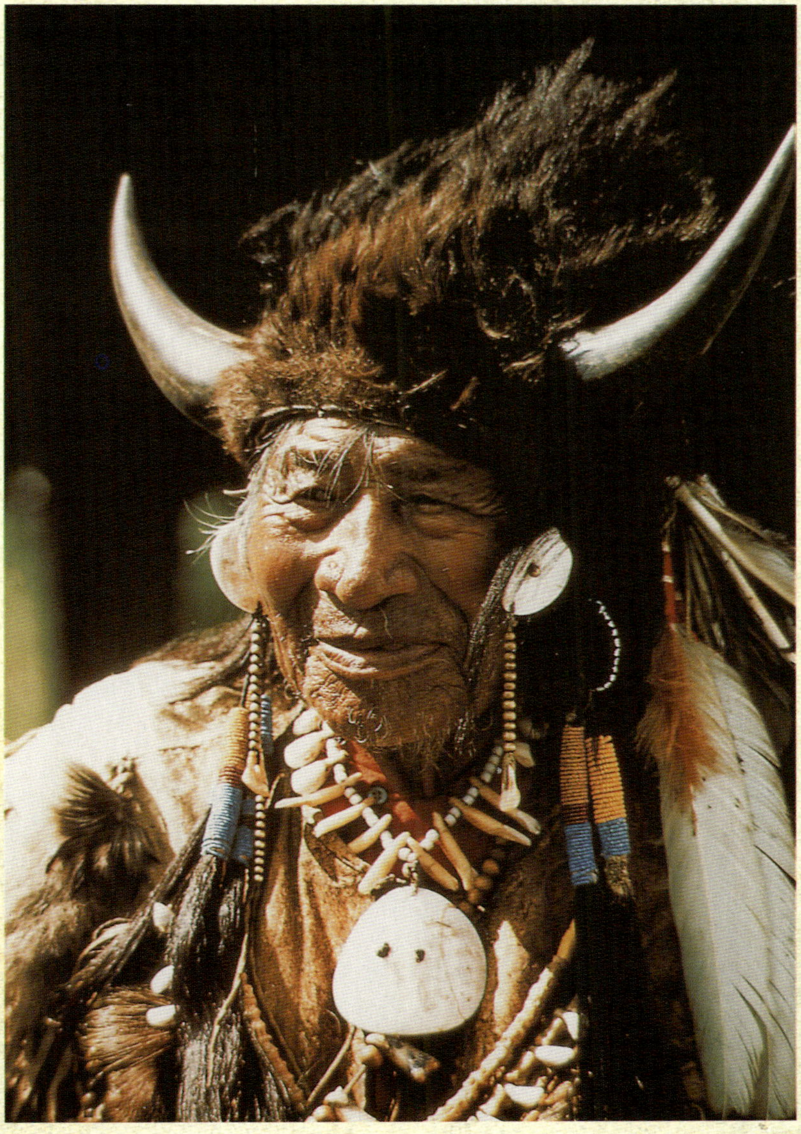

»Walking Buffalo«, Medizinmann der Stoney

Bei Bluthochdruck sollte ein Arzt konsultiert werden; die nachstehenden Anwendungen sind als Unterstützung seiner Therapie zu sehen.

Sarsaparille ist ein häufig verwendetes Heilkraut der nord- und mittelamerikanischen Indianer. Aufgrund seiner ausgleichenden Wirkung auf die Blutgefäße wird ein Tee aus Sarsaparille auch bei Bluthochdruck angewendet: Dreißig Gramm der getrockneten Wurzeln mit einem halben Liter kochendem Wasser überbrühen und einige Minuten ziehen lassen. Dreimal täglich eine Tasse. Ebenfalls wirkungsvoll ist Sarsaparillenwurzeltinktur: viermal täglich zwanzig bis vierzig Tropfen.

Sehr wirksam, vor allem auch zur Vorbeugung, sind Tees aus Maishaar (die feinen Fäden um den Maiskolben): Einen Eßlöffel zerkleinerter Maishaare mit einer Tasse kochendem Wasser übergießen und kurz ziehen lassen. Alle vier bis fünf Stunden eine Tasse trinken.

Die nordamerikanischen Indianer trinken bei Bluthochdruck auch Tee aus Tausendgüldenkraut: Einen Teelöffel des getrockneten Krauts mit einer Tasse kochendem Wasser überbrühen und kurz ziehen lassen, täglich eine Tasse. Da er bitter schmeckt, sollte man Tausendgüldenkrauttee mit etwas Anis, Kardamom, Pfefferminze oder Fenchel zubereiten.

Aus Herzgespannkraut machen die nordamerikanischen Indianer einen Saft, indem sie das frische Kraut pressen. Täglich dreißig bis vierzig Tropfen davon eingenommen, reguliert den Blutdruck.

Blutdrucksenkende Wirkung hat auch Magnolientee (oder die Tinktur). Für einen Magnolientee überbrüht man einen Teelöffel der pulverisierten Wurzel mit einer Tasse kochendem Wasser und läßt dies einige Minuten ziehen. Täglich vier bis fünf Tassen trinken; als Tinktur drei- bis viermal täglich zehn bis dreißig Tropfen einnehmen.

BRONCHITIS

Eine Pfeilkrankheit

Bronchitis, eine akute oder chronische Entzündung der Bronchien, tritt häufig im Zusammenhang mit fieberhaften Erkältungen auf. Ihre Entstehung wird jedoch auch durch Rauchen und ausschließliche Mundatmung gefördert. Erste Anzeichen sind Brennen und Schmerzen in der Brust, Kitzeln im Kehlkopf sowie heftiger, starker Reizhusten. Auch ein allgemeines Schwächegefühl begleitet meist eine akute Bronchitis. Vor allem bei plötzlichen Temperaturveränderungen und schnellen Änderungen der Körperlage kommt es zu länger anhaltenden Hustenanfällen. Mit Abklingen der Krankheit lockert sich der Husten, nach einigen Tagen löst sich der Schleim.

Stetig steigendes Fieber und zunehmende Atembeschwerden können aber auch Anzeichen einer beginnenden Lungenentzündung sein. In diesem Fall muß unbedingt ein Arzt hinzugezogen werden. Die folgenden Rezepte sollten dann nur zur Unterstützung seiner Therapie dienen.

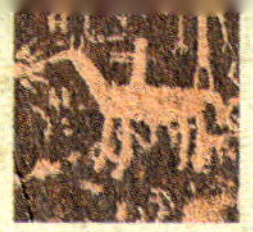

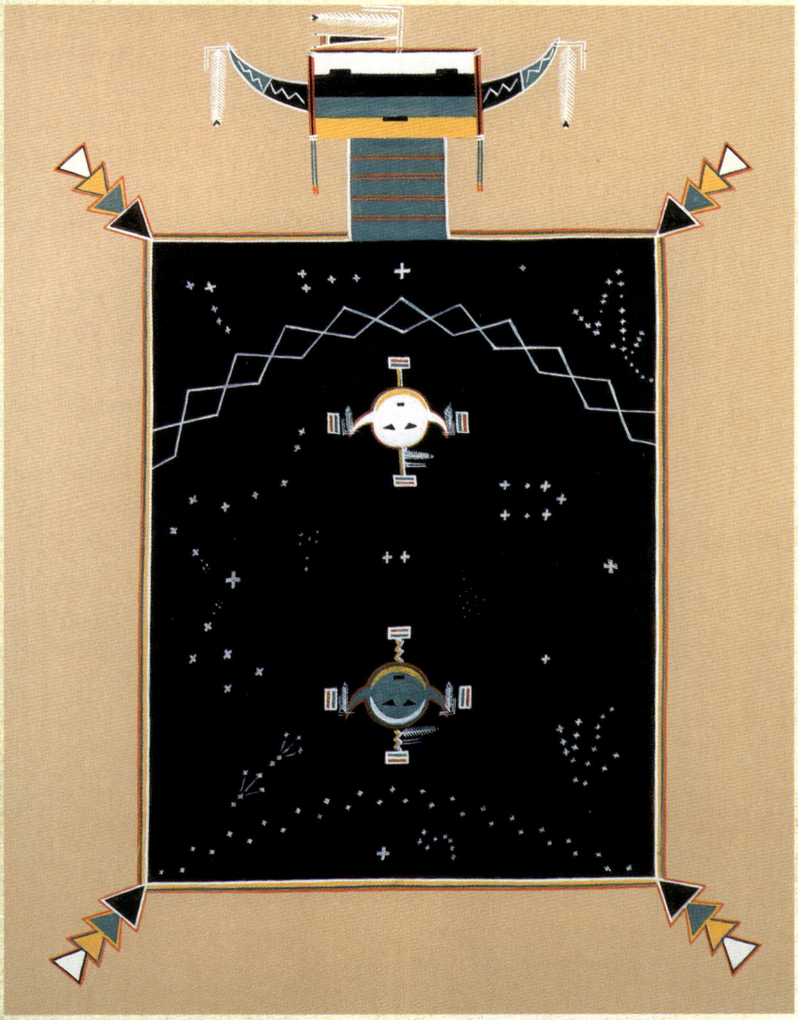

Navajo-Sandbild für die Zeremonie des »blessing way«

Mexikanische Indianer behandeln Bronchitis mit einer Einreibung aus heißen Tomaten. Dazu werden mehrere Kirschtomaten gekocht und zerstampft. Dieser Brei wird so heiß wie möglich auf der Brust eingerieben. Sobald die Tomaten abgekühlt sind, wird der Brei abgewaschen. Dann empfiehlt sich eine Einreibung mit *kopalli*, dem Harz aus dem Holz des Amberbaums. Es ist unter der Bezeichnung Kopal oder Styrax in Apotheken erhältlich.

Aus Mesoamerika kommen auch Rezepturen mit Papayablättern und Kürbiskernen. Die Papayablätter werden in einem halben Liter Wasser aufgekocht und abgeseiht. Der Absud ist zweimal täglich, nach dem Aufstehen und vor dem Schlafengehen, heiß und in kleinen Schlucken zu trinken.
Die Kürbiskerne werden mit etwas Salz gekocht und mehrmals täglich (je ein Eßlöffel) eingenommen.

Eine bei nordamerikanischen Indianern verbreitete Heilmethode sind Inhalationen mit Bergamottöl. Sie gewinnen das Öl, indem sie das Bergamottkraut in Wasser kochen und anschließend das auf der Oberfläche schwimmende Öl abschöpfen. Fertiges Bergamottöl eignet sich natürlich genauso: Einige Tropfen in einen großen Topf mit kochendem Wasser geben und die aufsteigenden Dämpfe mit tiefen Atemzügen inhalieren.

Eine häufig angewandte Heilmethode bei Bronchitis sind auch Kopfdampfbäder mit Salbei: Eine Handvoll Salbeiblätter mit Wasser in einem großen Topf aufkochen und die aufsteigenden Dämpfe inhalieren.

Viele Heiler wenden bei Bronchitis auch Tee aus Beifußkraut an. Man überbrüht einen Teelöffel das Krauts mit einer Tasse kochendem Wasser, läßt dies zwanzig Minuten ziehen und trinkt wiederholt eine Tasse so heiß wie möglich.

Als wirkungsvoll gelten auch Tees aus der Blutwurz und dem Lobelienkraut. Dazu überbrüht man einen Teelöffel der getrockneten Wurzeln oder des Krauts mit einer Tasse kochendem Wasser, läßt dies einige Minuten ziehen und trinkt mehrmals täglich eine Tasse.

Eine der seltenen Salben in der indianischen Medizin wird bei Bronchitis verwendet. Die Ojibwa kurieren sie mit einer aus Bärenfett und Pappelknospen zubereiteten, die mehrmals täglich in beide Nasenlöcher eingerieben wird. Damit sollen sogar hartnäckige Fälle geheilt worden sein. Pappelsalbe erhält man als *Unguentum Populi* in der Apotheke.

DEPRESSION

Eine Bärenkrankheit

Menschen mit depressiven Verstimmungen leiden unter Schlafstörungen, Energiemangel und Antriebsschwäche. Schwere Depressionen, gekennzeichnet durch extreme Hoffnungslosigkeit und Schwermut, gehören dagegen zu den ernsthaften psychischen Erkrankungen und in ärztliche Behandlung. Depressive Verstimmungen können selbst kuriert werden.

Wegen seiner nervenberuhigenden Wirkung verwendet die indianische Medizin Salbei zur Behandlung. Tee aus Salbeiblättern kocht man aus vier Gramm Blättern in einem halben Liter Wasser und trinkt über mehrere Tage bis Wochen morgens und abends eine Tasse.

Dank seiner tonisierenden Wirkung – die Indianer sagen, er steigert die Lebensfreude – wird auch Sassafras bei depressiven Verstimmungen verwendet. Für Tee überbrüht man dreißig Gramm des getrockneten Holzes mit einem halben Liter kochendem Wasser und läßt dies einige Minuten ziehen (dreimal täglich eine Tasse trinken). Ebenso wirkungsvoll ist Sassafrasholztinktur. Die Dosierung ist viermal täglich zwanzig bis vierzig Tropfen in Wasser gelöst.

Für uns ungewöhnlich, aber sehr wirksam, soll das Essen von pulverisiertem Bergkristall und Bernstein sein. Rezepte dieser Art sind von mehreren Indianervölkern bekannt. Als Dosierung nennen die Medizinmänner zweimal wöchentlich einen Teelöffel des im Mörser zerstoßenen »Medikaments«.

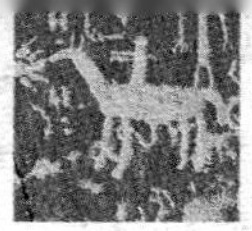

DURCHBLUTUNGS-STÖRUNGEN

Eine Wind-Ansteckung

Durchblutungsstörungen sind häufig eine Folge ungesunder Lebensweise. Arterielle Durchblutungsstörungen können unter anderem zu einem Verschluß der Gefäße am Herz oder an der Lunge führen und nachfolgend einen Herzinfarkt oder eine Lungenembolie auslösen. Sie zeigen sich durch Wadenschmerzen beim Gehen und durch kalte Hände und Füße.
Einem Großteil der Durchblutungsstörungen liegen Arteriosklerose und Entzündungen der Blutgefäßwände zugrunde. Hauptursachen hierfür sind Rauchen, falsche Ernährungsgewohnheiten (zu viel Cholesterin und Fett), Übergewicht, Bluthochdruck sowie Diabetes und Gicht.

Die nachstehenden Empfehlungen sind aufgrund der Ernsthaftigkeit der Erkrankung nur als Unterstützung der ärztlichen Therapie zu verstehen.

Indianische Heiler nennen die regelmäßige Einnahme von Ginseng zur Vorbeugung. Am besten eignet sich für uns eine Tinktur aus den Wurzeln, mehrmals täglich einige Tropfen auf ein Glas warmes Wasser genommen.

Weitere Anwendungen aus der nordamerikanischen Indianermedizin sind Tees aus Veilchenwurzeln und Sauerampferkraut: Einen Teelöffel der Wurzeln oder des Krauts mit einer Tasse kochendem Wasser übergießen, kurz ziehen lassen; zwei- bis dreimal täglich eine Tasse trinken.

Auch Eisenkraut dient nordamerikanischen Indianern zur Behandlung von Durchblutungsstörungen: Einen Teelöffel des Krauts mit einem halben Liter kochendem Wasser überbrühen; mehrmals täglich eine Tasse trinken.

DURCHFALL

Eine Rote Ameisenkrankheit

Akuter Durchfall, nach dem Genuß von unverträglichem Essen, Streß oder großer Aufregung ist ebenso wie Verstopfung keine Krankheit an sich, sondern nur deren Symptom. Er zeigt sich durch wäßrige oder schleimige Stuhlentleerungen mehrmals täglich. Bei chronischem Durchfall, ausgelöst durch Dünn- oder Dickdarmentzündung und Nahrungsmittelunverträglichkeiten, können die wäßrigen Stuhlentleerungen über einen längeren Zeitraum anhalten. Ist Durchfall infektiös durch Krankheitserreger bedingt, bestehen meist Darmkrämpfe bei zusätzlichem Erbrechen und Fieber. Fiebrige Durchfallerkrankungen wie die häufig epidemieartig auftretende »Sommergrippe« können mit starken Bauchschmerzen einhergehen.

Hat sich der Stuhlgang nach zwei bis drei Tagen nicht normalisiert, oder verschlechtert sich das Befinden, sollte ein Arzt aufgesucht werden.

Von den Azteken ist überliefert, daß sie gegen Durchfall pulverisiertes *kopalli*, das Harz des Amberbaums, einnahmen. Es ist unter der Bezeichnung Kopal oder Styrax in Apotheken erhältlich. Dosierung: Einige Teelöffel in etwas Wasser gelöst.

Aus Mexiko kommt ein weiteres interessantes »Anti-Durchfall-Rezept«, eine Zubereitung aus Ananas, Chilipfeffer und Salz. Hierzu werden kleingeschnittene Ananasstücke mit einigen zerhackten Chilischoten vermischt, stark gesalzen und gegessen.

Alternativ wenden mexikanische Indianer bei Durchfall eine Zubereitung aus Maismehl an. Sie rösten eine Tasse Maismehl (Maisstärke) ohne Fett in einer Pfanne und verrühren es mit etwas Wasser zu einem Brei. Diese Mixtur wird in Abständen von zwei bis drei Stunden löffelweise eingenommen.

Hilfreich ist auch rohe Papaya, mehrmals täglich einige Stücke mit etwas Salz gegessen, sowie Tee aus Damianakraut: Vier Gramm des Krauts mit einem halben Liter Wasser aufkochen und abends eine Tasse trinken.

Die kanadischen Rappahannok behelfen sich bei Durchfall dagegen mit Tee aus den Wurzeln und Früchten der Brombeere: Einen Eßlöffel der zerkleinerten Pflanzenteile mit einem halben Liter Wasser übergießen, kurz ziehen lassen und mehrmals täglich eine Tasse trinken, bis sich der Stuhlgang normalisiert hat.

ERKÄLTUNGEN

Eine Pfeilkrankheit

Der Begriff »Erkältung« umfaßt im weitesten Sinn alle akuten, infektiösen, meist virusbedingten katarrhalischen Erkrankungen der oberen Atemwege – vom grippalen Infekt bis zum Schnupfen. Bronchitis, Husten und Mandelentzündung sind hier ausgenommen, sie werden auf den Seiten 114, 129 und 136 gesondert besprochen.

Der grippale Infekt ist im Gegensatz zur «echten» Grippe eine vergleichsweise harmlose Erkrankung, in deren Verlauf meist Fieber auftritt. Typische Symptome sind ein allgemeines Krankheits- und Schwächegefühl, das mit Frösteln, Glieder-, Muskel- und Kopfschmerzen sowie Appetitlosigkeit einhergeht. Die durch Viren ausgelöste Grippe beginnt ebenfalls mit Frösteln, Rachenbeschwerden, Heiserkeit, hohem Fieber sowie starkem Husten und Schnupfen. Eine Entzündung der Nasenschleimhaut, der Schnupfen, zeigt sich durch Brennen und Kitzeln in Nase und Rachen. Die Schleimhäute schwellen langsam an und verstopfen die Nase, bis nur mehr Mundatmung möglich ist. Im weiteren Verlauf beginnt die Nase zu «laufen».

Haben sich die Beschwerden nach einer knappen Woche nicht wesentlich gebessert oder sogar verschlimmert, sollte ein Arzt konsultiert werden. Eine Virusgrippe in Verbund mit hohem Fieber gehört in jedem Fall in ärztliche Behandlung.

Die zur Linderung von Erkältungskrankheiten angegebenen Heilpflanzen werden von den Medizinmännern als Tee verabreicht und wie folgt zubereitet: Einen Teelöffel der zerkleinerten oder pulverisierten Pflanzenteile mit einer Tasse kochendem Wasser überbrühen und fünfzehn bis zwanzig Minuten ziehen lassen.
– Von der Balsamtanne die Rinde und die Zweige (viermal täglich eine Tasse),
– von der Engelwurz die Wurzeln (dreimal täglich eine Tasse so heiß wie möglich),
– vom Holunder die Blätter, Beeren und Blüten (drei- bis fünfmal täglich eine Tasse),
– von der Linde die Blüten (bei Bedarf mehrmals eine Tasse),
– vom Lungenkraut die Blätter (hier sechzig Gramm mit einem halben Liter kochendem Wasser übergießen, viermal täglich eine Tasse),
– von Sassafras das Holz (eine Tasse)
– und von der Ulme die innere Rinde (eine Tasse).

Wegen ihrer immunstärkenden Wirkung dient auch *golden seal,* die Gelbwurzel, als Tee oder Tinktur aus den Wurzeln zur Behandlung von Erkältungen.
Gelbwurzel gehört zu den wenigen hier empfohlenen Pflanzen, die nicht in unseren Apotheken erhältlich sind. Präparate aus *golden seal* – Tees, Kapseln oder Tinkturen – gibt es nur in den USA und in Kanada, dort allerdings in jedem Gesundheitsladen *(health store).* Da diese Pflanze jedoch bei sehr vielen Beschwerden, nicht nur bei Erkältungskrankheiten, eine so überzeugende Heilwirkung besitzt, sollte man sie sich von einer Amerikareise mitbringen.

Ebenso gebräuchlich sind Einreibungen mit Kanada- oder Indianerbalsam sowie Inhalationen mit Beifuß-, Salbei- und Wacholderblättern. Dazu kocht man jeweils eine Handvoll der frischen oder getrockneten Blätter in einem großen Topf mit Wasser auf und inhaliert zehn bis zwanzig Minuten die aufsteigenden Dämpfe mit tiefen Atemzügen.

Zur Vorbeugung gegen Erkältungen empfehlen Medizinmänner das regelmäßige Kauen von Sonnenhutwurzeln.

Medizinrassel eines Heilers der Tlingit: ein Kranich, der auf seinem Rücken den Geist des Schamanen trägt

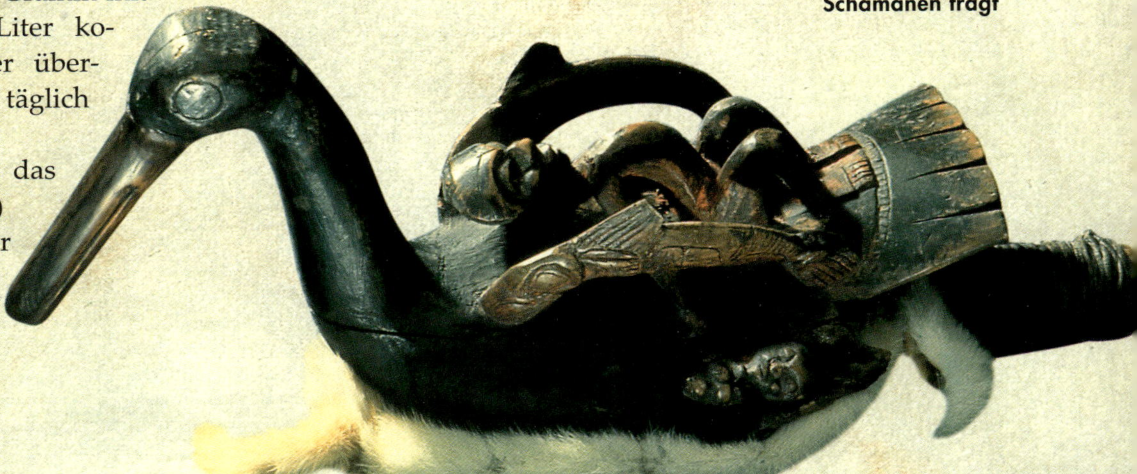

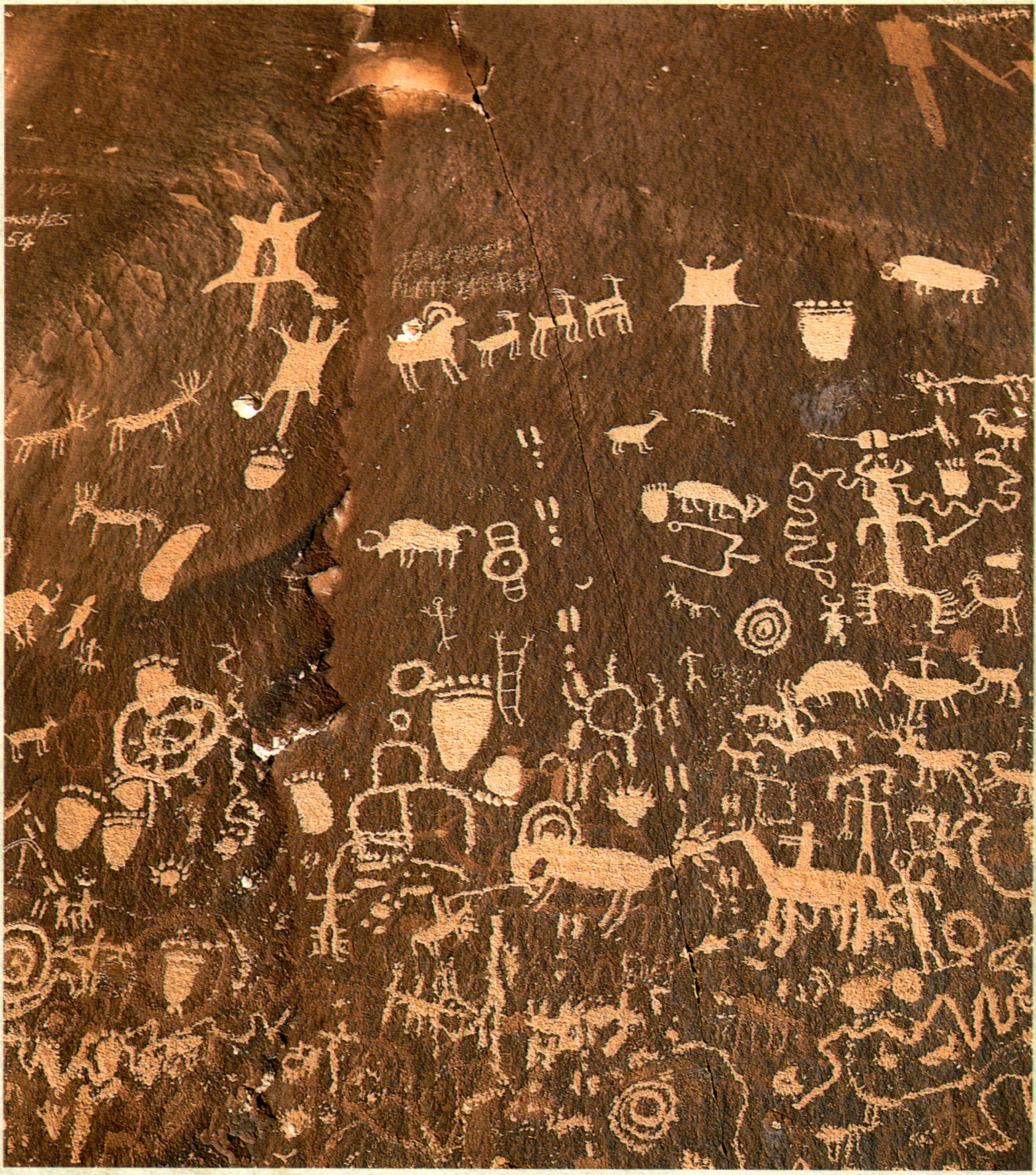

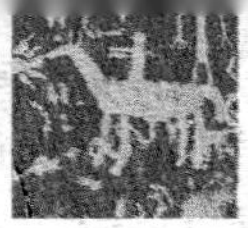

ERSCHÖPFUNG UND MÜDIGKEIT

Eine Hagel-Ansteckung

Körperliche und seelische Belastungen kann der gesunde menschliche Körper in der Regel über einen längeren Zeitraum verkraften. Dies auch deshalb, weil bei den ersten Anzeichen einer Erschöpfung meist erst zwei Drittel der Energiereserven verbraucht sind. Nach einer Phase der Erholung ist die körperliche und geistige Leistungsfähigkeit wieder hergestellt. Schädlich ist jedoch eine permanente seelische und körperliche Überlastung ohne Ruhepausen und unter ständigem Schlafmangel, einer Folge chronischer Erschöpfung.

Parukugare berichtet von seiner Berufung zum Medizinmann: »Es gibt dort Felszeichnungen, und ich hatte einen bedeutsamen Traum...«

Mexikanische Heiler nennen als Mittel gegen Schwäche und Energielosigkeit rohe Avocados, jeweils eine morgens und eine abends gegessen. Als therapeutisch besonders wertvoll gelten die kleinen Avocados mit schwarzer, glänzender Schale.
Ergänzend soll man eine Tasse Maiskörner mit Wasser kochen, zu Brei zerstampfen und täglich mehrmals einen Eßlöffel davon nehmen.
Zudem trinken mexikanische Indianer *meoktli*, den vergorenen Saft der Agave (täglich ein kleines Glas vor dem Frühstück), als – wie sie sagen – probates Mittel gegen geistige Schwäche und Vergeßlichkeit.

Verbreitetes Heilmittel unter nord- und mittelamerikanischen Indianern sind auch Blütenpollen und Honig, jeweils mehrmals am Tag ein bis zwei Eßlöffel. Sie eignen sich auch gut zur Vorbeugung vor großen körperlichen oder geistigen Anstrengungen.

FIEBER

Eine Pfeilkrankheit

Bei Fieber erhöht sich die Körpertemperatur über den Normalwert (37 bis 38 Grad). Typische Anzeichen sind neben der erhöhten Körpertemperatur Schüttelfrost, gerötete Wangen und glasige, eben »fiebrig« glänzende Augen. Fieber ist keine Krankheit im eigentlichen Sinn, sondern ein Symptom, das im Verlauf verschiedener Erkrankungen auftritt.

Die Indianer Nord- und Mittelamerikas grenzten die verschiedenen Ursachen von Fieber sehr genau voneinander ab und richteten ihre Vorgehensweise bei der Behandlung danach aus. Ihr Wissen um die fiebersenkende Kraft bestimmter Heilkräuter war äußerst umfassend. Aus diesem großen Repertoire der Medizinmänner eine kleine Auswahl:

An erster Stelle steht natürlich die Chinarinde, welche die Indianer schon lange, bevor der weiße Mann um ihre Wirkung wußte, als fiebersenkendes Mittel einsetzten. Samuel Hahnemann, der

Begründer der Homöopathie, entdeckte die fiebersenkende Wirkung der Pflanze, die auf Chinin beruht.

In Mesoamerika verabreichten die Medizinmänner bei Fieber einen Tee, für den sie einen Eßlöffel der zerkleinerten Chinarinde mit einem halben Liter kochendem Wasser übergossen und dem Kranken mehrmals täglich eine Tasse davon trinken ließen. Chinatinktur (aus der Apotheke) kann ebenfalls zur Linderung von Fieber eingenommen werden.

Bei den Nativen Nordamerikas hat dagegen der Sassafrasbaum bei der Behandlung von fieberhaften Erkrankungen herausragende Bedeutung. Nicht umsonst heißt er auch »Fieberbaum«. Mit Tee aus seinem Holz linderten die Rappahannok Fieber bei den von Europäern eingeschleppten Masern. Etwa dreißig Gramm Späne mit einem halben Liter kochendem Wasser übergießen, täglich zwei bis drei Tassen trinken.

Und Haselwurztee wurde bei Fieber in Zusammenhang mit Typhus getrunken: Fünfzehn Gramm der pulverisierten Wurzeln mit einem halben Liter kochendem Wasser übergießen und zwei- bis dreimal täglich eine Tasse so heiß wie möglich trinken.

Auch Salbeitee ist ein probates Mittel bei schwerem Fieber mit Delirien und Fieberträumen: Etwa dreißig Gramm der getrockneten Blätter mit einem halben Liter kochendem Wasser übergießen, kurz ziehen lassen und nach Bedarf jeweils eine halbe Tasse trinken. Auch ätherisches Salbeiöl eignet sich gut zur Behandlung – einen bis drei Tropfen auf einen Teelöffel warmes Wasser. Beliebt bei Fieber sind bei vielen Heilern auch mehrere Eßlöffel Maisöl pro Tag.

Darüber hinaus haben auch Tees aus Tausendgüldenkraut und Weidenrinde wegen ihrer fiebersenkenden Wirkung einen festen Platz in der indianischen Medizin. Vor allem Weidenrinde hat über die indianische Medizin hinaus weltweite Bekanntheit erlangt. Denn sie enthält Salicin, das im Körper zu Salicylsäure, dem Wirkstoff des Aspirin, synthetisiert wird. Mit Weidenrindentee behandeln indianische Heiler Kopfschmerzen, aber auch fieberhafte Erkrankungen. Für die Tees überbrüht man etwa dreißig Gramm der zerkleinerten Pflanzenteile mit einem halben Liter kochendem Wasser, läßt dies fünfzehn Minuten ziehen und trinkt drei- bis viermal täglich eine Tasse.

Ein ebenfalls häufig gebrauchtes Heilkraut ist der Breitwegerich. Die Heiler übergießen einen Teelöffel des zerkleinerten Krauts mit einer Tasse kochendem Wasser und verabreichen dem Patienten täglich zwei bis vier Tassen.

GALLENLEIDEN

Eine Stachelschweinkrankheit

Eine Gallenblasenentzündung tritt meist in Folge von Gallensteinen auf. Typische Anzeichen sind Krämpfe und Schmerzen im rechten Oberbauch, Fieber sowie Schüttelfrost und allgemeine Schwäche. Auf Gallensteine deuten krampfartige Schmerzen unter dem rechten Rippenbogen, besonders nach dem Verzehr von Fett, Hülsenfrüchten, Hefe-

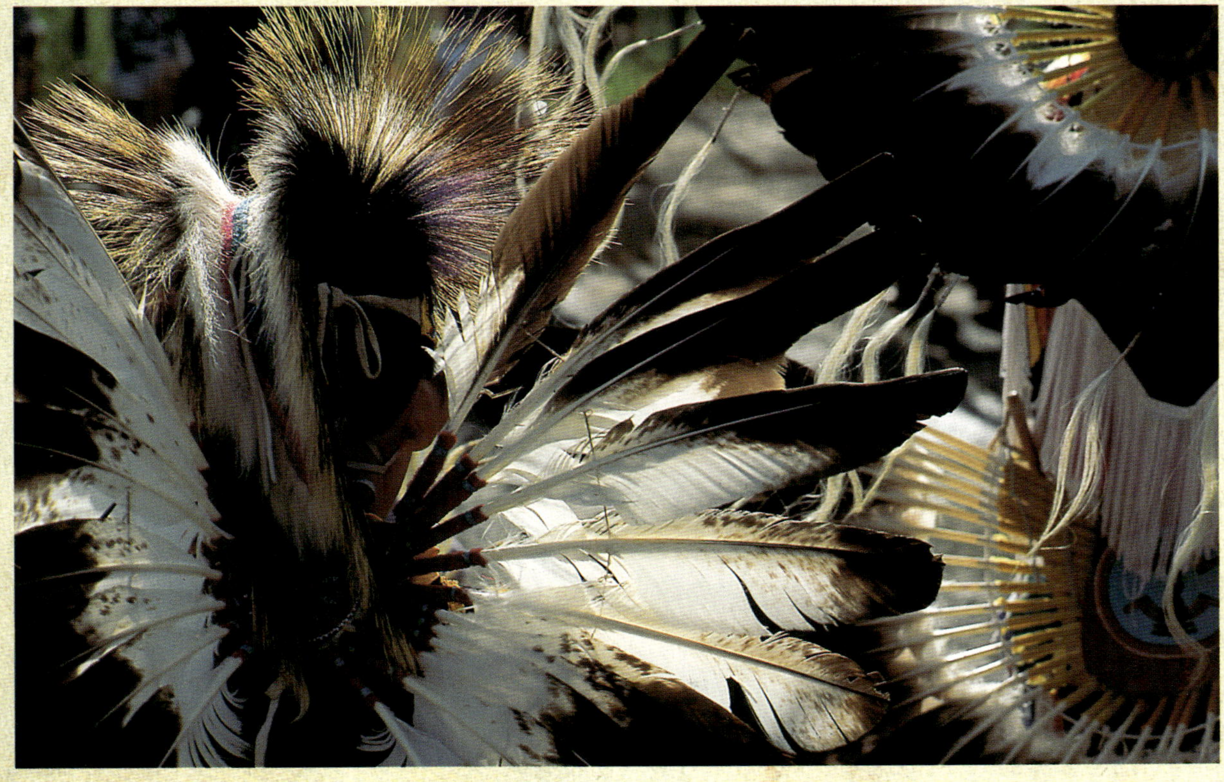

Um dem Vogel die Ehre zu erweisen, halten die Cherokee mehrmals während der Wintermonate den Adlertanz ab.

teigwaren und Bohnenkaffee hin. Hinzu kommen Übelkeit, Erbrechen und Aufstoßen. Häufig ist auch der Tonus der Bauchmuskeln erhöht.

Die Ursachen der Steinbildung sind Übergewicht sowie ein erhöhter Fett- und Cholesterinspiegel im Blut oder Entzündungen durch Bakterien. Bei Frauen können Gallensteine auch in Zusammenhang mit einer Schwangerschaft und mehreren Geburten in kurzen Abständen entstehen.

Erkrankungen der Gallenblase waren den Indianern weitgehend unbekannt. Das mag vor allem daran liegen, daß die Nativen sich äußerst abwechslungsreich und gesund ernährten und passionierte Teetrinker waren. Erst in der späteren Reservationssituation tauchten erste Fälle von Gallenblasenleiden auf. Aus Berichten der Kolonialzeit geht hervor, daß indianische Heiler diese »Zivilisationskrankheit« mit großem Erfolg therapieren konnten.

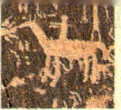

Die Behandlung von Gallenblasenentzündungen wie auch von Gallensteinleiden gehört in die Hand eines Facharztes. Die nachstehenden Empfehlungen sind als Unterstützung der ärztlichen Therapie zu verstehen.

Zur Anregung der Gallensekretion und damit zur Vorbeugung gegen Gallenblasenleiden unterschiedlicher Ursachen hilft der Saft der Aloe vera, mehrmals täglich einen Teelöffel.

Auch Tee aus Lobelienkraut, Beifuß, Löwenzahnwurzeln und Birkenknospen gilt als anregend für die Gallenfunktionen: Jeweils einen Teelöffel der zerkleinerten Pflanzenteile mit einer Tasse kochendem Wasser übergießen und mehrmals täglich eine Tasse trinken.

Ebenfalls der Vorbeugung dienen das Essen von Maiskörnern als Nahrungsmittel sowie der regelmäßige Genuß von Tee aus Maisblättern und Maishaaren: Einen Eßlöffel der zerkleinerten Blätter oder Haare mit einem halben Liter kochendem Wasser überbrühen, einige Minuten ziehen lassen; mehrmals täglich eine Tasse trinken.

Bei Gallensteinen und Gallensteinkoliken helfen sich die Indianer mit Tee aus dem Holz des Sassafrasbaums: Einen Teelöffel des zerkleinerten oder pulverisierten Holzes mit einer Tasse kochendem Wasser übergießen, einige Minuten ziehen lassen, drei- bis viermal täglich eine Tasse.

Zum Ausschwemmen von Gallengrieß trinken die amerikanischen Nativen Tee aus Berufkraut: Einen Teelöffel des zerkleinerten Krauts mit einer Tasse kochendem Wasser übergießen und kurz ziehen lassen. Mehrmals täglich eine Tasse.

GICHT

Eine Hirsch-Ansteckung

Gicht ist eine Stoffwechselkrankheit, bei der der Körper zuviel Harnsäure produziert, die sich als Kristalle an den Gelenken ablagert. Die Erkrankung zeigt sich in Rötung, Schwellung und Erwärmung der Gelenke. Beim akuten Gichtanfall ist vor allem das Großzehengrundgelenk betroffen und verursacht starke Schmerzen. Auch Knie-, Ellbogen- oder Handgelenk können am Krankheitsgeschehen beteiligt sein. Teilweise bilden sich auch Knötchen an Gelenken, Schleimbeuteln und in der Ohrmuschel.

Bei den genannten Beschwerden sollte ein Arzt konsultiert werden. Die nachstehenden Empfehlungen sind als Unterstützung der ärztlichen Therapie zu verstehen.

Nordamerikanische Heiler behandeln Gicht mit einer Fülle von Kräutern: mit Tees aus Frauenwurzeln, aus den Wurzeln der Sarsaparille, aus wilden Erdbeeren (Früchte und Blätter) und Veilchenkraut sowie aus den Blättern der Esche und den Blättern und der Rinde der Birke und des amerikanischen Faulbaums. Dazu überbrüht man jeweils einen Teelöffel der getrockneten Rinden, des Krauts und der Blätter mit einer Tasse kochendem Wasser und trinkt mehrmals täglich eine Tasse.

Eine äußerliche Anwendung mit Esche sind Packungen aus den jungen Blättern: Eine Handvoll Blätter waschen, zu Brei zerstampfen und die schmerzenden Stellen damit einreiben.

Ein ähnliches Rezept benutzt die Wurzelrinde des Sassafrasbaums, die zerkleinert und zerstampft als Umschlag auf die schmerzhaften Stellen gelegt wird. Sassafrasöl, aus der Wurzelrinde gewonnen, ist ein ebenso wirksames und häufig verwendetes Mittel indianischer Heiler, um die schmerzenden Stellen mehrmals täglich einzureiben.

Auch Tabak wird bei der Behandlung von Gicht angewandt: Frische Tabakblätter für ein bis zwei Stunden in warmem Wasser einweichen und als Umschlag auf die betroffenen Stellen legen.

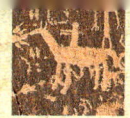

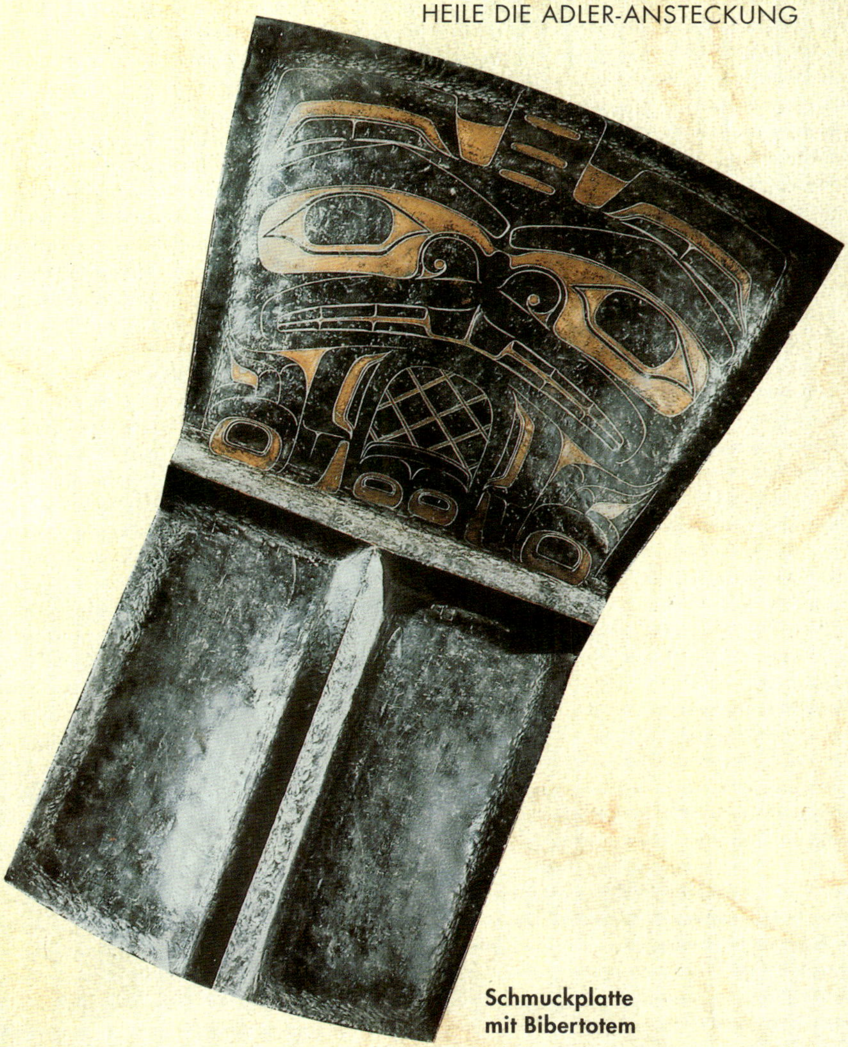

Schmuckplatte mit Bibertotem

HAUTERKRANKUNGEN

Eine Schlangen-Ansteckung

Hautentzündungen – Ekzeme – sind entzündliche Reaktionen, die allergische oder toxische Ursachen haben, also durch den Kontakt mit Allergenen oder giftigen Substanzen ausgelöst werden. In der akuten Phase sind alle Hautstellen, die mit der auslösenden Substanz in Berührung gekommen sind, stark gerötet und geschwollen. Im weiteren Verlauf bilden sich nässende, juckende Bläschen. Wenn die Entzündung über einen längeren Zeitraum anhält, verdicken sich die oberen Hautschichten, es treten Schuppen und Hautrisse auf, und die Haut verliert an Elastizität.

Akne, bei der die Hautporen infolge einer erhöhten Talgproduktion verstopft sind, zeigt sich durch entzündliche, eitergefüllte Pickel und schmerzhafte und abszeßartige Knoten. In besonders schweren Fällen kann auch das umliegende Hautgewebe in Mitleidenschaft gezogen werden, und es kommt zur Bildung von Narben.

Im folgenden sind einige Behandlungen verschiedener Hauterkrankungen mit den Methoden der indianischen Medizin Nord- und Mittelamerikas dargestellt:

Von vielen nordamerikanischen Indianerstämmen weiß man, daß sie zur Vorbeugung von Hauterkrankungen und zur Pflege der Haut den ganzen Körper mit Fischöl, Bären- und Adlerfett (aus den Bürzeldrüsen) einrieben. Dies diente auch zum Schutz vor Kälte und Insektenstichen und hatte sicher auch magisch rituelle Gründe.

Ein spezielles Mittel zur Behandlung von Hautinfektionen und Akne war das wiederholte Betupfen der entzündeten Stellen mit dem Saft der Aloe vera.

Auch Boldotee gilt den mittelamerikanischen Indianern als sehr hilfreich bei Hauterkrankungen. Dazu vier Gramm Blätter in einem halben Liter Wasser mit etwas Honig aufkochen und zwei Tage ziehen lassen. Besonders wirkungsvoll ist der Tee, wenn man ihn in Vollmondnächten ins Freie stellt.

In Nordamerika, wo diese Pflanzen nicht heimisch waren, verwendeten die Indianer Birkenrinde von der Nordseite des Baums zur Behandlung von Ekzemen und anderen Hautkrankheiten. Das folgende Rezept stammt von den Rappahannok: Eine Handvoll zerkleinerte und zerstampfte Birkenrinde in einer Tasse mit etwas Wasser und Salz verrühren und dreimal täglich an den betroffenen Hautstellen einreiben.

Bekannt ist auch eine Anwendung mit Kompressen aus flüssigem Grindeliakrautextrakt (Tinktur). Man mischt davon einen Eßlöffel mit zwei Eßlöffeln Wasser, tränkt damit ein Leinen- oder Baumwolltuch und legt es als Kompresse auf die betroffene Hautstelle.
Zugleich sollten von der Grindeliakrauttinktur drei- bis viermal täglich fünf bis zwanzig Tropfen in etwas Wasser eingenommen werden.

HERZBESCHWERDEN

Eine Wind-Ansteckung

Herzschwäche, eine verminderte Pumpleistung des Herzens, zeigt sich in Atemnot, Müdigkeit und allgemeiner körperlicher Schwäche. Da sich hinter einer Herzinsuffizienz verschiedene ernsthafte Krankheiten verbergen können, sollte vor einer Selbstbehandlung immer erst ein Arzt zu Rate gezogen werden. Deshalb sind hier nur Empfehlungen für leichte Erkrankungen wie Herzjagen und Herzschwäche durch Überlastung aufgeführt.

Bei einem hohen Puls von neunzig oder mehr Schlägen pro Minute, der sich bei Ruhigstellung wieder normalisiert, spricht man von Herzjagen oder Tachykardie. Diese Erscheinung ist an sich nicht krankhaft, denn Angst, Nervosität und Aufregung, aber auch ein heißes Bad, Sport und körperliche Betätigung beschleunigen den Pulsschlag. Besteht jedoch eine Neigung zu Herzjagen, sollte ein Facharzt konsultiert werden.

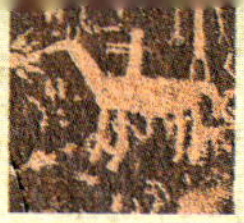

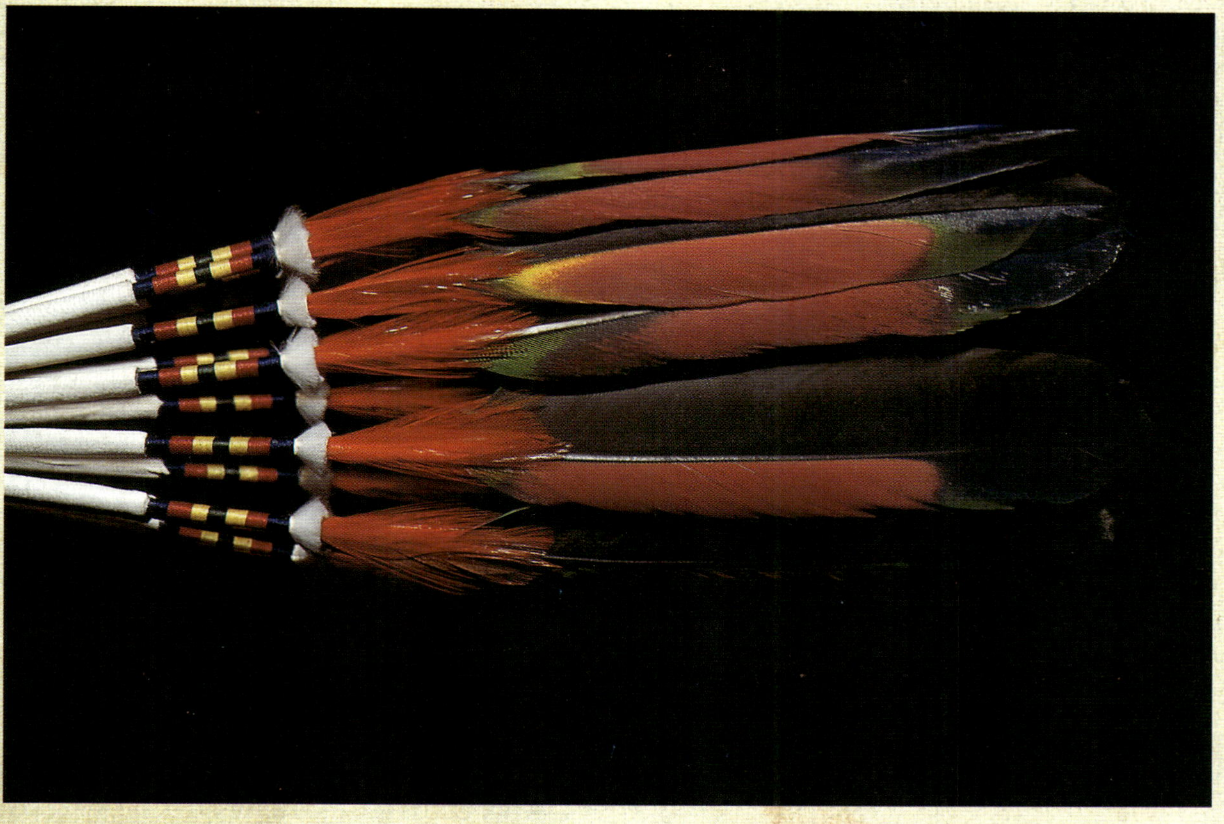

Ritualfächer aus Adlerfedern: Mit ihm wird während einer Heilzeremonie die Krankheit vom Körper des Patienten »weggewischt«.

Den Indianern waren Herz- und Kreislauferkrankungen unbekannt. Erst lange nach der Unterdrückung durch die Weißen führte die damit verbundene dramatische Verschlechterung der Lebensumstände aufgrund der Zwangsumsiedlung in Reservate auch bei den Nativen zur Entstehung dieser »Zivilisationskrankheiten«. Doch auch gegen dieses »moderne« Leiden hatten die Kräuterheiler bald wirksame Mittel.

Gegen Herzjagen geben sie Tees aus der Rinde des amerikanischen Schneeballs oder aus Lobelienkraut. Einen Teelöffel der zerkleinerten Pflanzenteile mit einer Tasse kochendem Wasser überbrühen, kurz ziehen lassen und zwei- bis dreimal täglich eine Tasse trinken.

Allgemeine Herzbeschwerden wurden mit *golden seal*, Gelbwurzel, dem universalen Heilkraut der in-

dianischen Medizin behandelt. Für Gelbwurzeltee überbrüht man einen Teelöffel der pulverisierten Wurzel mit einem halben Liter kochendem Wasser, läßt dies abkühlen und nimmt täglich ein bis zwei Teelöffel davon.
Gelbwurzel gehört zu den wenigen hier empfohlenen Pflanzen, die nicht in unseren Apotheken erhältlich sind. Präparate aus *golden seal* – Tees, Kapseln oder Tinkturen – gibt es nur in den USA und in Kanada, dort allerdings in jedem Gesundheitsladen *(health store)*. Da diese Pflanze bei vielen Beschwerden eine so überzeugende Heilwirkung besitzt, sollte man sie sich von einer Amerikareise mitbringen.

Ähnlich verbreitet waren Tees aus Herzgespannkraut, aus Ginsengwurzel und aus den Blättern der amerikanischen Roßkastanie. Sie wurden speziell bei schwachem oder überlastetem Herzen getrunken. Zur Zubereitung einen Teelöffel des Krauts, der zerkleinerten Kastanienblätter oder des Wurzelpulvers von Ginseng mit einer Tasse kochendem Wasser übergießen, ziehen lassen und mehrmals täglich eine Tasse trinken.

HEUSCHNUPFEN

Eine Pfeilkrankheit

Heuschnupfen ist eine Begleiterscheinung einer Pollenallergie, die sich durch starken Fließschnupfen, verstopfte Nase und gerötete, tränende Augen äußert. Weitere Anzeichen sind permanenter Nies- und Hustenreiz sowie starkes Jucken in Hals, Rachenraum und Augen.

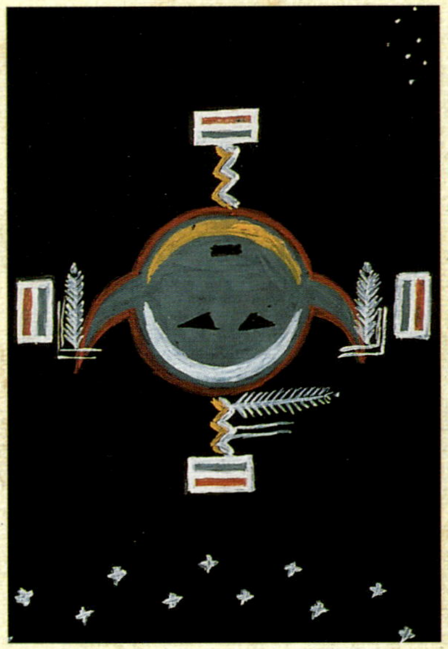

Detail aus einem Navajo-Sandbild

Als wirkungsvollstes Heilmittel gegen Heuschnupfen ist von allen Indianervölkern die Einnahme von Blütenpollen bekannt. Der Erfolg stellt sich zwar erst nach einem halben bis einem Jahr ein, ist dafür jedoch um so nachhaltiger. Blütenpollen kann gut in Joghurt, Salate oder Obstzubereitungen eingerührt werden. Alternativ nimmt man täglich zwei bis drei gehäufte Teelöffel, langsam zerkaut oder in Milch und Säften aufgelöst.

Weitere Rezepte nennen die vorbeugende, regelmäßige Einnahme von Maisöl – einen Eßlöffel pro Tag.

Hilfreich ist auch eine Kürbiskur: Einen Monat lang jeweils vor dem Frühstück und vor dem Schlafengehen einige Stücke rohen Kürbis essen.

Natürlich haben die Heiler auch diverse Tees parat. So beispielsweise einen aus Goldrutenkraut: Einen Teelöffel des zerkleinerten Krauts mit einer Tasse kochendem Wasser übergießen, kurz ziehen lassen und mehrmals täglich eine Tasse trinken.

Oder aus Huflattichblättern: Einen Teelöffel der Blätter mit einer Tasse kochendem Wasser übergießen, eine halbe Stunde ziehen lassen

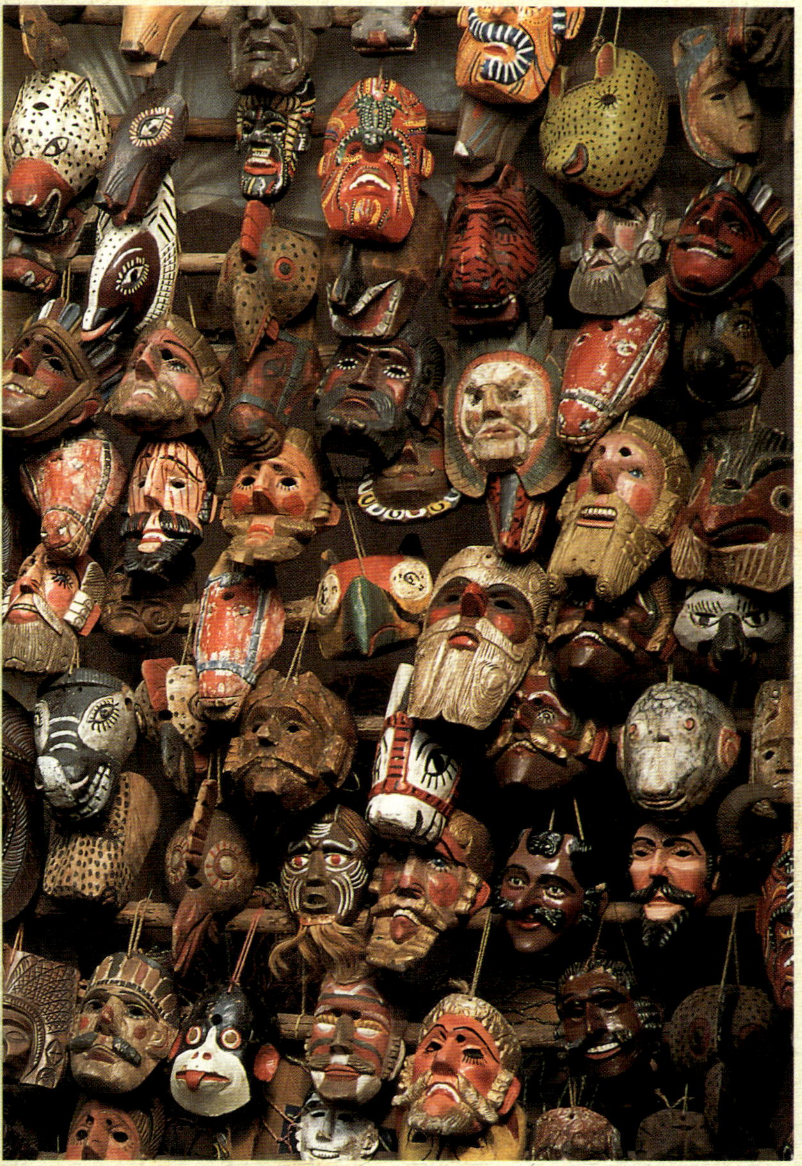

Masken sind von allen Indianervölkern bekannt. Sie werden aus Holz, Maisblättern oder Leder gefertigt und bei rituellen Zeremonien verwendet.

und täglich eine halbe Tasse vor dem Schlafengehen trinken. Auch Huflattichtinktur eignet sich – ein bis zwei Teelöffel täglich in Wasser.

HUSTEN

Eine Pfeilkrankheit

Durch Husten, gleich welcher Ursache, versucht der Körper, Fremdkörper und Schleim aus den Atemwegen zu entfernen, und zwar bei den unterschiedlichsten Erkrankungen der Luftwege: als Reizhusten bei großer Empfindlichkeit gegen kalte Luft, als trockener Husten, der starke Schmerzen verursacht, als krampfartiger Husten, der zu Atemnot führen kann, und als tiefsitzender Husten mit starker Schleimansammlung.

Neben Hustenreiz und Heiserkeit besteht meist ein Engegefühl im Kehlkopf, manchmal auch Atemnot und Brechreiz bis hin zu Würganfällen. Fast immer geht Husten mit einer vermehrten Schleimabsonderung und Schnupfen einher.

Da Husten sich äußerst kräftezehrend lange hinziehen kann, sollte er bereits im Anfangsstadium behandelt werden. Bei Fieber über 39 Grad und Husten mit blutigem Auswurf muß ein Arzt konsultiert werden. Dies gilt auch dann, wenn sich die Beschwerden trotz Behandlung nach einer Woche nicht bessern. Beide Fälle können Anzeichen einer beginnenden Lungenentzündung sein.

In Mittelamerika behandeln Indianer Husten mit einer Abkochung von Kakaobohnen: Eine Tasse Kakaobohnen mit einem halben Liter Wasser aufkochen, durch ein Sieb gießen und mehrmals täglich ein Glas von dem Absud trinken, bis sich der Hustenreiz lindert.
Auch das folgende Rezept mit aufgekochten Avocadoblättern stammt aus Mexiko: Eine Handvoll Blätter mit Zuckerrohr kochen; mehrmals täglich einen Teelöffel einnehmen.

Weitere indianische Hustenmittel sind Aloevera-Saft (täglich ein bis zwei Teelöffel) sowie verschiedene Tees aus Goldrute, Lindenblüten und Holunderbeeren oder -blüten. Dazu einen Teelöffel der zerkleinerten Blüten, Beeren oder des Krauts mit einer Tasse kochendem Wasser überbrühen, zwanzig Minuten ziehen lassen; drei- bis viermal täglich eine Tasse trinken.

Häufig angewandt werden auch Brust- und Rückeneinreibungen mit Kanada- oder Indianerbalsam.

Auch die Einnahme von Balsamtannensirup, viermal täglich einen Eßlöffel, ist bei vielen Völkern Nordamerikas als probates Mittel gegen Hustenreiz bekannt.

Ebenso wie bei Bronchitis und Asthma verordnen viele Heiler auch bei Husten Kopfdampfbäder mit Salbei. Dazu kocht man eine Handvoll Salbeiblätter in einem Topf mit Wasser auf und inhaliert die Dämpfe mit tiefen Atemzügen.

INSEKTENSTICH

Eine Rote Ameisenkrankheit

Nach einem Insektenstich tritt zunächst ein oft stechender, mehr oder minder starker Schmerz auf; an der Stichstelle zeigt sich eine Rötung und Schwellung, und es besteht starker Juckreiz.

Bei Stichen von Insekten, gegen deren Gift eine Allergie besteht, sowie bei Wespen-, Bienen- und Hornissenstichen in den Rachen muß sofort ein Arzt aufgesucht werden.

Zuverlässigen Schutz vor Insektenstichen erlangen die Indianer, indem sie den ganzen Körper mit Tabaksaft, für den sie frische Blätter einige Stunden in warmes Wasser einlegen, einreiben.

Die gleiche Wirkung haben Fischöl sowie Bären- und Adlerfett.
Tierfett wird häufig auch mit den Blättern der Gelbwurzel, *golden seal*, verrührt und bei Insektenstichen aufgetragen. Gelbwurzel gehört zu den wenigen hier empfohlenen Pflanzen, die nicht in unseren Apotheken erhältlich sind. Präparate aus *golden seal* – Tees, Kapseln oder Tinkturen – gibt es nur in den USA und in Kanada, dort allerdings in jedem Gesundheitsladen *(health store)*. Da diese Pflanze bei vielen Beschwerden eine so überzeugende Heilwirkung besitzt, sollte man sie sich von einer Amerikareise mitbringen.

Dakota und Winnebago behandeln Insektenstiche dagegen mit dem Saft von Zwiebeln und Knoblauchzehen, es sei denn, sie helfen sich mit einem Rezept, das in ganz Nordamerika von den Nativen angewandt wird: Sie zerkauen Goldrutenkraut und tragen

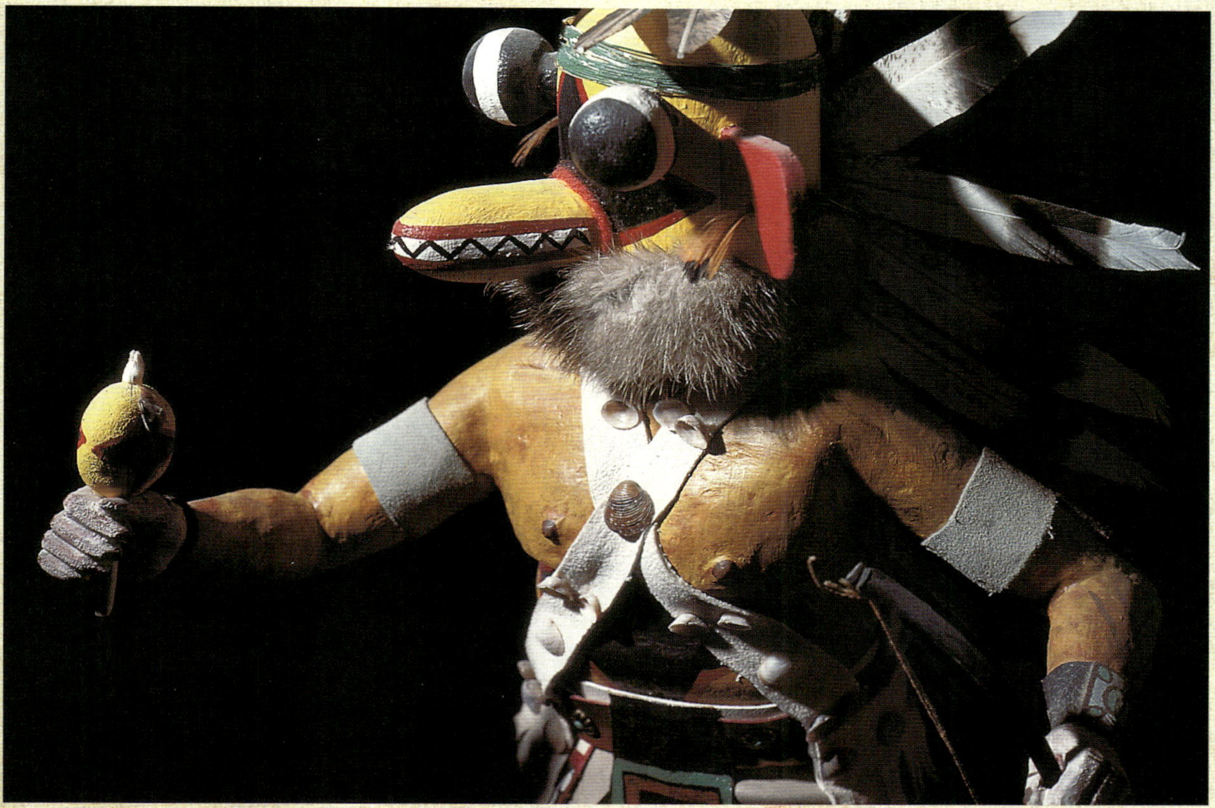

Katchinas kennt man von den Hopi. Es sind kleine Puppen, die die Geister der Ahnen symbolisieren.

den durchspeichelten Brei auf die Insektenstiche auf.

Maya, Azteken und andere Völker Mexikos kochen eine Tasse Maiskörner in Wasser, zerstampfen die Körner dann zu Brei und verteilen diesen so heiß wie möglich auf dem Stich. Sobald der Maisbrei abgekühlt ist, wäscht man ihn mit etwas warmem Wasser wieder ab. Das Rezept soll vor allem den Juckreiz lindern.

JUCKREIZ

Eine Kaktus-Ansteckung

Ursachen für Juckreiz können Hauterkrankungen, Insektenstiche und Allergien sein. Juckreiz am ganzen Körper kann unter anderem durch Diabetes, Leber- und Nierenerkrankungen sowie durch psychische Belastungen hervorgerufen werden.

Wenn Juckreiz am ganzen Körper über Tage und Wochen anhält, sollte ein Facharzt aufgesucht werden.

Zur Behandlung von Juckreiz kennen wir auch ein Rezept aus Mexiko, eine Einreibung mit gekochtem Mais: Eine Tasse Maiskörner in Wasser kochen, zu Brei zerstampfen und so heiß wie möglich auf den Stich aufbringen. Sobald der Maisbrei abgekühlt ist, wäscht man ihn mit etwas warmem Wasser wieder ab.

KOPFSCHMERZEN

Eine Adler-Ansteckung

Kopfschmerzen sind keine Krankheit an sich, sondern ein Symptom verschiedener Erkrankungen. Man unterscheidet eigenständige Kopfschmerzen von solchen, hinter denen andere Grunderkrankungen wie Infektionen, Erkältungskrankheiten oder Schleudertrauma stehen. Unter den primären Kopfschmerzen ist der Spannungskopfschmerz am häufigsten. Er zeigt sich durch anhaltend dumpfe, diffuse Schmerzen an Schläfen, Stirn und im Augenbereich. Spannungskopfschmerzen bestehen oft schon morgens und bessern sich gegen Abend. Psychische Ursachen können Depressionen, Angst, Erschöpfung und aufgestaute Aggressionen sein. Als mechanische Auslöser kommen körperliche Fehlhaltungen in Betracht.

Eine organische Grunderkrankung sollte vor der Selbstbehandlung vom Arzt ausgeschlossen werden.

Den Heilern waren Kopfschmerzen unterschiedlichster Ursache und Ausprägung bekannt. Sie grenzten die verschiedenen Ursachen sehr genau voneinander ab und richteten ihre Behandlung danach aus. So gaben sie zur Linderung Tee aus den Blättern des Lebensbaums: Einen Teelöffel der Thujablätter mit einer Tasse kochendem Wasser überbrühen, einige Minuten ziehen lassen und mehrmals täglich eine Tasse trinken.

Eine weitere Anwendung aus der indianischen Medizin Nordamerikas ist eine Einreibung mit Maisöl oder auch mit dem Saft der Aloe vera: Jeweils einige Tropfen auf die Fingerspitzen geben und damit Schläfen und Stirn massieren.

Auch Damiana, Schneeball, Boldo und die Wurzeln der Schwertlilie besitzen Heilwirkung bei Kopfschmerzen: Für Damianatee überbrüht man einen Teelöffel der Blätter mit einer Tasse kochendem Wasser, läßt dies kurz ziehen und trinkt mehrmals täglich eine Tasse.

Boldotee (vier Gramm der Blätter) wird mit einem halben Liter Wasser und etwas Honig aufgekocht und zwei Tage stehengelassen; täglich morgens auf nüchternen Magen und abends eine Tasse trinken.

Schwertlilientee macht man aus den zerkleinerten Wurzeln: Einen Teelöffel mit einer Tasse kochendem Wasser übergießen, zehn Minuten ziehen lassen; mehrmals täglich eine Tasse trinken.

Beim Schneeball verwendet man die Rinde der Pflanze: Einen Teelöffel mit einer Tasse kochendem Wasser übergießen, zehn Minuten ziehen lassen und mehrmals täglich eine Tasse trinken.

Eine ungewöhnliche, aber um so interessantere und auch sehr wirksame Anwendung bei nervösen Kopfschmerzen ist aus Mexiko überliefert: das Essen von pulverisiertem Gold; es regeneriert das gesamte Nervensystem und beruhigt.

KRAMPFADERN

Eine Wind-Ansteckung

Krampfadern, wegen ihres typisch schlängelnden Verlaufs auch »Krummvenen« genannt, sind erweiterte oberflächliche Beinvenen, die deutlich sichtbar unter der Haut verlaufen. Ursache ist ein Stau des zum Herz zurückfließenden Bluts, weil die Venenklappen (innerhalb der Venen) nicht mehr richtig schließen. Die Folge sind prallgefüllte Beine, die sich müde und schwer anfühlen. Erst beim Hochlagern und in der Nacht läßt dieses Gefühl nach.
Krampfadern können durch eine genetische Veranlagung zu Bindegewebsschwäche, die durch jahrelange Fehlhaltung und zu wenig Bewegung verstärkt wird, verursacht sein. Auch die Einnahme der Anti-

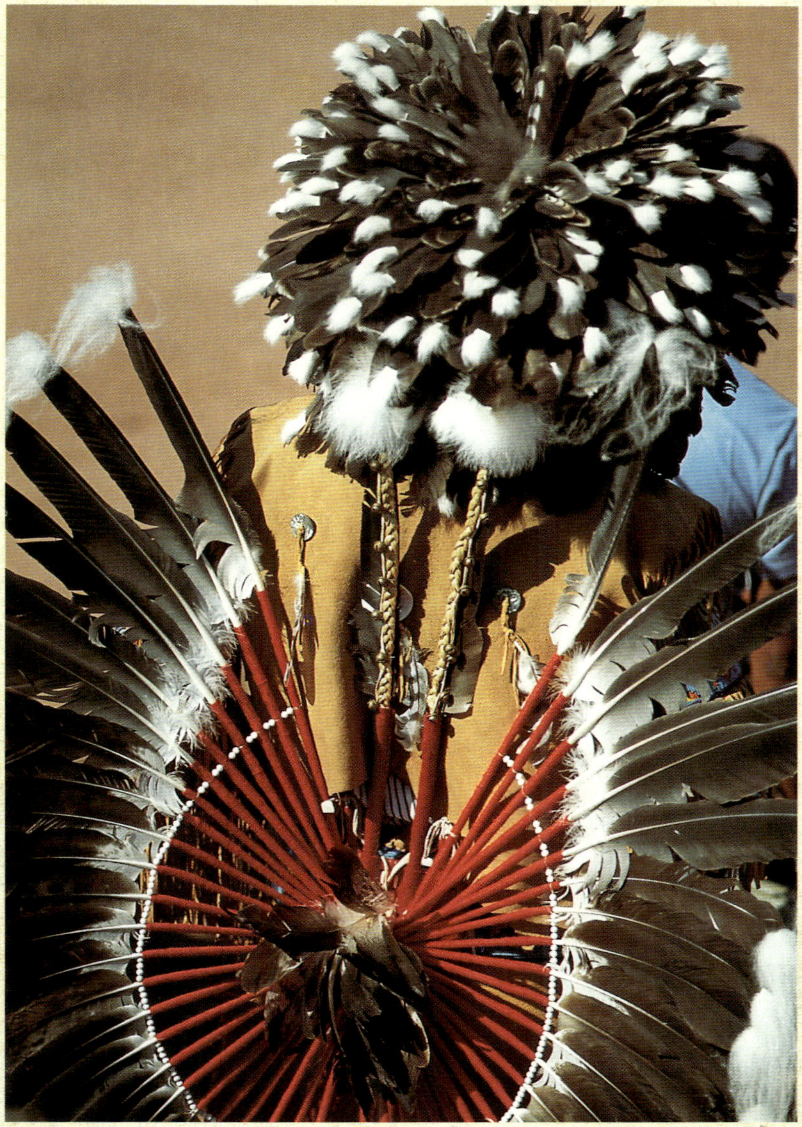

Im Tanz erzählen die Indianer alte Legenden aus ihrer Stammesgeschichte oder verbinden sich mit Ahnen oder Tiergeistern.

babypille kann ihre Bildung fördern.

Bei blutenden Krampfadern sollte dringend ein Arzt konsultiert werden.

Aufgrund ihrer Lebensweise war die Zivilisationskrankheit »Krampfadern« bei den amerikanischen Nativen so gut wie unbekannt. Dennoch kennen wir einige Rezepte zu ihrer Behandlung. Zum Beispiel jenes aus Mexiko mit Maiswasser: Eine Tasse Maiskörner wird mit Wasser aufgekocht und durch ein Sieb abgegossen. In kleinen Kreisen wird dann der Absud im Uhrzeigersinn in die betroffenen Stellen einmassiert.

Eine weitere Anwendung aus Mexiko sind Einreibungen mit reinem Kokosnußöl. Dazu wird das Öl leicht erwärmt und mehrmals täglich an den betroffenen Stellen einmassiert.

LEBERERKRANKUNGEN

Eine Stachelschweinkrankheit

Schwere Erkrankungen der Leber, wie Gelbsucht, Hepatitis oder Leberzirrhose, eignen sich nicht zur Selbstbehandlung. Andererseits kennt die indianische Medizin zahlreiche wirksame Therapien bei Leberleiden, die hier als Vorbeugung und Behandlung leichter Funktionsstörungen der Leber zu verstehen sind.

Beispielsweise Tees aus Salbei- und Boldolättern: Jeweils vier Gramm Salbei- und Boldoblätter mit einem halben Liter Wasser und etwas Honig aufkochen, zwei Tage ziehen lassen und mehrmals täglich eine Tasse trinken.

Auch Tees aus Birken- oder Löwenzahnblättern und Johannniskraut werden häufig bei Leberleiden angewandt: Je einen Teelöffel der zerkleinerten Blätter mit einer Tasse kochendem Wasser übergießen, kurz ziehen lassen und mehrmals täglich eine Tasse trinken.

Eine weitere Heilpflanze bei Leberbeschwerden unterschiedlicher Ursachen ist die Gelbwurzel, *golden seal*. Sie sollte als Tinktur alle zwei Stunden zehn bis fünfzehn Tropfen in warmem Wasser gelöst eingenommen werden. Gelbwurzel gehört zu den wenigen hier empfohlenen Pflanzen, die nicht in unseren Apotheken erhältlich sind. Präparate aus *golden seal* – Tees, Kapseln oder Tinkturen – gibt es nur in den USA und in Kanada, dort allerdings in jedem Gesundheitsladen *(health store)*. Da diese Pflanze bei vielen Beschwerden, nicht nur bei Erkältungskrankheiten, eine so überzeugende Heilwirkung besitzt, sollte man sie von einer Amerikareise mitbringen.

Als ebenso wirkungsvoll gilt vielen Heilern auch ein Tee aus Bärentraube: Einen Teelöffel des Krauts mit einer Tasse kochendem Wasser übergießen, einige Minuten ziehen lassen und mehrmals täglich eine Tasse trinken.

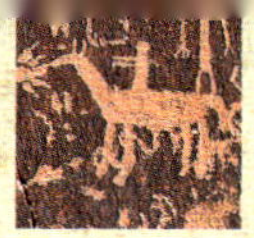

MAGENBESCHWERDEN

Eine Kojotenkrankheit

Unter dieser Kojotenkrankheit sind leichte Erkrankungen des Magens, wie eine entzündete Magenschleimhaut, Gastritis, und allgemeine Magenbeschwerden unterschiedlicher Ursache zusammengefaßt.
Die Gastritis ist die häufigste Magenerkrankung. Typische Anzeichen im akuten Stadium sind Völlegefühl, Sodbrennen, Aufstoßen und Schmerzen im Oberbauch. Häufig treten auch Magenkrämpfe, Durchfall, Blähungen oder Verstopfung auf.
Dieser Erkrankung zugrunde liegen meist eine falsche Ernährung: zu schnelles und zu heißes Essen, aber auch Streß und der Genuß von zuviel Kaffee, Alkohol und Zigaretten. Insofern handelt es sich um eine typische Zivilisationskrankheit.

Wenn Magenstörungen und Magenschmerzen nach einigen Tagen der Behandlung keine Besserung zeigen, sollte umgehend ein Arzt konsultiert werden.

Die Palette indianischer Heilmittel zur Behandlung von Magenerkrankungen sowie zur allgemeinen Stärkung dieses Organs ist umfangreich. Die Wirksamkeit ihrer Methoden wird immer wieder auch von der westlichen Medizin bestätigt.

Golden seal-Tee oder -Tinktur (s. S. 134, rechts) wird in der indianischen Medizin auch bei Gastritis verwendet. Für einen Tee überbrüht man einen Teelöffel der pulverisierten Wurzeln mit einem halben Liter Wasser, läßt dies kalt werden und nimmt sechsmal täglich zwei bis drei Eßlöffel ein. Von der Tinktur werden alle zwei Stunden zehn bis fünfzehn Tropfen in warmem Wasser eingenommen.
Bei Magenbeschwerden und Verdauungsproblemen empfiehlt sich besser die Einnahme von *Golden seal*-Kapseln oder -Tabletten statt der Tinktur. Denn so können die Inhaltsstoffe der Pflanze ihre Wirkung besser entfalten. Übrigens, Gelbwurzel erhöht den Blutdruck und sollte deshalb nicht von Patienten mit Bluthochdruck angewendet werden.

Auch Brennessel- und Schafgarbentee kommen zur Anwendung: Jeweils einen Teelöffel der zerkleinerten Blätter mit einer Tasse kochendem Wasser übergießen und mehrmals täglich eine Tasse trinken.

Aus Mexiko ist ein Rezept mit Kakao bekannt: Eine Tasse Kakaobohnen mit einem halben Liter Wasser aufkochen, eine halbe Stunde ziehen lassen und von dem Absud täglich mehrmals ein Glas trinken – bis zur Linderung der Beschwerden.

Bei übersäuertem Magen trinken die Nativen auch Tee aus Angelika, Breitwegerichkraut und aus den Wurzeln der Sarsaparille: Jeweils einen Teelöffel der zerkleinerten Pflanzenteile mit einer Tasse kochendem Wasser übergießen, kurz ziehen lassen und mehrmals täglich eine Tasse trinken.

Vorbeugend, so sagen indianische Kräuterkundige aus Mexiko, hilft auch das Essen von Avocados.

Bei Magenbeschwerden unterschiedlicher Ursachen und bei schwacher Verdauung wirkt auch Tee aus Boldoblättern. Dazu vier Gramm der Blätter in einem halben Liter Wasser mit etwas Honig aufkochen und zwei Tage ziehen lassen. Der Tee soll morgens auf nüchternen Magen sowie abends getrunken werden. Besonders wirkungsvoll ist der Boldotee, wenn man ihn in Vollmondnächten ins Freie stellt.

Hilfreich ist auch ein Tee aus den Wurzeln des Löwenzahns. Nach dem Essen getrunken, fördert er die Verdauung: Einen Teelöffel der zerkleinerten Wurzeln mit einer Tasse kochendem Wasser übergießen und fünf Minuten ziehen lassen.

Mexikanische Indianer essen gegen Blähungen eine Handvoll kleingehackter Chilischoten. Als besonders wirkungsvoll gelten die grünen, länglichen Schoten.

MANDELENTZÜNDUNG

Eine Schlangen-Ansteckung

Durch eine Mandelentzündung (Angina), die meist zusammen mit anderen Erkältungskrankheiten auftritt, versucht sich der Körper mit dem Eiter von Gift- und Schlackenstoffen zu befreien. Ausgelöst wird sie von Bakterien, meist Streptokokken. Den Beginn einer Angina kennzeichnen ein geröteter Rachen, geschwollene Gaumenmandeln, starke Halsschmerzen sowie Schluckbeschwerden. Oft strahlen die Schmerzen bis in Ohren und Zähne aus. Hinzu kommen in fast allen Fällen Fieber, Schüttelfrost und Gliederschmerzen.

Wenn das Fieber über 39 Grad ansteigt und die Mandeln eitrige Beläge aufweisen, sollte ein Arzt aufgesucht werden.

Nordamerikanische Heiler empfehlen bei Angina Tee aus den Wurzeln der Schwertlilie: Einen Teelöffel der getrockneten Wurzeln mit einer Tasse kochendem Wasser überbrühen und täglich zwei bis drei Eßlöffel einnehmen. Auch eine Tinktur aus den Schwertlilienwurzeln eignet sich zur Behandlung – täglich zehn bis zwanzig Tropfen.

In Mexiko behandeln die Heiler Angina mit Chilischoten, die mit Salz zerkaut und langsam geschluckt werden. Alternativ kann man auch kleine und noch grüne Tomaten kochen und so heiß wie möglich essen.

Äußerlich ist dagegen eine Anwendung mit zerriebenen Kakaobohnen (eine Tasse), die mit warmem Wasser zu einem Brei verrührt und auf dem Hals einmassiert werden. Nach etwa einer halben Stunde wird die angetrocknete Kakaoauflage abgewaschen.

Ein weiteres Rezept mexikanischer Heiler gegen entzündete Mandeln: Eine Scheibe Ananas in etwas Wasser kochen, ein bis zwei Teelöffel Honig dazugeben, damit gurgeln und nach etwa zwei Minuten langsam hinunterschlucken. Mehrmals täglich, pro Einnahme acht Schlucke, und bis zur Besserung der Beschwerden wiederholen.

Der eigene Speichel gilt den mexikanischen Indianern als universelles Heilmittel, so auch bei Mandel-

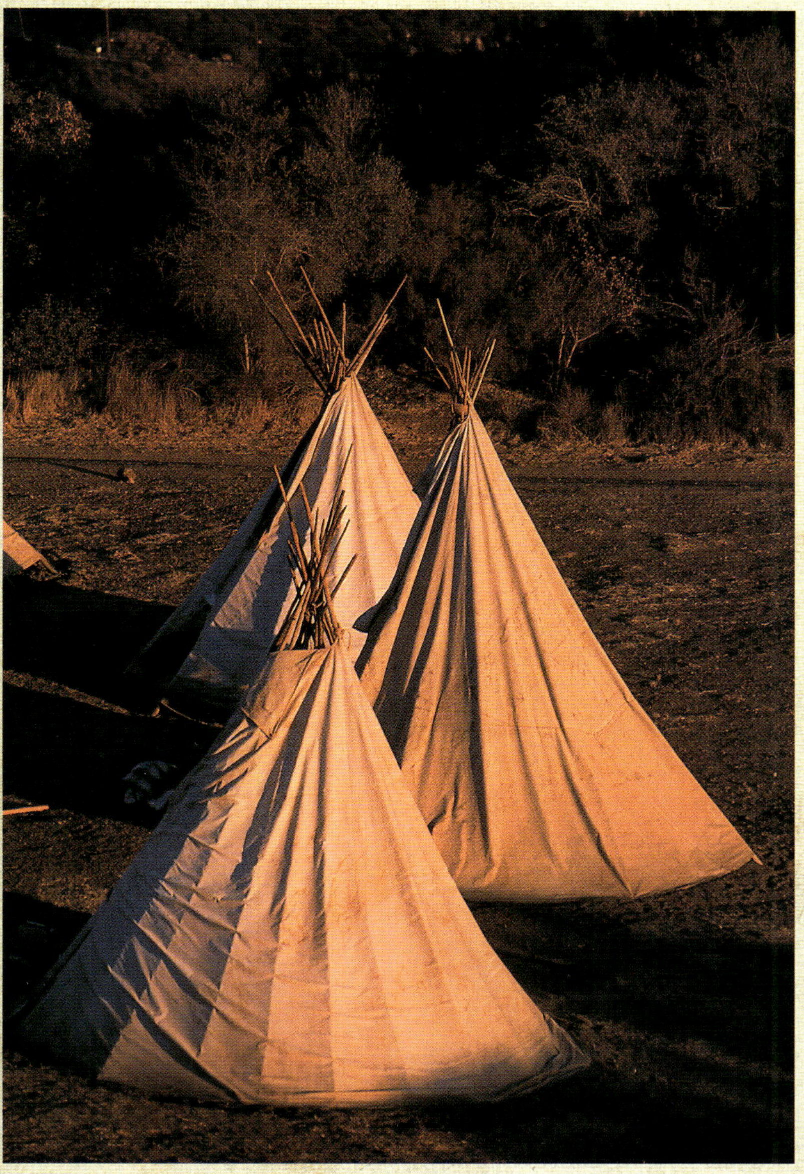

Das Tepee ist die typische Behausung aller nomadischen Indianervölker.

entzündung, wo er vier bis fünf Minuten abwechselnd auf eine, dann auf beide Mandeln einmassiert wird.

MENSTRUATIONS-BESCHWERDEN

Eine Rote Ameisenkrankheit

Von einer ausbleibenden Periode, Amenorrhö, kann man sprechen, wenn nach sechsundzwanzig bis dreißig Tagen (je nach individuellem Zyklus) seit der letzten Menstruation keine Blutung mehr erfolgt und eine Schwangerschaft ausgeschlossen ist. Als Ursachen kommen neben psychischen Gründen entweder organische Erkrankungen oder eine gestörte Hormonproduktion der Eierstöcke in Frage.

Bei einer schmerzhaften Periodenblutung bestehen – nicht nur gelegentlich, sondern immer – starke, krampfartige Schmerzen im mittleren Unterbauch und Kreuzschmerzen. Weitere Anzeichen sind Übelkeit, Schwindelanfälle und Kreislaufschwäche.

Bei über der Hälfte aller Fälle liegen seelische Probleme zugrunde, durch die sich die inneren Geschlechtsorgane, vor allem die Gebärmutter, verkrampfen. In anderen Fällen können gutartige Wucherungen der Gebärmuttermuskulatur für die Beschwerden verantwortlich sein.

Ist die Periodenblutung zu schwach, tritt nur an einem bis

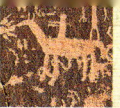

maximal zwei Tagen eine kaum rötliche Blutung auf. Meist handelt es sich um eine Schmierblutung, wie sonst beim Abklingen der Periode üblich. Geringe Blutungen sind meist die Folge einer mangelhaften Ausbildung der Gebärmutterschleimhaut oder einer mangelhaften Entwicklung von Gebärmutter und Eierstöcken.
Was eine zu starke und zu lange Periodenblutung ist, wird subjektiv unterschiedlich empfunden. Generell kann man sie jedoch als solche bezeichnen, wenn nach fünf Tagen immer noch eine deutlich rote Blutung besteht, das Blut in Klumpen oder Fetzen abgeht oder wie Wasser aus der Scheide läuft. Ursache von starken und langen Periodenblutungen sind häufig Veränderungen der Gebärmuttermuskulatur und der Schleimhaut. Werden diese nicht beseitigt, kann es zu schleichender Blutarmut, die sich durch Kreislaufbeschwerden, allgemeines Schwächegefühl und Konzentrationsschwäche zeigt, kommen.

Ist die Ursache einer ausbleibenden Menstruation unklar, sollte ein Gynäkologe aufgesucht werden. Das gilt auch für die schmerzhafte Periodenblutung und andere Menstruationsstörungen wie unregelmäßige Periode.

Der Menstruation wurde bei vielen indianischen Völkern große Bedeutung zugesprochen: Die erste Periodenblutung war Anlaß zu einer großen Feier, zu der alle Angehörigen des Stamms eingeladen wurden. Sie gilt als wichtiger Lebensabschnitt, der als erster Schritt zum Frausein die Kindheit beendet. Entsprechend vielfältig sind auch die indianischen Heilmethoden bei Menstruationsstörungen.

Gegen Brustspannen und -schmerzen vor und während der Periode trinken die Frauen der nordamerikanischen Völker oft einen Blutwurztee – er stimuliert und lindert die Schmerzen: Man kocht einen Teelöffel des Wurzelpulvers mit einem halben Liter Wasser eine halbe Stunde auf, gießt dies durch ein Sieb, läßt den Tee kalt werden und nimmt drei- bis sechsmal täglich einen Teelöffel ein.

Ausbleibende oder unregelmäßige Monatsblutungen werden mit Mutterkrauttee, Maishaar- und Salbeitee sowie Tee aus der Frauenwurzel behandelt. Zur Zubereitung werden gehackte Maishaare (die feinen Fäden um den Kolben), getrocknete Blüten vom Mutterkraut, pulverisierte Frauenwurzel oder zerkleinerte Salbeiblätter (jeweils ein Teelöffel) mit einer Tasse kochendem Wasser übergossen und eine viertel bis halbe Stunde ziehen gelassen. Dosierung: täglich zwei- bis dreimal eine Tasse.

Bei sehr starker und langer Menstruation helfen sich die Indianerinnen mit Brennesselsaft, den sie durch Pressen der frischen Blätter gewinnen und stündlich teelöffelweise einnehmen.

Die gleiche Wirkung hat Tee aus den Blättern des Breitwegerichs oder aus getrocknetem Hirtentäschlkraut: Einen Teelöffel der frischen oder getrockneten Pflanzenteile mit einer Tasse kochendem Wasser übergießen, fünfzehn bis dreißig Minuten ziehen lassen und mehrmals täglich eine Tasse trinken.

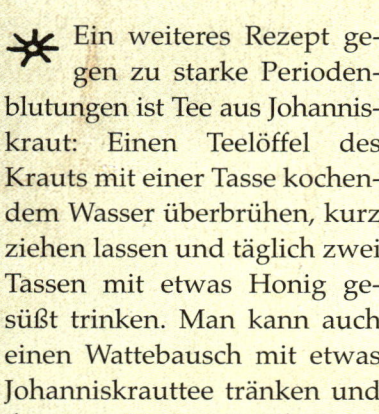

Ein weiteres Rezept gegen zu starke Periodenblutungen ist Tee aus Johanniskraut: Einen Teelöffel des Krauts mit einer Tasse kochendem Wasser überbrühen, kurz ziehen lassen und täglich zwei Tassen mit etwas Honig gesüßt trinken. Man kann auch einen Wattebausch mit etwas Johanniskrauttee tränken und ihn in die Vagina einführen.

Zum gleichen Zweck verwenden Indianerinnen auch Hamamelis, die Zaubernuß. Für einen Tee übergießt man vier Eßlöffel der Rinde oder der Blätter mit einem halben Liter kochendem Wasser, läßt dies eine halbe Stunde ziehen und trinkt vom kalten Tee drei- bis viermal täglich ein Glas in kleinen Schlucken.

Schmerzen und Krämpfe vor und während der Periode behandeln die Indianerinnen der mexikanischen Völker mit Inhalationen aus Avocadoblättern: Eine Handvoll Blätter aufkochen und eine halbe Stunde lang die aufsteigenden Dämpfe vor dem Schlafengehen einatmen.

Auch das Fruchtfleisch der Avocado hat diese Wirkung. Deshalb essen die Indianerinnen einige Tage vor und während der Periode zweimal täglich eine Avocado.

Gegen eine unregelmäßige Periode kommt aus Mexiko folgendes Rezept: Vierzig Gramm Agavenblätter kleinschneiden, pressen, bis Saft austritt, und in einem halben Liter Wasser für zehn Minuten aufkochen. Dieser Tee sollte ein bis zwei Wochen jeweils vormittags und abends frisch zubereitet getrunken werden.

Die Arikura-Frauen bereiten bei schmerzhafter Periode einen Tee aus den Blättern des wilden Salbei, *sage*, zu: Einen Eßlöffel der frischen oder getrockneten Blätter mit einem halben Liter kochendem Wasser übergießen und mehrmals täglich eine Tasse trinken.

MITTELOHR-ENTZÜNDUNG

Eine Adler-Ansteckung

Zu einer Mittelohrentzündung kommt es meist infolge von Erkältungskrankheiten, insbesondere von Infekten im Nasen-Rachen-Raum. Auslöser der Entzündung sind eiterer-

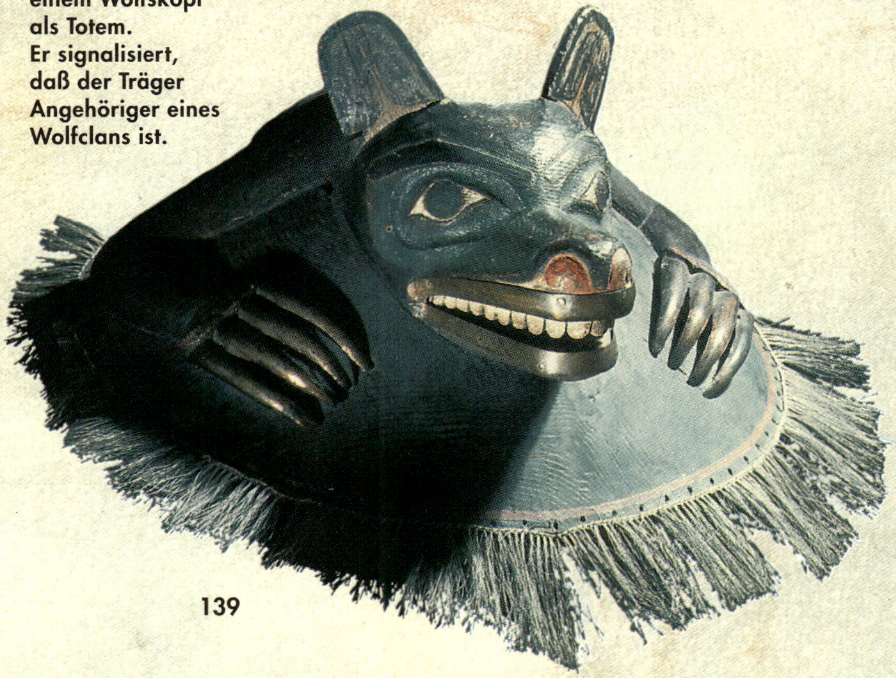

Kopfschmuck mit einem Wolfskopf als Totem. Er signalisiert, daß der Träger Angehöriger eines Wolfclans ist.

regende Bakterien, häufig Streptokokken. Typische Anzeichen sind starke Ohrenschmerzen, Ohrgeräusche und Schwerhörigkeit. Meist besteht sehr hohes Fieber.

Eine Mittelohrentzündung gehört immer in die Hand eines Facharztes. Die nachstehenden Empfehlungen sind als Unterstützung seiner Therapie zu verstehen.

Von den Ojibwa ist bekannt, daß sie bei einer Mittelohrentzündung mehrmals täglich Pappelsalbe in die Ohren reiben. Pappelsalbe erhält man in der Apotheke unter der Bezeichnung *Unguentum populi*.

Eher magische Qualität hat dagegen ein Heilritual, das von den Rappahannok überliefert ist. Bei ihnen, und wohl nicht nur dort, blasen die Heiler den an Mittelohrentzündung Erkrankten Tabakrauch in die Ohren.

NERVOSITÄT

Eine Mottenverrücktheit

Unter Nervosität leidende Menschen zeigen eine nahezu krankhafte Erregbarkeit der psychischen Funktionen und sind meist sehr schnell erschöpft. Charakteristische körperliche Anzeichen sind Herzklopfen und -beklemmung, innere Unruhe, Schlaflosigkeit, Schwindelgefühl und Spannungskopfschmerz. Auch ein Druckgefühl im Magen, Potenz- und Verdauungsstörungen sowie Zittern sind häufige Symptome bei Nervosität. Meist leiden die Betroffenen unter kalten Füßen und Händen, viele neigen auch zu schweißnassen Händen.

Zur Beruhigung der Nerven nutzen mexikanische Indianer Boldotee: Vier Gramm der Blätter in einem halben Liter Wasser mit etwas Honig aufkochen und zwei Tage ziehen lassen. Der Tee soll morgens auf nüchternen Magen sowie abends getrunken werden. Besonders wirkungsvoll ist der Boldotee, wenn man ihn in Vollmondnächten ins Freie stellt.

Als sehr heilkräftig bei Nervosität gelten den mexikanischen Völkern auch Avocadokerne. Zwei bis drei große Avocadokerne so klein wie möglich zerhacken, zusammen mit einigen Salbeiblättern für vier Tage in hochprozentigen (98 %) Alkohol einlegen und dann abseihen. Das Verfahren mit Alkohol haben die Nativen von den Weißen übernommen. Von diesem Auszug trinkt man jeweils morgens und abends mehrere Schlucke über einen längeren Zeitraum. Auch zur Vorbeugung und vor großen mentalen Anstrengungen ist dieses Rezept empfehlenswert.

Vergleichbare Wirkung zeigt auch die regelmäßige Einnahme von Blütenpollen, täglich einen Eßlöffel in Joghurt oder Fruchtsäfte untergerührt, sowie das Essen roher Maishaare (die feinen Fäden um den Kolben).

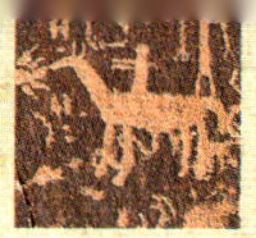

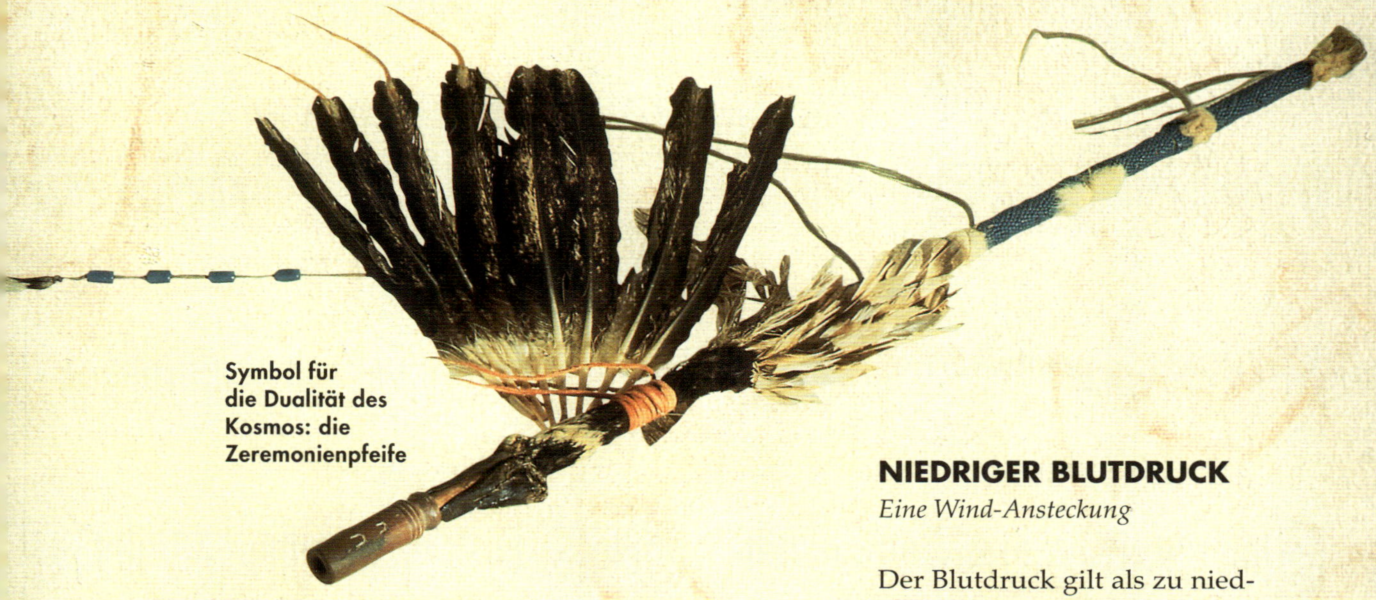

Symbol für die Dualität des Kosmos: die Zeremonienpfeife

Tees aus Damiana- und Passionsblumenkraut sind bei den Indianern Nord- und Mittelamerikas ein beliebtes Heilmittel gegen nervöse Anspannung. Dazu werden jeweils vier Gramm des Krauts mit einem halben Liter Wasser aufgekocht und eine Tasse vor dem Schlafen getrunken.

Nordamerikanische Heiler empfehlen bei Nervosität auch Salbeitee: Einen Eßlöffel der frischen oder getrockneten Blätter mit einem halben Liter kochendem Wasser übergießen, einige Minuten ziehen lassen und zweimal täglich, morgens und abends, eine Tasse trinken.

Für uns ungewöhnlich, aber sehr wirksam, soll bei Nervosität das Essen von pulverisiertem Gold und Rosenquarz sein. Beiden Substanzen sagen die Indianer regenerierende Wirkung auf das gesamte Nervensystem nach.

Darüber hinaus raten mexikanische Medizinmänner Menschen, die nur schwer zur Ruhe kommen und unter starker nervlicher Anspannung stehen, sich unter einen Avocadobaum zu legen und den Duft der Blätter und Blüten einzuatmen.

NIEDRIGER BLUTDRUCK

Eine Wind-Ansteckung

Der Blutdruck gilt als zu niedrig, wenn der Meßwert bei Männern unter 110/80 mmHg und bei Frauen unter 100/80 mmHg liegt. Die Normwerte für gesunde Erwachsene setzt man bei 110/75 bis 140/90 mmHg an.

Ständig zu niedriger Blutdruck zeigt sich durch Müdigkeit, geringe Leistungsfähigkeit, Konzentrationsschwäche sowie durch kalte Hände und Füße. Bei Blutdruckabfall im Stehen kommt es zu Herzjagen, Schwindelanfällen, »Schwarzwerden« vor den Augen und Leeregefühl im Kopf. Zu niedriger Blutdruck ist konstitutionell bedingt oder kann vererbt sein. Er tritt gehäuft bei sehr schlanken Menschen auf.

Bei Neigung zu Kreislaufzusammenbrüchen muß der niedrige Blutdruck ärztlich überwacht und behandelt werden.

Indianische Heiler behandeln niedrigen Blutdruck mit Tee aus Erdbeerblättern: Einen Teelöffel der getrockneten und kleingeschnittenen Blätter mit einer Tasse kochendem Wasser übergießen und täglich vier bis fünf Tassen trinken.

Unter anderem auch gegen Herzschwäche hilft eine Zubereitung aus Helmkraut, Gelbwurzel, *golden seal,* und Cayennepfeffer. Dazu mischt man drei bis fünfzehn Tropfen Helmkrauttinktur, sieben bis zehn Tropfen Gelbwurzeltinktur und zwei bis vier Tropfen Cayennepfeffertinktur in warmem Wasser und nimmt beim Auftreten der Beschwerden einen Teelöffel ein. Gelbwurzel gehört zu den wenigen hier empfohlenen Pflanzen, die nicht in unseren Apotheken erhältlich sind. Präparate aus *golden seal* – Tees, Kapseln oder Tinkturen – gibt es nur in den USA und in Kanada, dort allerdings in jedem Gesundheitsladen *(health store)*. Da diese Pflanze bei vielen Beschwerden eine so überzeugende Heilwirkung besitzt, sollte man sie sich von einer Amerikareise mitbringen.

Ein weiteres Rezept ist Tee aus der Wurzel des schwarzen Indianerhanfs: Einen Teelöffel der zerkleinerten Wurzel mit einem halben Liter kochendem Wasser übergießen, fünf Minuten ziehen lassen; drei- bis achtmal täglich einen Eßlöffel einnehmen.

Auch der Saft von ausgekochten und ausgepreßten Maiskolben hilft gegen die Schwindelanfälle bei niedrigem Blutdruck.

NIERENSTEINE

Eine Schlangen-Ansteckung

Charakteristisch bei Nierensteinen sind häufige Koliken, die mit sehr starken, wellenartigen Schmerzen, bei großflächiger Ausstrahlung meist in den Rücken, einhergehen. Je nach Art des Nierensteins leiden die Betroffenen unter ständigen ziehenden Rückenschmerzen und häufigem Harndrang. Männer haben oft auch stechend brennende Schmerzen an der Penisspitze. Bei tiefer Lage des Steins strahlen die Kolikschmerzen auch in den Unterbauch und die Genitalien aus. Begleitet werden Nierenkoliken von Erbrechen, Blähbauch, Schüttelfrost und Fieber.

Ursache der Steinbildung ist meist eine unausgewogene und ballaststoffarme Ernährung mit zuviel Fett und Eiweiß. Auch Streß, Bewegungsmangel und erbliche Veranlagung sowie der übermäßige Genuß von Alkohol und Zigaretten spielen eine Rolle.

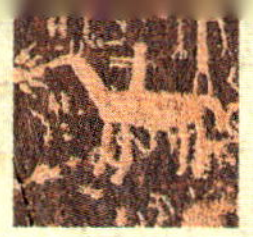

Die Behandlung von Nierensteinen gehört in die Hand eines Facharztes. Die nachstehenden Empfehlungen sind als Vorbeugung und Unterstützung der ärztlichen Therapie zu verstehen.

Bei den Indianern werden Schmerzen bei Nierensteinen häufig mit Mais therapiert, beispielsweise mit einer Einreibung aus gekochtem Mais. Dazu kocht man eine Tasse Maiskörner in Wasser, zerstampft sie zu Brei und trägt ihn so heiß wie möglich im Nierenbereich (am Rücken oberhalb der Lendenwirbel) auf. Sobald die Maismasse abgekühlt ist, wäscht man sie mit warmem Wasser wieder ab.

Um Nierengrieß und kleine Harnleitersteine auszuschwemmen, trinken die Indianer auch Tee aus Maishaar: Eine Handvoll der feinen Haarfäden in einem halben Liter Wasser aufkochen und abseihen. Täglich sollten ein bis zwei Tassen dieses Tees getrunken werden – so lange, bis eine Besserung der Beschwerden eintritt.

Der Saft aus den Blättern der Aloe vera gilt als vorbeugend und heilend bei multiplen Nierenbeschwerden – mehrmals täglich einen Teelöffel, am besten in warmem Wasser aufgelöst.

Ebenso wirkungsvoll ist frisch gepreßter Ananassaft und frische oder getrocknete Kürbiskerne, die gekaut werden. Das unterstützt die Harnbildung und entwässert.

Entzündungen der Niere behandeln Medizinmänner der nordamerikanischen Völker mit einem Tee aus Petersilien- oder Beifußkraut: Einen gehäuften Teelöffel des Krauts mit einer Tasse kochendem Wasser überbrühen, einige Minuten ziehen lassen und mehrmals täglich eine Tasse trinken.

Vor allem in Nordamerika behandeln die Indianer Nierenleiden mit Birkenblättertee. Birkenblättertee gilt den nordamerikanischen Völkern generell als vorbeugend und heilend, da er harntreibend und blutreinigend wirkt. Deshalb wird er kurmäßig im Frühjahr zum Ausschwemmen von Stoffwechselschlacken, die sich über die Wintermonate im Körper angesammelt haben, und auch bei Erkrankungen der Blase und der Niere getrunken: Einen Teelöffel der Birkenblätter mit einer Tasse kochendem Wasser überbrühen, kurz ziehen lassen und mehrmals täglich eine Tasse trinken.

Tee aus den Blättern der Erdbeere hat vergleichbare Wirkung. Dazu überbrüht man einen Teelöffel der Blätter mit einer Tasse kochendem Wasser, läßt dies kurz ziehen und trinkt mehrmals täglich eine Tasse.

Nieren- und Blasenbeschwerden unterschiedlicher Ursache kurieren die Ojibwa mit Tees aus Brennesselblättern, Bittersüßstengel und Goldrutenkraut: Jeweils einen Teelöffel der zerkleinerten Pflanzenteile mit einer Tasse kochendem Wasser überbrühen, zehn Minuten ziehen lassen und drei- bis viermal täglich eine Tasse trinken.

Ein mexikanischer Heilkundiger hat berichtet, daß auch pulverisierte Jade bei Nieren- und Blasensteinen mit großem Erfolg genommen wird.

PRELLUNG UND VERSTAUCHUNG

Eine Feuersteinkrankheit

Typische Symptome bei Prellungen und Verstauchungen sind akute oder auch anhaltende Schmerzen sowie Quetschungen und Schwellungen. Die Bewegungsfähigkeit der betroffenen Gliedmaßen ist in der Regel eingeschränkt, nach einigen Tagen zeigt sich ein Bluterguß.

Zur Selbstbehandlung eignen sich nur leichte Prellungen; bei starken, anhaltenden Schmerzen über mehrere Tage sollte ein Arzt konsultiert werden.

Prellungen und Verstauchungen behandeln mexikanische Indianer mit einer Maisabkochung, für die sie eine Tasse der Körner mit Wasser aufkochen, das Wasser abgießen und mit dem Absud die betroffenen Stellen kreisförmig und im Uhrzeigersinn massieren.

Von den Heilern sind auch Umschläge mit dem so gewonnenen heißen Maisbrei sowie mit Blättern der Avocado, der Buche, der Esche und des Lebensbaums bekannt: Jeweils eine Handvoll Blätter pressen, bis Saft austritt, und auf die verletzte Stelle auflegen.

Ebenfalls aus Mexiko kommt ein Rezept mit Papaya- und Kürbiskernen: Einen Eßlöffel getrocknete Kerne mit einer Tasse Wasser mischen, in der Sonne (oder im Backrohr bei schwacher Hitze) antrocknen lassen und den Brei auf die betroffenen Stellen auftragen.

Die kanadischen Ojibwa und die Menominee zerstampfen dagegen die Rinde von Sonnenblumen oder frische Wurzeln der Engelwurz zu Brei und tragen sie auf die betroffenen Körperteile auf.

Von den Cheyenne ist bekannt, daß sie bei Prellungen Bärentraubenblättertee trinken und zugleich die betroffenen Körperteile mit den nassen Blättern einreiben. Für den Tee übergießen sie einen Teelöffel der zerkleinerten Blätter mit einer Tasse kochendem Wasser, lassen dies einige Minuten ziehen und nehmen mehrmals täglich eine Tasse.

RHEUMATISMUS

Eine Hirsch-Ansteckung

Unter Rheumatismus versteht die Medizin entzündliche, degenerative sowie schmerzhafte Allgemeinerkrankungen, die vor allem die Gelenke, aber auch die Weichteile betreffen und an denen innere Organe wie Herz und Gehirn beteiligt sein können. Dazu gehören rheumatisches Fieber, die Polyarthritis, die Spondylarthritis sowie Arthrosen.

Typische Beschwerden bei rheumatischen Erkrankungen sind morgendliche Steifheit der Gelenke, Schmerzen bei Bewegung oder Druck sowie Gelenkschwellungen, die länger als sechs Wochen bestehen. Weiterhin charakteristisch sind schmerzende Knoten an den Gelenken und Knochenvorsprüngen, knorpelige Verformungen der Hände sowie in schweren Fällen die weithin als »Witwenbuckel« bekannte Deformation des Rückens.

Erkrankungen des rheumatischen Formenkreises sind meist auf eine Überbeanspruchung der Gelenke, eine schlechte Stoffwechselsituation sowie eine vorzeitige Gelenkalterung zurückzuführen. Oft spielen auch genetische Faktoren eine Rolle.

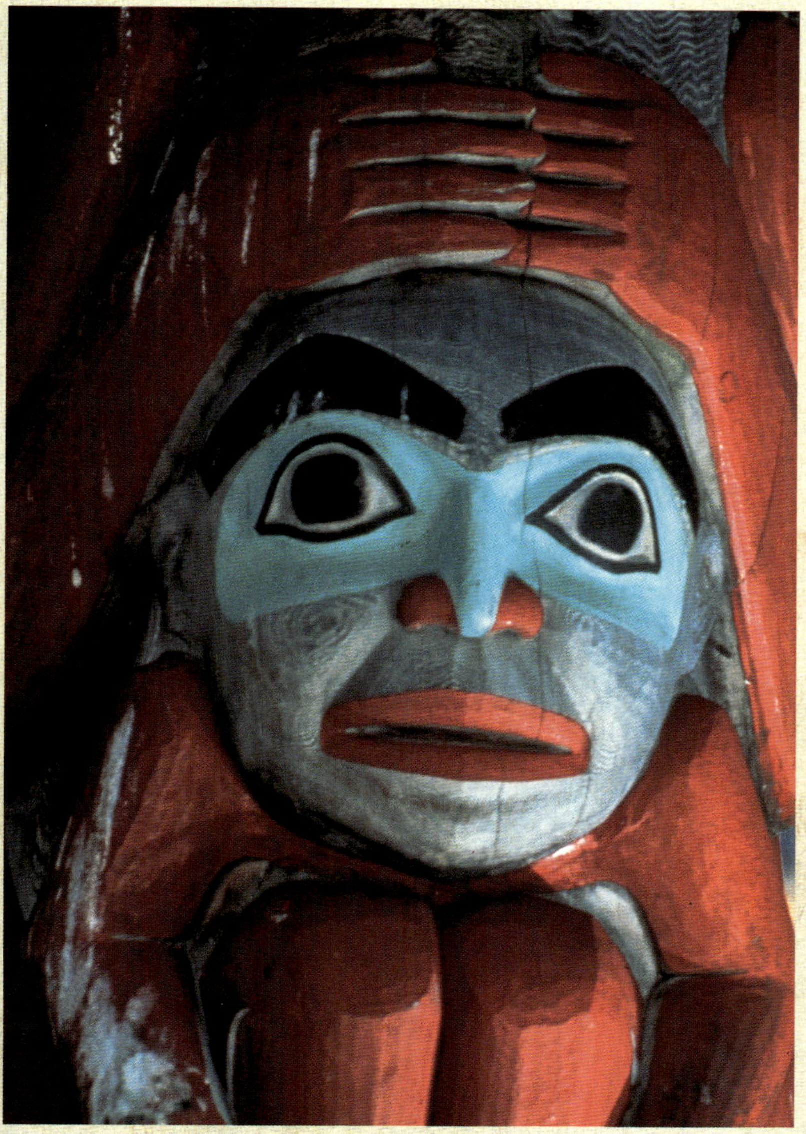

Totempfähle sind Porträts der Ahnen eines Häuptlings und ihrer Krafttiere. Man findet sie nur bei den Indianern der pazifischen Regionen Kanadas und in Alaska.

Bei länger anhaltenden Schmerzen an den Gelenken und anderen Gelenkbeschwerden sollte ein Arzt aufgesucht werden. Die nachstehenden Empfehlungen sind als Unterstützung der ärztlichen Therapie zu verstehen.

Rheumatische Erkrankungen waren auch in vorkolumbianischer Zeit unter den nord- und mittelamerikanischen Nativen verbreitet. Nicht ohne Grund sind ihre Methoden zur Behandlung dieser Erkrankungen so umfangreich. Die seit Jahrhunderten bewährten Heilmittel rücken in den letzten Jahren mehr und mehr in den Mittelpunkt des wissenschaftlichen Interesses, und so mancher Mediziner in den USA greift mittlerweile auf sie zurück.

Birkenblätter sind eine beliebte Zutat zahlreicher Teemischungen gegen Rheuma und Gicht sowie zur jährlichen Entschlackungskur im Frühjahr. Nordamerikanische Indianer trinken bei rheumatischen Beschwerden Birkenblättertee, für den sie einen Teelöffel Blätter mit einer Tasse kochendem Wasser übergießen und mehrmals täglich eine Tasse trinken. Ein Extrakt aus den Blättern, Knospen und der Rinde dient zur Einreibung schmerzender Stellen.

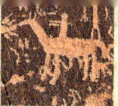

Eine Anwendung aus der nordamerikanischen Indianermedizin bei Gelenkrheumatismus sind Auflagen mit einem Auszug aus den Blüten der Arnika. Dazu übergießt man zwei Teelöffel der Blüten mit einer Tasse kochendem Wasser, läßt dies zehn Minuten ziehen und tränkt damit eine Verbandskompresse, die auf die schmerzende Stelle aufgelegt wird.

Obwohl Arnika in der indianischen Medizin selten innerlich angewandt wird, gibt es diese Art der Behandlung bei Gelenkrheumatismus. Dazu nimmt man alle drei bis vier Stunden fünf Tropfen Arnikatinktur in warmem Wasser gelöst ein.

Zur Linderung der Schmerzen bei rheumatischen Erkrankungen legen mexikanische Indianer erhitzte Avocadoblätter und in Stücke geschnittene und gesalzene Blattrinden von Agaven auf die schmerzenden Stellen.

Gleiche Wirkung erzielt eine Abkochung mit Mais. Dazu wird eine Tasse Maiskörner mit Wasser gekocht, das Wasser abgegossen und in Kreisen im Uhrzeigersinn auf den schmerzenden Stellen einmassiert.

Aus Mexiko kommt auch eine Einreibung mit Salbeiblättern. Hierfür wird eine Handvoll Salbeiblätter kleingeschnitten und zerquetscht, bis Saft austritt. Diesen Brei legt man einige Tage in hochprozentigen, reinen Alkohol und reibt damit die schmerzenden Stellen ein. Zur Unterstützung und Ergänzung kann man die Blätter auch auspressen und von dem Saft über einen längeren Zeitraum täglich einen Teelöffel einnehmen.

Rheumatische Schmerzen behandeln nordamerikanische Indianer mit Tee aus Eschenrinde. Dazu überbrühen sie einen Teelöffel der zerkleinerten Rinde mit einer Tasse kochendem Wasser, lassen sie eine halbe Stunde ziehen und trinken täglich zwei bis vier Tassen.

Als äußerliche Anwendung mit Esche sind Packungen aus den jungen Blättern bekannt. Eine Handvoll Blätter zu Brei zerstampfen und die betroffenen Stellen damit einreiben.

Zum Einreiben wird auch ein Auszug aus Brennesselwurzeln gewonnen: Zwei Teelöffel der Wurzeln übergießt man mit einer Tasse kochendem Wasser, läßt dies zehn Minuten ziehen und tränkt damit eine Kompresse, die auf die schmerzende Stelle aufgelegt wird.

Auch Sonnenblumen werden zur Behandlung verwendet: Die Indianer schneiden die ganze Blüte in kleine Stücke, legen diese in Lauge von Kernseife und etwas Alkohol und lassen sie für neun Tage in der Sonne stehen. Mit dem Sonnenblumenbrei werden die schmerzenden Stellen eingerieben.

Weitere Anwendungen sind Einreibungen mit Kanadabalsam. Er ist in der Apotheke erhältlich.

Ungewöhnlich, aber sehr wirksam, soll das Essen von pulverisiertem Kupfer oder Silber sein.

Heiler empfehlen Rheumakranken darüber hinaus, sich länger auf kupferhaltige Erde zu legen sowie kupferhaltiges Wasser zu trinken.

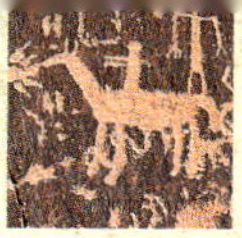

RÜCKENBESCHWERDEN

Eine Rote Ameisenkrankheit

Nachfolgend sind indianische Heilmethoden bei verschiedenen Arten von Rückenschmerzen wie Hexenschuß, Ischias und chronische Kreuzschmerzen beschrieben. Sie gehen in den meisten Fällen auf dauernde Überbelastung, falsche Sitzhaltung, Bewegungsmangel sowie auf psychische Belastungen zurück.

Charakterisch für den Hexenschuß ist ein blitzartig einschießender Schmerz im unteren Lenden- und Kreuzwirbelbereich, der bis in die Oberschenkel ausstrahlen kann. Die normale Beweglichkeit ist dadurch stark eingeschränkt.

Ischias tritt durch bohrende, dumpfe Schmerzen in Erscheinung. Sie können nur das Gesäß betreffen, bandförmig an der Vorderseite des Oberschenkels verlaufen oder aber seitlich oder hinten am Bein bis in den Fuß hinabziehen.

Bei chronischen Kreuzschmerzen verstärken sich die Beschwerden im Laufe des Tages, eine Lageveränderung schwächt sie ab oder beseitigt sie sogar völlig. Auslöser der Beschwerden sind in der Regel langes Sitzen, Stehen und schweres Heben oder Tragen.

Bei Ischias können Muskelschwäche oder sogar Lähmungserscheinungen auftreten. In diesem Fall muß sofort ein Arzt konsultiert werden.

Mexikanische Indianer trinken bei Rückenschmerzen täglich morgens auf nüchternen Magen ein Glas *meoktli* (S. 65). Diese Kur mit Agavensaft ist so lange durchzuführen, bis sich die Beschwerden gebessert haben.

Die Heilkraft der Agave nutzt auch ein Rezept, bei dem frische Agavenblätter der Länge nach zerteilt, aufgeklappt und auf die schmerzenden Stellen gelegt werden.

Die Menominee behandeln Rückenschmerzen mit frischen Wurzeln der Engelwurz, die sie kochen, zu Brei zerstampfen und damit den Rücken einreiben.

SCHLAFSTÖRUNGEN

Eine Mottenverrücktheit

Wer unter Einschlafstörungen leidet, findet trotz »Bettschwere« nicht die nötige Ruhe zum Einschlafen. Er wälzt sich im Bett hin und her und hat das Gefühl, seine Gedanken nicht »abschalten« zu können. Bei Durchschlafstörungen können die Betroffenen meist problemlos einschlafen, wachen jedoch nach wenigen Stunden oft schweißgebadet und zerschlagen wieder auf. Zu Schlafstörungen zählt auch vorzeitiges Erwachen trotz bestehender Müdigkeit und oft schon nach wenigen Stunden Schlaf sowie Alpträume.

Ein Rezept aus Mexiko verwendet die Rinde des Avocadobaums. Dazu kocht man eine Handvoll der Rinde in einem halben Liter Wasser auf, läßt den Sud einige Tage stehen und trinkt vor dem Einschlafen jeweils eine Tasse.

Auch frisch gepreßter Weißkohlsaft, vor dem Zubettgehen getrunken, hilft bei Schlafstörungen. Weißkohlsaft ist bei uns in Apotheken und Reformhäusern erhältlich.

Daneben ist Tee aus Damiana- oder Passionsblumenkraut bei den Indianern ein weit verbreitetes Schlafmittel. Vier Gramm des Krauts werden mit einem halben Liter Wasser aufgekocht, und eine Tasse davon wird vor dem Zubettgehen getrunken.

VERBRENNUNGEN

Eine Feuersteinkrankheit

Bei Verbrennungen ist das betroffene Hautgebiet schmerzhaft gerötet und geschwollen. Oft entwickeln sich Brandblasen, aus denen Gewebsflüssigkeit austritt. Nach einigen Tagen klingen die Beschwerden unter Bildung von Hautschuppen ab.

Bedecken die Verbrennungen bei Erwachsenen mehr als zehn und bei Kindern mehr als fünf Prozent der Körperoberfläche, muß umgehend ein Arzt konsultiert werden.

Eines der besten Heilmittel der indianischen Medizin bei Verbrennungen und Sonnenbrand ist die Aloe vera, mit deren Saft man die betroffenen Hautstellen wiederholt einreibt.

Leichte Verbrennungen und Sonnenbrand werden mit Kakaobutter, wiederholt auf der betroffenen Hautstelle einmassiert, behandelt.

Weit verbreitet ist auch die Anwendung von Agavenblättern, die der Länge nach zerteilt, aufgeklappt und auf die betreffenden Hautstellen aufgelegt werden.

Ebenso beliebt als Therapie bei Verbrennungen sind Auflagen mit Maisbrei: Eine Handvoll Mais kochen, zu Brei zerstampfen und diesen so heiß wie möglich auf die betroffenen Stellen geben. So lange einwirken lassen, bis die Maismasse abgekühlt ist. Anschließend mit warmem Wasser abwaschen.

Von den Medizinmännern sind auch Umschläge mit Blättern der Avocado und der Buche bekannt: Jeweils eine Handvoll Blätter pressen, bis Saft austritt, zerstampfen und auf die betroffene Stelle legen.

Die Navajos behandeln Verbrennungen und Verbrühungen dagegen mit Zubereitungen aus Salbeiblättern. Auch der Auszug aus den Blättern (Tinktur) eignet sich gut zur Behandlung. Salbeiblättertinktur (aus der Apotheke) mehrmals täglich auf die verletzten Hautstellen auftragen.

Von den Meskwakis ist eine Anwendung mit Kalmuswurzeln überliefert. Sie zerstampfen die Wurzel und verrühren sie mit Wasser zu Brei, der auf die verbrannten Hautstellen aufgetragen wird.

Ähnliche Rezepte gibt es mit Johanniskrautöl, das manche Heiler noch wie früher selbst herstellen. Fertiges Johanniskrautöl aus der Apotheke, mehrmals täglich vorsichtig auf die Brandwunden aufgetragen, tut es auch.

Einige Völker Nordamerikas kennen darüber hinaus auch eine Anwendung mit gekochter und zu Brei zerstampfter Ulmenrinde zur Behandlung von Verbrennungen.

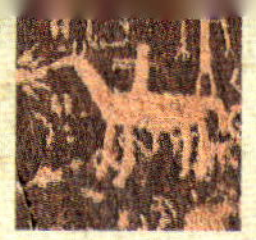

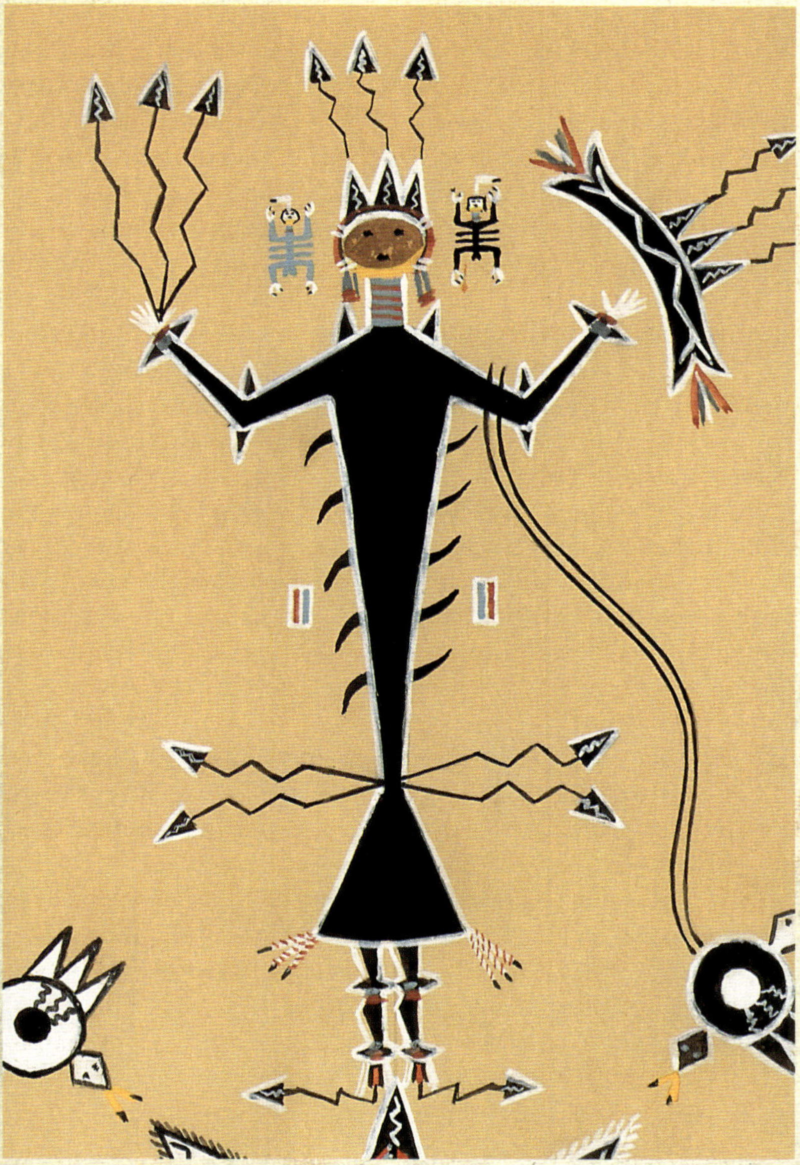

Navajo-Sandbild für die Zeremonie des »Blessing way«

VERSTOPFUNG

Eine Rote Ameisenkrankheit

Unter akuter Verstopfung versteht man die vorübergehende Unfähigkeit, den Darm täglich zu entleeren. Zusätzlich bestehen Völlegefühl, Blähungen und leichte Übelkeit. Bei chronischer Verstopfung kann der Darm längere Zeit nicht mehr täglich entleert werden. Zu den Symptomen der akuten Form kommen noch Appetitlosigkeit, Bauchschmerzen und Abgeschlagenheit. Auch Rücken- und Kopfschmerzen sind keine Seltenheit.
Neben psychischen Problemen sind die Ursachen der chronischen Verstopfung falsche Ernährung, die den Darm ständig überfordert. Auch die Einnahme von Psychopharmaka, Abführmitteln sowie chronische Leber- und Gallεerkrankungen kommen als Auslöser in Frage.

Treten Schmerzen am Darmausgang, kolikartige Bauchschmerzen sowie heftiges Erbrechen und Kreislaufbeschwerden auf, kann ein akuter Darmverschluß vorliegen. In diesem Fall muß sofort ein Arzt gerufen werden.

Bei Verstopfung hilft Tee aus Agavenblättern: Vierzig Gramm der Blätter klein schneiden, pressen, bis Saft austritt, und in einem halben Liter Wasser für zehn Minuten aufkochen. Dieser Tee sollte jeweils vormittags und abends frisch zubereitet getrunken werden, bis sich der Stuhlgang normalisiert.

Ein verbreitetes Heilmittel mexikanischer Indianer ist auch Aloe-vera-Saft, mehrmals täglich einige Schlucke, oder eine Handvoll kleingehackter Chilischoten – die grünen, länglichen Schoten gelten als besonders wirkungsvoll.

Als weiterhin sehr wirksam gelten in Mexiko auch Avocados: als Guacamole zubereitet oder einfach pur gegessen.

WUNDEN

Eine Feuersteinkrankheit

Im Folgenden ist die Behandlung leichter Verletzungen mit den Methoden der indianischen Heilkunde Nord- und Mittelamerikas dargestellt.

Aloe vera ist sowohl bei nord- als auch bei mittelamerikanischen Völkern ein universales Heilmittel bei Verletzungen aller Art. Um die Blutung zu stillen und die Wundheilung zu fördern, tränken sie ein Leinen- oder Baumwolltuch mit Aloe-vera-Saft und legen es auf die frischen Wunden.

Ähnlich verfahren nordamerikanische Heiler mit Arnikatee: Sie übergießen ein bis zwei Teelöffel Arnikablüten mit einer Tasse kochendem Wasser, lassen sie zehn Minuten ziehen und legen ein getränktes Leinentuch auf die Wunde.

Eigener Speichel, das wissen die Indianer, kann als vielseitiges »Medikament« eingesetzt werden. So auch bei Schnittwunden, leichten Verletzungen und Schwellungen, wo er in kleinen Kreisen im Uhrzeigersinn auf die betroffenen Stellen einmassiert wird. Ebenso verbreitet ist die entsprechende Behandlung von Verletzungen und Wunden mit Morgenurin.

Auch Spinnweben werden – in mehreren Lagen übereinander – wegen ihrer antiseptischen und blutstillenden Wirkung aufgelegt.

Zur Blutstillung bei kleineren Wunden soll sich auch, so sagen mexikanische Heiler, eine Handvoll Erde, mit etwas Wasser zu einem Brei vermischt und fingerdick auf die verletzte Stelle aufgetragen, sehr gut eignen.

Nicht so gewöhnungsbedürftig sind dagegen Anwendungen mit Salbei und Agaven. Eine Handvoll Salbeiblätter wird kleingeschnitten und erhitzt. Den Brei trägt man so heiß wie möglich auf.

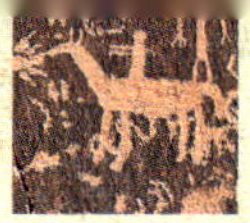

Ähnlich verfährt man mit Agavenblättern, die der Länge nach zerteilt, aufgeklappt und auf die verletzten Hautstellen gelegt werden. Bei Abschürfungen und Hautrissen wird dagegen gekochter Agavensaft so heiß wie möglich aufgetragen; bei Schnittwunden wird Kakaobutter einmassiert.

Daneben werden Wunden mit Kanada-, Tolu- und Perubalsam sowie mit Pappelsalbe (unter der Bezeichnung *Unguentum populi* in Apotheken erhältlich) behandelt.

Die Indianer Nordamerikas verwenden auch Breiauflagen mit Berberitze und Birke. Dazu werden die Berberitzenwurzeln zu Brei zerstampft (die Indianer kauen sie) und vorsichtig auf die frischen Wunden aufgetragen. Zugleich trinkt man einen Tee aus den Wurzeln, der Rinde und den Früchten der Berberitze, für den zwei Eßlöffel der zerkleinerten Pflanzenteile mit einem halben Liter Wasser übergossen werden. Nach zehn Minuten abseihen und täglich eine bis vier Tassen trinken (je nach Größe und Ausmaß der Verletzung).

Für die Birkenauflage eine Handvoll Birkenblätter kochen, zu Brei zerstampfen und auf die verletzte Stelle legen.

Blutende Wunden werden innerlich mit Preßsaft aus den Blättern des Breitwegerichs (stündlich einen Teelöffel) und äußerlich mit Avocadoblättern behandelt: Eine Handvoll Blätter pressen, bis Saft austritt, und auf die verletzte Stelle legen.

Als Wundpflaster sind darüber hinaus auch die zerstampften Blätter des Sonnenhuts bekannt.

Bei Nasenbluten empfehlen nordamerikanische Medizinmänner, Brennnesselsaft, vermischt mit Salz, Urin und Milch, in die Nase zu reiben.

Und zum Abschluß noch ein Rezept aus Mexiko: Einen Eßlöffel getrocknete Kürbiskerne mit der gleichen Menge frischer Kürbiskerne und einer Tasse Wasser mischen, in der Sonne (oder im Backrohr bei schwacher Hitze) eintrocknen lassen und diesen Brei auf die verletzten Stellen auftragen.

ZAHNERKRANKUNGEN

Eine Adler-Ansteckung

Hierunter sind Erkrankungen wie Zahnfleischentzündungen und Zahnfleischbluten sowie Zahnschmerzen verschiedener Ursachen zusammengefaßt. Andere Zahnerkrankungen eignen sich nicht zur Selbstbehandlung, sondern gehören in ärztliche Behandlung.

Mexikanische Indianer kauen bei Zahnschmerzen ein Stück Rinde des amerikanischen Faulbaums.

Gegen Zahnfleischbluten und zur Stärkung des Zahnfleischs bedient man sich bei den Völkern Mexikos auch der Rinde des Avocadobaums, die regelmäßig gekaut wird.

Die nordamerikanischen Sioux, Cheyenne und Kiowa verwenden dagegen Kalmuswurzeln und die Rinde des Sonnenhuts.

Als zahnpflegender »Kaugummi« dient den Indianern Mexikos *kopalli*. Es ist unter der Bezeichnung Kopal oder Styrax in Apotheken erhältlich.

GEGENÜBERSTELLUNG DER DEUTSCHEN KRANKHEITSBEZEICHNUNGEN MIT DENEN DER NAVAJO-HEILKUNDE

BÄRENKRANKHEITEN:	Psychische Erkrankungen
HIRSCH-ANSTECKUNG:	Rheumatische Erkrankungen
STACHELSCHWEINKRANKHEITEN:	Verstopfung, Harnverhalten, Gallenblasenleiden
WIND-ANSTECKUNG:	Herz- und Lungenleiden
SCHLANGEN-ANSTECKUNG:	Magenleiden, Rheumatismus, Halsentzündung, Nieren- und Blasenleiden, Hauterkrankungen
KAKTUS-ANSTECKUNG:	Juckreiz am ganzen Körper, Augenleiden
ADLER-ANSTECKUNG:	Kopfkrankheiten, Furunkel, Geschwüre, Halsschmerzen, geschwollene Beine, Erbrechen, Juckreiz
ROTE AMEISENKRANKHEITEN:	Harnverhalten, Blutharn, Blasensteine, Beckenschmerzen, Geschlechtskrankheiten, Nieren- und Blasenleiden, Magen-Darm-Erkrankungen, Juckreiz, Wundsein, Ausschläge, Furunkel, Schwellungen, sonstige Hautkrankheiten, Halsschmerzen, Bisse und Stiche giftiger Insekten und Spinnen, Rheumatismus, Gelenksteifigkeit, Rückenverkrümmung
FEUERSTEINKRANKHEITEN:	Verstauchungen, Zerrungen, Brüche, Schwellungen, Schnitte, Verbrennungen (alles auf Unfallverletzungen beschränkt)
BÖSE-GEISTERKRANKHEITEN:	Plötzliche Schwäche, Schwindelgefühl, Ohnmacht
MOTTENVERRÜCKTHEIT:	Nervosität, Schlafstörungen, Anfälle unkontrollierten Verhaltens, Verkrampfungen und Zuckungen, Raserei, Gewalt
HAGEL-ANSTECKUNG:	Verletzungen durch Wasser, erfrorene Füße, Muskelschmerzen, Müdigkeit, Lahmheit
PFEILKRANKHEIT:	Erkältungen, Fieber, Rheumatismus, Lähmungen, Bauchschmerzen
KOJOTENKRANKHEITEN:	Halsschmerzen, Magenleiden

ES IST ZEIT, DEN WIGWAM ZU ÖFFNEN

Die Kenntnisse der Weißen in Europa und in den bereits »indianerfreien« Staaten der amerikanischen Ostküste über die »Rothäute« beschränkten sich bis zum Ende des 19. Jahrhunderts hauptsächlich auf Erzählungen und Berichte von Trappern, Missionaren und Soldaten, die im *frontier land* Kontakt mit den Nativen hatten. Man darf davon ausgehen, daß dabei die Erörterung medizinischer Themen in den seltensten Fällen im Vordergrund stand. Liest man die historischen Reisebeschreibungen von Jacques Gravier oder George Catlin, so fällt auf, daß trotz allem ehrlichen Interesse für die Kultur der amerikanischen Ureinwohner ihre Heilkunde in ihrer ganzen Bandbreite kaum wahrgenommen wurde, außer vielleicht, daß man sich von der umfassenden Kräuterkunde der Nativen beeindrucken ließ. Immerhin nahm man 1820 eine Auflistung der in dem jungen Staatenbund gebräuchlichen Medikamente vor – die offizielle *Pharmacopoeia of the United States of America* –, die über mehr als zweihundert Naturheilmittel und Anwendungen enthielt, deren Kenntnis man den Indianern der verschiedensten Völker verdankte. Ein tiefergehendes Verständnis der indianischen Heilkunst und ihrer tiefenpsychologischen und philosophischen Dimension war damit allerdings nicht verbunden. Denn über Beschreibungen von wilden Tänzen, Geistervertreibungen und Dämonenglaube kommen die weißen Chronisten in den seltensten Fällen hinaus. Was man sah, hielt man für primitives Heidentum. Die christliche Anschauung und die Überzeugung der damaligen Ärzte, im Besitz einer alleingültigen, ständig fortschreitenden Medizin zu sein, verhinderten, daß die indianische Heilkunde in ihrer Andersartigkeit ernstgenommen wurde. Andererseits waren die Medizinmänner der durch schlimmste Erfahrungen mit den Weißen ebenso scheu wie kämpferisch gewordenen Stämme nicht bereit, den erobernd in ihr Land eingedrungenen Fremden ihr spirituelles Wissen zu vermitteln. Zudem hätte ein Weißer wohl wenig von dem verstanden und angenommen, was ihm da an Fremdartigem berichtet worden wäre. Denn die abendländische Medizin war damals noch weit davon entfernt, sich über Tiefenpsychologie, Psychosomatik, Trance und Hypnose Gedanken zu machen, stand sie doch noch stark unter dem Einfluß einer Philosophie, die bis zu René Descartes zurückgeht. Man sah in allen Dingen und Lebewesen nur mechanische Automaten, die wie eine Maschine funktionierten. In der Fortführung der Gedanken Descartes verglichen die Mediziner die Muskeln mit mechanischen Federn, die Nerven mit Wasserleitungen, das Gehirn mit einem Vorratsbehälter, das Herz mit einer Pumpe. Für eine Seele ist in einem solchen mechanistischen und materialistischen Natur- und Menschenbild kein Platz. Wie das Werk einer Uhr, das mit präzisesten Funktionsabläufen logisch ineinandergreift, aber keine Seele besitzt, dachte man sich auch die Funktionsweise der Natur.

DER WEISSE MANN ALS »HERR UND BESITZER DER NATUR«

Ein größerer Gegensatz zur Einstellung der Indianer gegenüber Tieren, Pflanzen und allen anderen Erscheinungen der Natur, in der es nichts Unbelebtes gibt, ist kaum denkbar. Descartes und seine Nachfolger in Biologie und Medizin erklärten den Menschen zum »Herrn und Besitzer der Natur«, die Idee von der Maschinenartigkeit von Pflanze und Tier kam dieser Ansicht und Absicht natürlich sehr entgegen. Die heute so oft kritisierte Lebensferne der Naturwissenschaften und die Idee von der Unterwerfung der Natur haben hier ihre Wurzeln. Diese Ideologie und ihre Folgen zeigten sich am dramatischsten bei der Eroberung und Erschließung des amerikanischen Westens. Das riesengroße Land wurde innerhalb weniger Jahrzehnte von Siedlern und Spekulanten »in Besitz« genommen. Den Goldgräbern und Holzfällern folgten Bergbau- und Eisenbahngesellschaften, die mit nie in Frage gestellter Selbstverständlichkeit Boden und Natur ausbeuteten.

Den eingeborenen Völkern blieb nach verzweifelter Gegenwehr nichts anderes übrig, als immer weiter in die Wildnis zurückzuweichen und den Weißen ihr Land zu überlassen, auf dessen heiligem Boden sie über Jahrtausende hinweg in Harmonie mit der Natur gelebt hatten.

Oberflächlich betrachtet hat dieser historische Exkurs wenig mit »indianischer Medizin« zu tun. Doch hinter diesen traurigen Ereignissen zeigt sich die riesige Kluft zwischen Weißen und Indianern im Ungang mit und im Verständnis der Natur. Langsam jedoch verschafften sich bei den weißen Amerikanern auch andere Stimmen Gehör. Unter dem Einfluß von romantischer Kunst und Literatur entwickelte sich in den gebildeten Kreisen der Ostküstenbevölkerung ein neues Naturgefühl. Die wichtigsten Vertreter dieser Naturphilosophie sind Henry David Thoreau und Ralph Waldo Emerson. In einem 1837 verfaßten Essay Emersons über die Natur klingt eine völlig neue Sicht von der Beziehung des Menschen zu seiner Umwelt an. Das Land dieses Kontinents, so Emerson, sei, wie der Körper eines Menschen, Ausdruck eines lebendigen Geistes. Anstatt diesem Land ihr historisch bedingtes Bewußtsein aufzuzwingen, sollten die Amerikaner ihre wahre, lebendige Beziehung zu ihm erkennen. Nicht umsonst gelten heute Emerson und sein Schüler Henry David Thoreau als die Ahnen der amerikanischen Ökobewegung. Doch erst eineinhalb Jahrhunderte später und mit dem Aufkommen einer Medizin, die sich für psychomedizinische Phänomene, für alternative Heilmethoden und für sanfte Heilverfahren zu interessieren begann, schenkte man auch dem alten Heilwissen der Indianer mehr Aufmerksamkeit. Erstaunlich genug, daß sich parallel zu dieser Entwicklung auch bei den Medizinmännern die Haltung gegenüber den Weißen veränderte: »Ich bin überzeugt, daß es Zeit ist, mich meinen weißen Brüdern und Schwestern zu öffnen und das, was wir eingeborenen Menschen dieses Landes immer noch haben, mit allen zu teilen, die daran teilhaben wollen. Es ist Zeit, daß die Wigwamtür aufgemacht wird.« Der Ausspruch, er stammt von Bawdway Wi Dun, einem Ojibwa, signalisiert eine Öffnung gegenüber den Weißen. Und Bawdway Wi Dun steht damit nicht allein. Über zehn Jahre hinweg gab der Lakota-Medizinmann Lame Deer dem amerikanischen Schriftsteller Richard Erdoes die Gelegenheit zu vielen Gesprächen, die der Autor peinlich genau aufzeichnete. Aus der umfangreichen Notizensammlung hat Erdoes ein Buch zusammengestellt, das Anfang der siebziger Jahre unter dem Titel *Lame Deer – Seeker of Visions* erschien. Es war das erste Mal, daß Information aus erster Hand in einem derartigen Umfang ein großes Publikum unter den Weißen erreichte. Denn ganz im Sinn von Bawdway Wi Dun öffnete Lame Deer die Wigwamtür.

Doch Lame Deer ist nicht der einzige der großen Chiefs und Medizinmänner, der – symbolisch gesprochen – die Weißen in ihr *tepee* blicken ließ. Sun Bear ist hier zu nennen, der durch die Erzählungen Castanedas bekannt gewordene Don Juan aus Mexiko und natürlich Rolling Thunder.

Rolling Thunder war einer der ersten amerikanischen Nativen, der mit weißen Wissenschaftlern, Ärzten und Psychologen zusammenarbeitete. Das war eine wichtige Zäsur und ein Wendepunkt in der über Jahrhunderte von Raub, Gewalt und Mord geprägten Beziehung der Weißen mit den Indianern. Denn mit Rolling Thunder gab ein weiterer Indianer die bis dahin gewohnte Zurückhaltung auf. Das Ereignis ist sogar auf den Tag genau zu datieren. Am 15. April 1971 tritt der Medizinmann vom Volk der Cherokee vor ein Mikrofon in der Aula des White Memorial Camp in Council Groves, Kansas. Im Auditorium: Wissenschaftler aus Japan, Deutschland, Kanada und den USA. Eingeladen hatte die Menninger Foundation, eine Organisation zur Erforschung der psychischen Gesundheit. Das am New Yorker Maimonides Hospital beheimatete Institut zählt weltweit zu den bekanntesten und größten Einrichtungen dieser Art. Das Thema des internationalen Kongresses galt der Bewußtseinsforschung, damals noch ein ziemlich avantgardistisches Sujet. Rolling Thunder sprach über »die Selbstkontrolle seelischer Zustände«, der Vortrag geriet zu einer Sensation. Denn im Anschluß demonstrierte der Medizinmann vor dem Fachpublikum aus Ärzten und Psychologen eine vom schulmedizinischen Standpunkt aus als »völlig unmöglich« angesehene Heilung eines schwer erkrankten Patienten, dem Rolling Thunder zum erstenmal bei dieser Demonstration begegnete. In der Folge entwickelte sich eine intensive Zusammenarbeit zwischen den Forschern der Menninger Foundation und dem Indianer. Rolling Thunder erlaubte den Wissenschaftlern, ihn über ein knappes Jahr hinweg bei seiner Arbeit zu beobachten, die Methoden zu dokumentieren, die Heilerfolge zu untersuchen. Natürlich wollte das Forscherteam auch ergründen, wie und warum die Heilkraft des Schamanen funktioniert, ob er mit einer den Weißen unbekannten Kraft arbeite, ob bei den Patienten autosuggestive Placeboeffekte eintreten, ob Hypnose mit im Spiel sei. Doch Rolling Thunder, vom aufrichtigen Interesse der Mediziner und Psychologen überzeugt, bot ihnen eine andere Erklärung an: »Der menschliche Körper teilt sich in zwei Hälften, plus und minus. Alles, was in sich eine Einheit bildet, setzt sich aus zwei gegensätzlichen Hälften zusammen. Jeder Energiekörper besteht aus zwei Polen, einem positiven und einem negativen. Wir können diese Energie lenken, genauso wie wir unseren physischen Körper unter Kontrolle halten können. Indem wir diese Energie bewußt leiten, produzieren wir Kräfte. Wir können auch lernen, diese Kräfte zu lenken – auf die richtige Art und Weise, am richtigen Ort und zur richtigen Zeit. Die physikalischen Gesetze der Elektrizität sind überall gültig. Sie ist in sich bereits eine Art spirituelle Kraft. Darum können wir in gewisser Weise behaupten, daß wir mit elektrischer Energie arbeiten.«[1]

DIE WEISSEN AUF DEN SPUREN DER INDIANER

Diese oder andere Beschreibungen durch Heiler und Schamanen sollte man nicht stur im Sinn unserer naturwissenschaftlichen Sprache verstehen. Wenn Indianer von Vibrationen, Schwingungen oder, wie Rolling Thunder, von

Elektrizität sprechen, so meint das nicht physikalische Vorgänge. Allein unsere Sprachen stellen für die Bezeichnung dieser Phänomene keine passenderen Worte bereit, weil sie nicht benennen müssen, was wir Weißen nicht kennen. Daß wir das alles als 'übernatürlich' bezeichnen, ist für viele der Medizinmänner nur ein weiteres Indiz für ihre gänzlich andere Art zu denken und zu fühlen: Die wahre Ironie liegt »doch wohl eindeutig darin, daß ausgerechnet jene, die in kürzester Zeit das natürliche Gleichgewicht der Erde zerstört hatten, einen Begriff wie »übernatürlich« verwenden, um damit viele der grundlegenden Naturphänomene, die sie lieber ignorieren, abzutun. Die Indianer sind die Menschen, die am natürlichsten sind, und die übernatürlichsten Menschen suche man am besten unter den bürgerlichen weißen Technologen, die, was die Natur betreffe, so elend wenig wüßten und doch so viel manipulierten.[2]

Nach seinem Vortrag bei der Menninger Foundation wurde Rolling Thunder zu einem oft geladenen Gast auf Symposien und Kongressen. Berühmt wurde seine Rede, die er an der Berkeley University in Kalifornien hielt. Während dieser Zeit arbeitete der Cherokee-Heiler auch eng mit Doug Boyd zusammen. Boyd war Leiter eines Expertenteams der Menninger Foundation, das für die Erforschung paranormalen Heilens zusammengestellt wurde. Als akademisch ausgebildeter Wissenschaftler war Boyd nach eigenem Eingeständnis zu Beginn der Arbeit voll Skepsis, mußte aber mit fortschreitendem Verständnis für die Heilmethoden des Indianers feststellen, daß er immer mehr zum »Bewunderer und Schüler« von Rolling Thunder wurde. Dieser gestattete ihm auch, die Erkenntnisse und Erfahrungen mit den indianischen Therapien in einem Buch niederzuschreiben. *Rolling Thunder – Erfahrungen mit einem Schamanen der neuen Indianerbewegung* gehört mittlerweile zu einem der wichtigsten Dokumente der Öffnung der amerikanischen Nativen gegenüber den Weißen. Zudem ist es ein wichtiges Zeugnis über die Methoden schamanistischen Heilens. Rolling Thunder hatte die Wigwamtür so weit wie noch nie zuvor aufgehalten. »Selbstverständlich gibt es Dinge, die eure Ärzte wissen, die ich nicht weiß, aber es gibt auch eine Menge, von dem sie keine Ahnung haben, und da könnte ich einspringen. Manches davon wird diesen Ärzten befremdlich erscheinen, zum Beispiel in den Fällen, die sie mit ›Schizophrenie‹ umschreiben, oder in Fällen, wo Menschen unter dem Einfluß fremder Wesen stehen. Die Ausbildung eines Arztes ist sehr begrenzt, und meistens haben sie wenig Interesse und Auffassungsvermögen für das, was außerhalb ihrer Ausbildung liegt. Manche von ihnen werden sogar dazu ermuntert, zynisch zu sein. Aber sie sind unfähig, ihre Gefühlswelt in ihre Arbeit zu integrieren. Jetzt haben sie die Chance, das mitzuerleben. Es ist höchste Zeit, daß Ärzte und Medizinmänner anfangen zusammenzuarbeiten.«[3]

Man muß, spricht man von der Öffnung der Indianer gegenüber den Weißen, auch den Namen Sun Bear erwähnen. Sun Bear ist ein Medizinmann vom Volk der Chippewa, die nördlich der Großen Seen in Kanada leben. Weit westlich seiner Heimat im US-Staat Washington gründete Sun Bear Anfang der siebziger Jahre die »Bear-Tribe-Medizingesellschaft«, eine Vereinigung, bei der Indianer wie Weiße als Mitglieder ebenso willkommen sind. In den Bergen unweit von Spokane baute der »Bärenstamm« ein Dorf, um die alte Lebensform fern der übertechnisierten Zivilisation wieder neu zu entdecken. »Unter der Anleitung von Stammesmitgliedern haben die Gäste Gelegenheit, sich in allen Bereichen des Stammeslebens vom Kochen bis zum Ziegenmelken zu beteiligen. Für diejenigen, die über eine längere Zeitspanne hinweg mit uns leben und arbeiten möchten, gibt es ein eigenes Programm. Es umfaßt eine Zeitspanne von drei oder sechs Monaten, die der Teilnehmer in einem bestimmten Bereich der Stammesarbeit absolviert. In dieser Zeit ermutigen wir die Teilnehmer, mit Hilfe des Stammes und außenstehender Berater ihre geistige, physische, emotionale und spirituelle Gesundheit zu verbessern.«[4]

Wie Rolling Thunder in Doug Boyd, so fand auch Sun Bear seinen Chronisten: Marliese Ann James, eine ehemalige Journalistin des New Yorker *Life-Magazine*. Sie nahm den Indianernamen Wabun an und wurde Sun Bears Frau. In mehreren Büchern dokumentiert sie ihre »indianischen Erlebnisse«, die Reden Sun Bears und seinen »Weg der Kraft«, wie er ihn ihr erzählt hat.

Auch Sun Bear war auf vielen Vortragsreisen unterwegs. Er sprach über die Medizin der Indianer, über die Notwendigkeit, mit der Natur in Harmonie zu leben, und über die alten indianischen Prophezeiungen, deren Erfüllung sich bereits andeutet. »Ich bin davon überzeugt, daß wir uns schon seit ungefähr zehn Jahren in der Zeit der Reinigung befinden; es ist deutlich zu erkennen an den Vulkanausbrüchen, den Erdbeben, den Klimaverschiebungen. Ich habe den Eindruck, daß die Menschen zu begreifen beginnen, daß sich die Prophezeiungen bereits erfüllen und daß sie darum mehr Interesse an der Lebensweise der Indianer zeigen. Wenn ich heute in Kirchen spreche, kommt der Pfarrer manchmal hinterher zu mir und sagt: ›Wahrhaftig, Sun Bear, das ist das erste Mal seit ihrer Erbauung, daß diese Kirche voll ist.‹ Du siehst also, daß die Leute die indianischen Lehren wirklich hören wollen. Manchmal finden wir da, wo wir sprechen, gerade noch einen Stehplatz, und auch darin erfüllen sich die alten Prophezeiungen. Die Zeit wird kommen, heißt es darin, da werden Indianer und Nichtindianer zu den Lehren des Großen Geistes zurückkehren und sie befragen, und zu eben dieser Zeit werden die Söhne und Töchter unserer Unterdrücker sich an uns wenden und sagen: ›Lehrt uns, damit wir überleben, denn wir haben die Erde nun beinahe vernichtet.‹ «[5]

QUELLEN

Vater Sonne – Mutter Erde

1 Der Schöpfungsmythos der Ojibwa wurde weitgehend wortwörtlich zitiert und in manchen Teilen gekürzt nacherzählt. Quelle ist eine Sammlung indianischer Mythen und Visionen, die Basil Johnston, ein gebürtiger Ojibwa unter dem Titel *Ojibwa Heritage* veröffentlicht hat. Deutsche Ausgabe: *Und Manitu erschuf die Welt – Mythen und Visionen der Ojibwa*, Eugen Diederichs Verlag München, 1994, S. 14 ff.

2 *Tahltan Tales.* Journal of American Folklore 32 (1919), S. 227

3 Alice C. Fletcher, Francis la Flesche: *The Omaha Tribe.* 27th Annual Report of the Bureau of American Ethnology, Washington, 1911, S. 115

4 James Mooney: *The Ghost-Dance Religion*, 14th Annual Report of the Bureau of American Ethnology, Washington 1896, S. 721

5 Hans Läng: *Kulturgeschichte der Indianer Nordamerikas*, Lamuv Verlag, Göttingen, 1989, S. 161

6 Ake Hultkrantz: *Schamanistische Heilkunst und rituelles Drama der Indianer Nordamerikas*, Eugen Diederichs Verlag, München, 1994, S. 63

7 Alberto Villoldo, Stanley Krippner: *Heilen und Schamanismus*, Sphinx Verlag, Basel, 1986, S. 258

8 zitiert nach Werner F. Bonin: *Naturvölker und ihre übersinnlichen Fähigkeiten*, Goldmann Verlag, München, 1986, S. 161

9 Ake Hultkrantz: *Schamanistische Heilkunst*, a. a. O., S. 175

10 ebd. S. 78

11 ebd. S. 79

12 Alberto Villoldo, Stanley Krippner: *Heilen und Schamanismus*, a. a. O., S. 257

13 Werner Müller: *Indianische Welterfahrung*, Ernst Klett Verlag, Stuttgart, 1976, S. 61

14 Yet Si Blue, zitiert nach Alexander Buschenreiter: *Spuren des Großen Geistes*, Lamuv Verlag, Göttingen, 1993, S. 55

15 Ake Hultkrantz: *Schamanistische Heilkunst*, a. a. O., S. 163

16 zitiert nach Donald Sandner: *So möge mich das Böse in Scharen verlassen.* Eine psychologische Studie über Navajo-Heilrituale, Walter-Verlag, Solothurn und Düsseldorf, 1994, S. 269

17 ebd., S.271

18 Basil Johnston: *Und Manitu erschuf die Welt – Mythen und Visionen der Ojibwa*, a. a. O., S. 92 ff.

19 Mary Weelwright zitiert nach Donald Sandner: *So möge mich das Böse in Scharen verlassen*, a. a. O., S. 252

20 ebd., S. 72

21 ebd., S. 135

22 Alberto Villoldo, Stanley Krippner: *Heilen und Schamanismus*, a. a. O., S. 199

Heilen, wie die Ahnen heilten

1 Josef Stammel: *Die Apotheke Manitous*, Rowohlt Verlag GmbH, Reinbek bei Hamburg, 1986, S. 29

2 ebd., S. 29

3 zitiert nach A. Estrada: *Maria Sabina, Her Life and Chants*, Ross-Erickson, Santa Barbara, Kalifornien, 1981

Die grünen Schwestern

1 Ake Hultkrantz: *Schamanische Heilkunst und rituelles Drama der Indianer Nordamerikas*, Eugen Diederichs Verlag, München, 1994, S. 182

2 D. E. Moerman: *American Medical Ethnobotany, A Reference Dictionary*, Garland, New York, 1977

Es ist Zeit, den Wigwam zu öffnen

1 Doug Boyd: *Rolling Thunder*, Robert Briggs Associates, S. 221 ff., dt. Ausgabe, 1981, Dianus-Trikont Verlag, München

2 ebd., S. 258

3 Doug Boyd: *Rolling Thunder*, Droemersche Verlagsanstalt Th. Knaur Nachf., München, S. 178

4 Sun Bear: *The Path of Power*, Bear Tribe Publishing, Spokane, Washington, 1983. Dt. Ausgabe: *Der Pfad der Kraft*, Goldmann Verlag, München. S. 347

5 ebd., S. 223

REGISTER

Fettgedruckte Zahlen beziehen sich auf Hauptinformationen